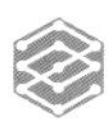

知识管理与智能服务研究前沿丛书

国家社科基金项目（22CTQ018）、国家博士后科学基金面上项目（2022M721562）和国家自然科学基金项目（71974149）资助出版

面向在线健康知识社区的用户贡献行为研究

Research on User Contribution Behavior in Online Health Knowledge Communities

付少雄　著

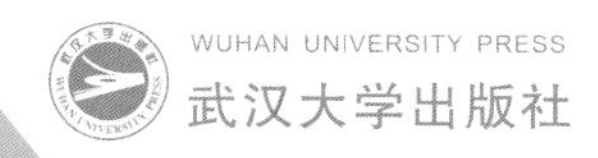

图书在版编目(CIP)数据

面向在线健康知识社区的用户贡献行为研究/付少雄著.—武汉：武汉大学出版社,2023.10
知识管理与智能服务研究前沿丛书
ISBN 978-7-307-23625-7

Ⅰ.面…　Ⅱ.付…　Ⅲ.互联网络—应用—健康教育—研究—中国　Ⅳ.R193-39

中国国家版本馆 CIP 数据核字(2023)第 045889 号

责任编辑:黄河清　　责任校对:李孟潇　　版式设计:马　佳

出版发行：武汉大学出版社　(430072　武昌　珞珈山)
(电子邮箱:cbs22@ whu.edu.cn　网址：www.wdp. com.cn)
印刷:武汉市金港彩印有限公司
开本:720×1000　1/16　印张:19　字数:272 千字　插页:4
版次:2023 年 10 月第 1 版　2023 年 10 月第 1 次印刷
ISBN 978-7-307-23625-7　定价:98.00 元

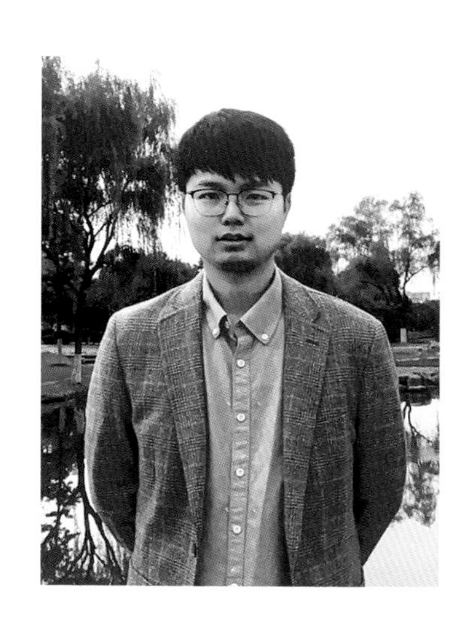

付少雄，1993年生，男，南京农业大学信息管理学院副教授、硕士生导师、系主任，南京大学博士后，武汉大学与哥本哈根商学院联合培养博士，入选江苏省“双创计划”、中国科协“科技智库青年人才计划”。研究方向为数字信息资源管理、用户信息行为。主持国家社会科学基金、国家博士后科学基金、江苏省社会科学基金以及中国科协、文化和旅游部等资助的十余项纵向科研课题。在 *Journal of the Association for Information Systems*、*Information Processing & Management*、ASIS&T 等 SSCI、CSSCI、国际学术会议上发表学术论文近80篇。担任国家农业大数据与信息服务联盟理事会理事、中国科技情报学会信息行为专委会委员、武汉理工大学学报等期刊与国际会议的编委会成员，40余种国内外期刊的评审专家。曾获国际信息科学与技术协会“最佳社交媒体论文奖”、武汉大学“十大学术之星”、武汉大学学术创新一等奖等，第一作者论文入选 ESI 高被引论文。

前　言

"健康中国 2030"战略规划的制定推动了"互联网+健康"服务的可持续发展，在线健康知识社区已逐渐成为用户健康知识检索、获取、传递与利用的核心平台。在线健康知识社区中的用户行为与信息服务模式相较于传统的健康信息服务情境皆发生了全新变革。在线健康知识社区中用户健康信息的生成、组织、分享与消费等贡献行为在社区平台、健康信息和用户之间构成了网络健康信息生态链。鉴于此，本书选择信息生态链为研究视角，通过将信息生态链理论应用于探究在线健康知识社区中的用户贡献行为，深化了基于在线健康情境的信息生态链理论，拓展了在线社区用户贡献行为动机的理论视角，丰富了面向用户健康行为的信息资源管理理论。研究结论能够为在线健康知识社区中的健康信息服务优化提供参考，丰富与完善图书情报领域健康信息学的理论和实践体系。

本书首先基于信息生态链视角，探究在线健康知识社区的信息生态链结构，进而剖析在线健康知识社区中用户贡献行为的特征与规律。在此基础上，采用信息生态链理论进一步分析在线健康知识社区中的用户贡献行为动机。然后，由此深入探究用户维度动机、社区维度动机、社会维度动机对于用户贡献行为的影响，进而分析在线健康知识社区中的用户贡献行为和自我健康调节能力与行为之间的作用关系，以及自我健康调节能力与行为对于其健康状况的影响作用。最后，在深入剖析用户贡献行为的基础上，基于用户贡献行为对于在线健康知识社区的服务进行优化。

（1）在线健康知识社区情境下信息生态链理论基础。首先，本书逐一分析了在线健康知识社区中的信息人、信息、信息平台等信息生态链组成要素，进而探究在线健康知识社区组成要素与知识服务之间的交互作用，厘清了社区组成要素之间的网络结构，分析了要素网络结构与在线健康知识社区知识服务之间的关联。在此基础上，探究了在线健康知识社区的用户服务原则。最后，本书分析了交互作用下的健康信息生态链价值创造，涉及健康信息生态链的共生发展与价值共创模式。

（2）信息生态链视角下的用户贡献行为特征与规律。首先，本书对于在线健康知识社区中信息生产者、信息组织者、信息消费者、信息分解者、信息传递者与信息监管者的贡献行为特征进行了总结。其次，本书分析了在线健康知识社区中的用户贡献行为规律，通过阐明在线健康知识社区中的合作与竞争行为概念，进而分析在线健康知识社区用户间的合作与竞争行为。在此基础上，通过总结用户贡献行为特征与规律，构建用户贡献行为特征与规律框架。最后，以“好大夫在线”与“Endomondo”为例，通过抓取好大夫在线社区中的10401条问诊信息、Endomondo社区中4404位用户的1048576条体育锻炼记录，对在线健康知识社区中用户贡献行为特征与规律进行实证研究。

（3）信息生态链视角下在线健康知识社区用户贡献行为动机。首先，本书阐析了用户动机理论，进一步梳理了用户贡献行为类型。然后，本书基于健康信息功能生态位对于用户贡献行为动机进行分析，涵盖用户贡献行为动机界定与动机划分。在此基础上，本书基于健康信息生态链视角进行用户贡献行为动机模型的设计。为此，本书先进行了相关动机模型的梳理，进而构建了健康信息生态链视角下用户贡献行为动机模型。用户贡献行为动机模型设计基于用户画像与社区信息功能对于用户健康信息需求进行刻画，强调用户健康信息需求在引发用户贡献行为动机中的关键作用。本书在此基础上进一步分析了健康信息生态链中不同角色用户的贡献行为动机，进而探究由用户贡献行为动机所引发的用户贡献行为。

（4）不同维度动机对在线健康知识社区用户贡献行为的影响。

本书分析了用户维度动机、社区维度动机、社会维度动机对于在线健康知识社区中用户贡献行为的影响。用户维度动机涵盖健康知识社区成员、用户自身心理机制、用户贡献行为结果对于用户贡献行为的影响，社区维度动机涵盖健康知识社区功能、健康知识社区服务、健康知识社区制度对于用户贡献行为的影响，社会维度动机涵盖社会利益维度动机、社会身份维度动机、社会认同维度动机对于用户贡献行为的影响。在此基础上，本书以“好大夫在线”问诊咨询类在线健康知识社区为例，通过抓取 10401 条问诊信息，以探究用户维度动机、社区维度动机、社会维度动机对于用户贡献行为的影响。

（5）基于在线健康知识社区贡献行为的用户自我健康促进。首先，本书分析了在线健康知识社区质量对于用户贡献行为的影响作用。其次，基于健康信息供给侧结构性理论，本书将健康信息内容的生成与利用皆视为对社区的贡献，进而探究用户在社区中的贡献行为频次与时间对其自身健康调节能力和行为的促进。再者，本书分析了用户自我健康调节能力和行为对于用户心理与生理健康的促进。最后，在此基础上，本书提出了相应的研究模型，通过面向 6948 名用户的大规模问卷采集，采用结构方程模型对于研究模型中的假设关系进行了实证分析。

（6）基于用户贡献行为的在线健康知识社区服务优化。首先，本书探究基于用户贡献行为的在线健康知识社区现有服务模式，涉及在线健康知识社区服务体系分析、在线健康知识社区的现有服务体系测评。其次，本书通过阐析平台差异下用户贡献行为特征、比较平台差异下用户活跃度，进而基于用户贡献行为对在线健康知识社区进行跨平台比较。在此基础上，本书基于用户贡献行为探究在线健康知识社区的服务优化路径，涵盖基于行为特征与规律的精准信息服务、基于用户贡献行为的社区信息推荐、基于用户贡献行为的社区服务调节。最后，本书基于用户贡献行为探究了在线健康知识社区的服务优化策略，主要涵盖基于用户贡献行为的服务内容拓展、基于用户贡献行为的服务模式重构、基于用户贡献行为的服务管理推进。

在上述研究基础上，本书对于研究结论进行了归纳与总结，进而从研究方法、研究视角、研究理论、研究数据等方面指出了现有研究的不足之处。在此基础上，本书从研究框架改进、研究方法优化、研究对象拓展方面对未来研究进行了展望。通过上述方面研究的展开，能够进一步明晰在线健康知识社区中的用户贡献行为，进而为在线健康知识社区中健康信息服务的优化提供支撑。

目　　录

1 绪 论

绪论部分涵盖研究背景、研究意义、国内外研究现状以及研究内容、方法与创新点，其中国内外研究现状涉及信息生态链研究、在线社区用户贡献行为的动机研究、在线社区用户贡献行为的影响因素研究、国内外研究总结及述评。

1.1 研究背景

2016 年 3 月发布的《中华人民共和国国民经济和社会发展第十三个五年规划纲要》，首次明确提出“推进健康中国建设”，将“健康中国”提升为国家战略。同年 10 月，中共中央、国务院印发《“健康中国 2030”规划纲要》指出规范和推动“互联网+健康医疗”服务，强调了互联网在健康信息服务要素配置中的集成与优化作用。2021 年 3 月发布的《中华人民共和国国民经济和社会发展第十四个五年规划和 2035 年远景目标纲要》，再次强调全面推进健康中国建设。特别是在新冠（2019-nCoV）疫情爆发之后，线上问诊、居家防护、疫情资讯查阅等健康信息需求推动了在线健康知识社区（Online Health Knowledge Community，OHKC）的蓬勃发展，其在健康应急管理中充当着关键角色。如平安好医生自从新冠疫情发生以来，社区访问量累计高达 11 亿人次，新注册用户增长了 10 倍，用户总量至少达 3.15 亿，日均问诊量达 72.9 万次；自新型冠状病毒疫情侵袭以来，丁香园便设置疫情资讯实时动态专栏，截至2022年8月18日获得了47.24亿的浏览量。在线健康知识社区已经成为用户获取、学习、传播与共享健康知识的核心平台，推动了网络健康信息生态的演化与革新，其基于用户生成、分享与互动的运行机制在平台、健康信息和用户（即信息人）之间构成了网络健康信息生态链，其中用户与健康信息行为是信息生态系统的核心构成要素。

现有研究主要关注知识社区中的回答者等信息生产者，但较少关注用户集群中数量更为庞大的非内容贡献用户。此类用户虽未直接参与提问或回答，但通过点赞、投票、热度推荐等行为在社区生态中承担关键角色。实际上，不同用户在社区生态中承担着不同角色，相互补充维持社区生态的正常运转。如果低估或忽略特定用户群的贡献会影响对社区用户贡献行为的深入理解。同时，基于健康信息供给侧结构性理论，健康信息的需求端与供给端相互促进，因此，健康信息内容的生成与利用皆可视为对社区的贡献。① 为此，在线健康知识社区用户贡献行为是指网络用户在知识社区中进行的提问、回答、评论、转发、利用等一切与知识创造和传播相关的内容分享、传递、协作等行为。② 用户贡献行为已成为信息时代广泛存在的网络参与形式。例如，在知识社区中，用户通过发布问题、提供答案、评论内容、表达赞同等方式为知识的创造、传播和社区持续发展做出贡献。立足于信息生态链（Information Ecological Chain，IEC）视角，审视与探究面向在线健康知识社区的用户贡献行为，聚焦于在线健康知识社区中用户健康信息需求的变革、用户参与角色的分类和识别、不同角色用户的竞争与协作等，能够明晰用户群体在在线健康知识社区的贡献行为及其之间的交互作用机理，对于加快知识社区的优化变革，改进健康社区服务效率具有现

① 邓胜利，付少雄．健康信息服务的供给侧结构性改革研究［J］．情报科学，2019，37（4）：144-149.

② 范哲，张乾．MOA视角下的问答网站用户贡献行为研究［J］．图书与情报，2015（5）：123-13.

实意义。

本书总体框架可以概括为“一个目标、两个重点、三个视角”。“一个目标”是指本书将服务于健康中国战略下在线健康知识社区的发展；“两个重点”即本书的研究主体——“在线健康知识社区”和“用户贡献行为”；“三个视角”是指推动本书用户相关研究的信息生态理论、动机理论和自我调节理论，以“立足现实—厘清问题—破解实质—问题解决”为基本思路，构建“现状调研—行为规律—动机剖析—用户贡献—服务优化”的分析框架。具体而言，本书立足于如下方面组织研究：在线健康知识社区情境下信息生态链理论基础，如在线健康知识社区组成要素等；信息生态链视角下的用户贡献行为特征与规律；信息生态链视角下在线健康知识社区用户贡献行为动机；不同维度动机对在线健康知识社区用户贡献行为的影响；基于在线健康知识社区贡献行为的用户自我健康促进；最终落脚于基于用户贡献行为的在线健康知识社区服务优化。此外，综合考虑选题的理论意义与现实意义，本书将题目设定为“面向在线健康知识社区的用户贡献行为研究”。

1.2 研究意义

用户贡献行为作为“互联网+健康”时代广泛存在的网络参与形式，为在线健康知识社区的可持续发展不断提供着动力。结合信息生态链视角，探究不同角色的用户群体在在线知识社区的贡献行为及其之间的相互作用机理，以促进用户与在线健康知识社区的互动发展。通过对于在线健康知识社区用户贡献行为的理论研究和应用实践探索，本书在以下几个问题上寻求突破。

1.2.1 理论意义

通过将信息生态链理论应用于探究在线健康知识社区中的用户贡献行为，本书在理论上将在线健康知识社区中的信息用户、信息、信息情境视为一个整体加以研究，深度探究其间的逻辑联系。本书以“健康中国”国家战略为背景，以在线健康知识社区中的用户贡献行为为导向开展研究，对于开辟信息资源管理、健康信息学等学科新的研究领域具有重要意义，也体现本学科的开放性以及对其他学科的借鉴作用，本书的具体理论意义如下：

（1）深化基于在线健康情境的信息生态链理论

先前国内外相关研究主要关注在线健康知识社区中内容贡献者的角色，缺乏对于其他角色用户的贡献行为的研究。基于信息生态链视角，在线健康知识社区中用户进行的点赞、提问、回答、评论、转发等一切与知识创造和传播相关的内容分享、传递、协作等行为皆可视为用户贡献行为，而且此类贡献行为对于在线健康知识社区生态的可持续发展至关重要。本书基于信息生态链视角探究在线健康知识社区的用户贡献行为，通过明晰不同角色用户在运动健康类、健康管理类、问诊咨询类、预约挂号类、疾病管理类在线健康知识社区中具体的贡献行为类型，涉及健康类课程提供、健康状态分享、健康话题发起、健康提问发起、平台内容转发、已有提问回答、健康话题参与、现有内容点赞或反对等各类信息行为。在此基础上，深化在线健康情境下的信息生态链理论。

（2）拓展在线社区用户贡献行为动机的理论视角

基于对国内外在线社区用户贡献行为动机研究的梳理，当前研究并未系统地探讨用户使用在线健康知识社区的动机，通过系统梳理用户在线健康知识社区的参与动机，有助于完善与发展健康情境下的动机理论。本书基于信息生态链视角探究在线健康知识社区的组成要素与网络结构，进而将用户动机区分为用户维度动机、社区维度动机、社会维度动机，以探讨不同维度动机对用户贡献行为的影响。在线健康知识社区是用户获取健康信息的主要渠道之一，而用户贡献行为亦是用户在线健康社区交互过程中的关键信息行为，用户贡献行为动机的明晰对于用户健康信息的获取与利用，以及在线健康知识社区信息服务的优化至关重要。本书的研究成果有助于健康信息行为与服务相关理论的完善与发展。

（3）丰富面向用户健康行为的信息资源管理理论

在“互联网+健康”时代，健康信息的采集、挖掘、分析与利用对于健康信息服务的优化具有重要价值，而健康信息的生成及利用和用户的网络健康信息行为紧密相连。面向在线健康知识社区的用户行为研究是图书情报学中信息资源管理领域的核心议题，基于对用户在线生成数据的抓取，结合问卷调查和数据爬取，能够系统全面地研究在线健康知识社区信息生态。因此，本书研究结论不仅能够促进网络用户对健康信息和知识的有序组织、优化配置和有效传播，进而丰富信息行为理论，而且有助于个性化健康信息服务的进一步延展，并且最终服务于健康中国战略建设。此外，本书研究还涉及管理学、医学、计算机科学等学科，在丰富与延伸信息资源管理的内涵的同时，促进了学科交叉与融合。

1.2.2 现实意义

“健康中国”当前已上升成为国家战略，该战略的实施离不开全方位的健康信息服务保障，在公众对个人健康关注持续升温的前提下，对于健康信息领域尤其是基于在线健康社区的用户行为研究成为重要的前沿课题。通过明晰在线健康知识社区中的组成要素、网络结构等，阐明社区用户的贡献行为特征与规律，对于变革社群服务体系、创新社群的发展路径具备借鉴价值，具体现实意义有以下几点。

（1）用户健康知识的贡献率促进

推动在线健康知识社区可持续发展的关键因素便是用户，在当前“互联网+”的情境下，用户交互为在线健康知识社区贡献了大量内容。通过深入分析在线健康知识社区生态以及不同角色用户特征，总结在线健康知识社区生态中不同角色用户的行为特征与规律，在线健康知识社区中的开发人员与运营商可以制定有针对性的社区发展激励机制，以鼓励不同角色用户的社区贡献行为。此外，用户间的知识交流与创新离不开可靠的信息生态系统，通过促进在线健康知识生态系统持续有效的运作，在加快推动健康知识在生态系统内部传播的同时，也加速了健康社群内部用户知识供给的成效。

（2）用户健康知识的利用成效优化

在线健康平台是以传播与利用健康信息为核心的网络社区，逐步演化为用户沟通和利用健康信息的关键路径。通过阐明用户贡献行为的动机，才能有效调动不同角色用户的贡献意愿，更大程度地提高用户健康相关信息的利用水平。本书立足于信息生态链视角对用户角色进行划分，通过阐明不同角色用户的贡献行为动机差异，刻画在线健康知识社区中用户贡献行为特征与规律，研究结论有助于加强在线健康知识社区的用户活跃度，推动健康信息的传播效率，加强用户的健康自我管理并改善用户的健康认知。此外，通过分析用户健康知识贡献行为间的交互作用，在促进用户间持续交流互动的同时，也能增强用户对于健康知识社群的认同感，从而间接提升用户对于健康相关内容的利用成效。

（3）在线健康知识社区的治理优化

在线健康平台中的用户贡献行为为健康信息的传播、获取与利用提供了有效渠道，用户间的良性互动也为在线健康知识社区的合理运作提供了基础。同时，结合在线健康知识社区中的信息生态结构特征，构建对应的社区规范，从而促进社区用户间的合作以及良性竞争。此外，通过厘清在线健康知识社区中的信息生态结构，可基于用户间的互动、交流、贡献等社会化行为进一步发掘社区生态内的健康信息资源，促使其向知识资源转化，进而满足用户对于健康信息资源的需求。以在线健康知识社区用户为中心，本书探究了用户贡献行为的动机、特征与规律，以及对用户生理与心理健康成效的影响，研究结论对于在线健康知识社区的可持续运营发展与健康信息生态的综合治理具有借鉴价值。

1.3 国内外研究现状

1.3.1 信息生态链研究

“互联网+大数据”应用的落地加速了用户与信息系统间的信息传播，也孵化出以信息人、信息与信息环境为核心要素的信息生态系统。《国家信息化发展战略纲要》强调加强网络信息生态的治理。信息生态系统（Information Ecology，IE）是指特定情境下，由信息人、组织、社群、信息技术、信息行为和价值体系共同构建的有机生态系统。① 信息生态学作为新兴的交叉性学科，主要将传统生态学的概念、结论与观点实施到信息生态体系的构成要素、转化路径与演进过程等相关研究中。作为信息生态学中的核心构念，信息生态链体现了特定情境下的信息交流路径，反映了信息生态体系中不同位置用户间信息获取的相互依赖关系。② 生态链作为信息生态学的理论与应用研究的基础性理论，其核心要义是重视信息人、信息和信息环境间的交互依存关系，着重于信息生态位的功能关系，信息生态链作用的体现，进而维持为一定平稳的模式。③ 信息生态链理论主张通过对信息生态链中成分间交互影响的分析，从而维持信息生态链整体的健康与平稳发展。

国外学者针对信息生态链发起了大量研究，主要分析信息生态链理论体系的创建、信息生态链理论在特定条件下的发展：①信息生态链理论体系创建。信息生态学的概念最早由美国学者于 20 世

① Nardi B A. Information ecologies reference & user services quarterly [M]. Chicago: Fall, 1998 (4): 49-50.

② 娄策群，周承聪．信息生态链：概念、本质和类型 [J]. 图书情报工作，2007，51 (9): 29-32.

③ 娄策群，等．信息生态系统理论及其应用研究 [M]. 北京：中国社会科学出版社，2014.

纪 60 年代提出，而由德国学者 Capurro 在 1989 年于《信息生态学进展》中正式提出，Capurro 初步界定了信息生态学的定义，同时探讨了信息生态学在信息污染、信息平衡、数字鸿沟等特定情境下的运用。① Malhotra② 指出信息生态链框架强调信息系统中信息人对于信息沟通的关键意义而不是相关技术，其关注作用于信息生产和成效转化的特定条件，具体而言，信息生态链框架关注信息制度、信息的提供者与接受者，以及在特定情境下的任务绩效中需要强调哪些类型的信息。此外，Kang③ 强调了在信息生态链研究中的主观性、客观性、正义性与系统性。Burgin 和 Zhong④ 指出信息生态链有助于更好地理解社会中的信息流程，并更有效地创建信息处理系统；同时，根据一般信息理论的概念和原则，进一步完善了将信息生态学作为信息研究方法论基础的相关理论。②信息生态链在具体情境的应用。Dodson⑤ 分析了在多元化和分布式学习情境下异构信息对于大学生与其信息生态相互作用的影响，通过重新设计工具使学生更紧密利用信息生态链元素，以帮助学生更好地发现、管理与利用信息。Vasiliou 等⑥基于对四个软件设计团队的调

① Capurro R. Towards an information ecology [EB/OL]. [2020-01-10]. http：//www. capurro. de/nordinf. htm.

② Malhotra Y. Information ecology and knowledge management [EB/OL]. [2020-01-10]. https：//pdfs. semanticscholar. org/7d97/3b9c3a4f0caa338c689a60f3c492c903bd1b. pdf.

③ Kang O Y. Information ecology and cognitive justice：Core value and methodological principles of information ecology [C] // International Society for Information Studies. 2017，1：148-152.

④ Burgin M，Zhong Y. Information ecology in the context of general ecology [J]. Information，2018 (3)：e57.

⑤ Dodson S. Interacting with heterogeneous information ecologies：Challenges and opportunities for students in diverse and distributed learning environments [C] //Proceedings of the 2019 Conference on Human Information Interaction and Retrieval. ACM，2019：445-448.

⑥ Vasiliou C，et al. Understanding collaborative learning activities in an information ecology [J]. Computers in Human Behavior，2014，41：544-553.

研，指出分布式认知框架可用于研究社会网络信息生态链中的协作行为。Xu 等①综合信息生态学、经济学、物联网和系统理论的知识，提出了商业网络信息生态链（Business Network Information Ecological Chain，BNIEC）的概念，通过构建 BNIEC 的结构模型和信息流模型，阐明了其在商业网络信息问题解决中的积极作用。Wang 等②从信息生态链视角分析了移动图书馆用户态度和行为意向的影响因素，通提炼信息情境、技术与质量，设计了移动图书馆用户态度和行为意向模型，研究结果可为移动图书馆服务改进提供参考。Tverdokhlib③ 以乌克兰公共行政机构为例，指出信息生态是现代国家信息政策制定和实施的关注重点之一。

国内学者也从信息生态链理论架构的发展、网络情境下信息生态链、面向信息生态链架构的应用实践三个角度开展研究④：①对于信息生态链的理论体系构建，娄策群等⑤研究指出用户与信息生态情境组成了信息生态链，其中用户涉及信息生产者、服务者、消费者与监管者，信息生态环境涵盖信息本体、信息时空、信息技术与信息制度。同时，娄策群等强调需满足如下三个条件才能构成信息生态链，涉及信息人间的合理行为转换、用户信息流节点中需求识别、用户间互动的空间适合。此外，韩刚等⑥发现众多要素构成

---

① Xu X, et al. Business network information ecological chain [J]. Internet Research, 2016 (2): 446-459.

② Wang X, Yang M, Li J, Wang N X. Factors of mobile library user behavioral intention from the perspective of information ecology [J]. The Electronic Library, 2018, 36 (4): 705-720.

③ Tverdokhlib O S. Information ecology as one of priorities in the modern state information policy [J]. Marketing and Management of Innovations, 2018 (1): 362-370.

④ 康蠡．国内信息生态链研究综述［J］．情报杂志，2016，35（12）：88-91.

⑤ 娄策群，等．信息生态系统理论及其应用研究［M］．北京：中国社会科学出版社，2014.

⑥ 韩刚，等．信息生态链：理论框架［J］．情报理论与实践，2007（1）：18-20.

的信息分享体系便是信息生态链，涉及管理特性、时序特性、空间特性。信息生态的集中表现即为信息生态链，其依存于特定的信息生态；②对于网络信息生态链，主要探究了网络信息生态链的结构和种类、框架和转变、治理策略。首先，对于网络信息生态链的结构和类型，根据信息生态链在网络中的特征，区分为商务类、科研类、公益类、政务类、社会信息生态链。基于信息生态链构件间的交互作用，可划分成由各个角色用户领导的生态链。① 涉及生态链在网络信息中的演化和架构，吕鲲等②采用复杂网络理论探究了网络信息生态链的演化进程，指出演化进程可区分为四个时期，包含萌芽期、成长期、稳定期与退化期。栾春玉等③发现链式结构为网络信息生态链的基础架构，常表现为网状架构、星型架构、线型架构或者树型架构。关于网络信息生态链的治理对策，张海涛等④探讨了商务网络信息生态链的治理，指出需从资源协同、组织协同和战略协同的角度实现价值创造。马捷等⑤指出社会网络信息生态链可分为一对一、一对多和复合型三类运转模式，对于社会网络信息生态链的优化举措包括信息组织功能完善、用户推动作用的增强、强节点关系的强化、平台节点管理功能的优化、信息价值挖掘、信息交互机制的构建；③对于信息生态链理论的应用实践，卢小宾等立足于实践探究了大数据在政务信息生态链中的运行机

---

① 张旭．网络信息生态链形成机理及管理策略研究［D］．长春：吉林大学，2011：26

② 吕鲲，等．复杂网络视角下网络信息生态链的演化过程研究［J］．图书情报工作，2016（16）：128-136.

③ 栾春玉，等．网络信息生态链组成要素及相互关系［J］．情报科学，2014（11）：30-35.

④ 张海涛，等．基于价值网络的商务网络信息生态链价值协同创造机理研究［J］．情报理论与实践，2018（9）：25-30.

⑤ 马捷，等．基于系统动力学的社会网络信息生态链运行机制与优化策略研究［J］．图书情报工作，2016（4）：12-20.

制、效能分析及形成机理的影响作用。① 张敏等②基于信息生态链视角探讨了用户社交情境下健康信息分享意愿的影响因素，其中信息主体、信息内容、信息环境相关因素能积极提升用户社交情境下的健康信息分享意愿，但是信息技术因素未能显著提升用户分享意愿。齐云飞等③从信息生态链角度研究了社交问答情境下的信息互动作用关系，论证了信息流转、交互和信息环境间的互动方式。

为有效呈现信息生态链研究的演化趋势，本书以 Web of Science 核心集中的信息生态链研究为对象进行文献分析。研究发现 2005 年以前信息生态链研究较为分散，研究主题之间关联度较低且未形成演进关系。2005—2019 年信息生态链研究演化图如图 1-1 所示，信息生态链理论及其相关研究跨学科趋势明显，最先应用于生物学、生命科学以及环境科学中，逐步扩展至国内外的行为学、社会学、信息学等诸多应用领域，涵盖信息生态系统、云计算与大数据、移动图书馆以及社交媒体等。④ 国内外学者虽然基于信息生态理论结合各类情境以及不同议题进行了深入的探究，并产生了众多有影响力的学术与实践成果，但是现有研究较少将信息生态链理论应用于健康信息服务情境，缺乏基于信息生态链视角探究在线健康社区中用户行为的研究。

---

① 卢小宾，等．大数据对政务网络信息生态链研究的影响分析［J］．情报科学，2017（11）：3-7.

② 张敏，等．基于二阶信息生态链的用户社交健康信息分享意愿的形成机理分析［J］．现代情报，2019（2）：96-106.

③ 齐云飞，等．信息生态链视角下社会化问答用户的信息交互行为研究［J］．情报理论与实践，2018（12）：5-11.

④ Wang X，Guo Y，Yang M，et al. Information ecology research：Past，present，and future［J］. Information Technology and Management，2017，18（1）：27-39.

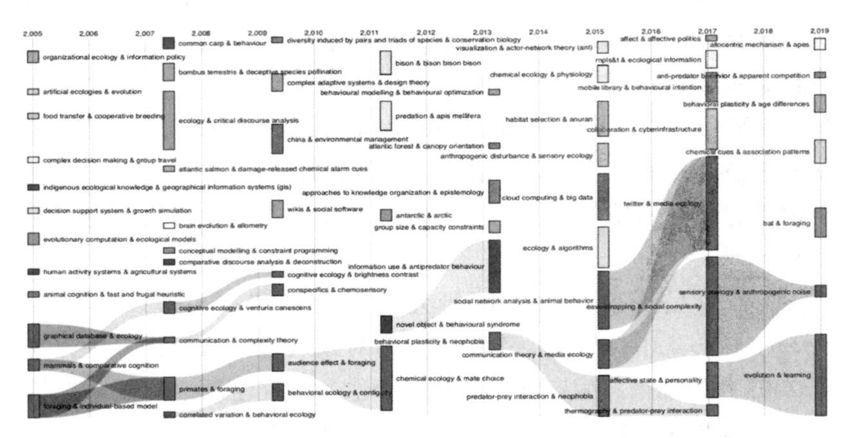

图 1-1　2005—2019 年信息生态链研究演化图

1.3.2　在线健康社区用户行为研究

在线健康社区作为“互联网+”情境下用户健康信息获取的重要渠道，是“互联网+健康医疗”的有机组成部分。① 在线健康社区（Online Health Community，OHC）是面向用户进行健康相关话题探讨或提供经验分享、社会支持、信息交流、咨询问答等的开放式网络平台。通过对在线健康社区的用户行为进行研究，有助于互联网医疗与健康信息服务的理论与实践体系的完善。为此，国内外学者面向在线健康社区情境下的用户行为，综合实验、访谈、问卷等各类定量与定性方法进行了大量研究，涉及行为类别包括用户采纳、健康信息的寻找、分享、求助等行为。

具体而言：①对于用户采纳行为（User Adoption Behavior,

① 邓胜利，付少雄，陈晓宇．信息传播媒介对用户健康信息搜寻的影响研究——基于健康素养和信息检索能力的双重视角［J］．情报科学，2017，35（4）：126-132.

UAB)，主要涉及对于平台服务与信息的采纳。Hossain① 探究了发展中国家中的移动健康社区的持续使用行为，发现用户感知价值与用户满意度会促进用户对于移动健康社区利用，具体来说，平台、互动、医疗质量可以提升感知价值、用户满意度。唐旭丽等②以丁香园等社区为研究对象，发现用户信任能显著积极影响健康信息采纳意愿，而信息支持是用户信任的关键影响因素。②对于健康信息分享行为，Househ③ 通过探讨用户基于 Facebook 等社交媒体发布敏感健康信息的类型，发现用户可以根据其用户档案以及发布的个人敏感健康信息（包括遗传类、精神类、性传播类等疾病）进行识别，因此通过 Facebook 公开分享敏感健康信息时可能存在潜在危害。邓胜利与付少雄④以新浪微博中健康类谣言为例，发现谣言发布者的认证显著正向影响用户的谣言分享意愿，而谣言中的链接和图片未能显著影响用户的谣言分享意愿。③对于健康信息搜寻行为（Health Information Seeking Behavior，HISB），指代在特定情境或者事件中，用户在查询与识别健康相关信息或知识的过程中表现的口头或者非口头行为。⑤ Pian 等⑥指出面向他人需求、自我需求、无指向的信息情境，基于眼动实验发现不同信息搜索情境下用户的信息需求会存在差异，而且对于健康信息的搜索内容与评价指

---

① Hossain M A. Assessing m-health success in Bangladesh: An empirical investigation using IS success models [J]. Journal of Enterprise Information Management, 2016, 29 (5): 774-796.

② 唐旭丽，等．在线健康社区用户的信息采纳意愿研究 [J]. 信息资源管理学报，2018 (3): 102-112.

③ Househ M. Sharing sensitive personal health information through Facebook [J]. Studies in Health Technology and Informatics, 2011, 169: 616-620.

④ 邓胜利，等．社交媒体附加信息对用户信任与分享健康类谣言的影响分析 [J]. 情报科学，2018 (3): 51-57.

⑤ 邓胜利，付少雄．定性比较分析（QCA）在图书情报学中的应用 [J]. 情报理论与实践，2017 (12): 23-28.

⑥ Pian W, et al. The criteria people use in relevance decisions on health information [J]. Journal of Medical Internet Research, 2016 (6): e136.

标皆会有所差异。李月琳与蔡文娟①通过对国外健康信息搜寻行为进行综述指出用户的性别、种族、年龄、健康现状、受教育程度以及收入水平等因素会对其健康信息搜寻行为产生影响。④对于健康信息求助行为（Health Information Help-Seeking Behavior，HIHSB），区别于上述行为，一般具备如下三个要素：互助主体（施助、求助双方）间交互、独立解决困难、主动寻求帮忙以解决问题。用户的健康信息求助行为能积极促进用户留存率提升、新用户吸引、社区氛围活跃提升等方面。② Crook 与 Love③ 以在线癌症社区为研究情境，指出了寻求社区支持过程中所遇到的各类问题，包括异步通信、向社区披露信息、消极情绪等。Han 等④研究发现慢性病患者会通过论坛、博客或者社交网络进行健康信息求助，并倾向于向经历类似的用户寻求支持。

此外，国内外学者也针对不同类别在线健康社区中的用户行为进行了探究，主要涵盖社交媒体、专业在线健康社区等：①在社交媒体情境下，Robilard 等⑤研究发现 Twitter 中老年痴呆症相关推文进行内容分析指出，推文内容涵盖疾病预防与治理、实时结论、健康咨询、平台链接等内容，指出健康信息获取渠道（即社交媒体）的重要性与有效性。Clemensen 等⑥基于对 Facebook 内嵌群组内周期为一年的帖子开展内容分析，发现患者能够通过经验帖分享的模

---

① 李月琳，等．国外健康信息搜寻行为研究综述［J］．图书情报工作，2012（19）：128-132.

② 张敏，刘雪瑞，张艳．在线健康信息求助行为实证研究的系统综述：知识体系，影响因素与前沿分析［J］．图书情报工作，62（15）：122-131.

③ Crook B，Love B. Examining the light and dark of an online young adult cancer support community［J］. Qualitative Health Research，2017，27（6）：938-948.

④ Han J Y，et al. Empathic exchanges in online cancer support groups［J］. Health Communication，2011（2）：185-197.

⑤ Robilard J M，Johnson T W，Henesey C，et al. Aging 2.0：Health information about dementia on Twiter［J］. Plos One，2013，8（7）：e69861

⑥ Clemensen J，Danbjørg D B，Syse M D，et al. The rise of patient 3.0：The impact of social media［C］// EH 2016. Portugal：IADIS Press，2016：139-148.

式使得其健康经验最大化，健康知识的共享还能促进与专业健康系统的互动交流，社交媒体健康群组是专业健康系统的有益补充。商丽丽与王涛①以丁香家庭健康、丁香医生与脉脉养生的微信公众号为例，基于用户信息行为视角探究微信中健康信息的受关注度，癌症主题的受关注度受药物、饮食、健康风险、身体活动的影响较高，用户对各类健康信息关注度和微信公众号平台健康信息的发布量具有差异性。金晓玲等②探究了微信朋友圈中用户的健康信息传播行为，发现健康信息的功能特征（有用性）、情绪特征（富含情绪性、积极性、令人惊叹性）与社会特征（正确性、新颖性、有趣性）能积极影响微信朋友圈中健康信息的传播。但也有学者对社交媒体作为健康信息获取渠道提出了质疑，如 Greene 等③基于对 Facebook 中糖尿病有关主题帖、用户以及讨论小组进行分析指出，虽然社交媒体能为用户提供健康信息获取的有效渠道，但是社交媒体健康信息的可靠性缺乏。②在专业类在线健康社区情境下，Coulson④ 以酗酒论坛为研究对象，通过对论坛跟帖进行定性分析，发现用户发布主题主要可分为支持、分享与醒酒。同时，参与酒精相关主题讨论会为用户带来生理与心理方面的好处。Asiri 等⑤以贫血、艾滋病与抑郁症患者群组为例，发现主要是女性用户进行健康主题内容的共享，包括疾病症状记录、疾病信息分析、医患交流分享、疾病建议提供等。曾宇颖与郭道猛⑥以好大夫在线为例，指出三类信任，即善意（服务接入数、响应数）、能力（职称）、诚

① 商丽丽，王涛．基于用户信息行为的微信健康信息关注度研究［J］．情报科学，2019，37（8）：132-138.

② 金晓玲，等．微信朋友圈中健康信息传播行为研究［J］．管理科学，2017（1）：73-82.

③ Greene J A, et al. Online social networking by patients with diabetes［J］. Journal of General Internal Medicine, 2011（3）：287-292.

④ Coulson N S. Sharing, supporting and sobriety［J］. Journal of Substance Use, 2014（1）：176-180.

⑤ Asiri E, et al. Sharing sensitive health information through social media in the Arab world［J］. International Journal for Quality in Health Care, 2016（1）：68-74.

⑥ 曾宇颖，等．基于信任视角的在线健康社区患者择医行为研究［J］．情报理论与实践，2018（9）：96-101.

实（披露内容），还包括评价都对用户就医起到正向作用。石静等①通过对比国内外不同糖尿病社区内用户的健康信息搜寻需求，即“慢友帮”与“DailyStrength”，发现国内相关社区的主要功能是问答，而国外相关社区兼具社会与问答功能。

为有效呈现在线健康社区用户行为研究的演化趋势，本书以Web of Science核心集中的在线健康社区用户行为研究为对象进行文献分析。研究发现2012年以前相关研究较为分散，研究主题之间关联度较低且未形成演进关系，2011—2020年在线健康社区用户行为研究演化图如图1-2所示。由图可知，立足于理论角度，当前国内外学者虽然在不同在线健康社区情景下探究了用户的各类健康信息行为，但是较少探究健康社区情境下的用户贡献。立足于实践角度，对于在线健康社区的正常运转以及可持续发展，用户贡献皆至关重要，通过对用户贡献行为进行探究，深刻剖析在线健康社区中的用户贡献行为特征及规律，有助于用户激励措施与平台优化策略的制定。因此，本书通过探究在线健康社区中的用户贡献行为，能够进一步完善在线健康社区用户行为研究的理论与实践基础。

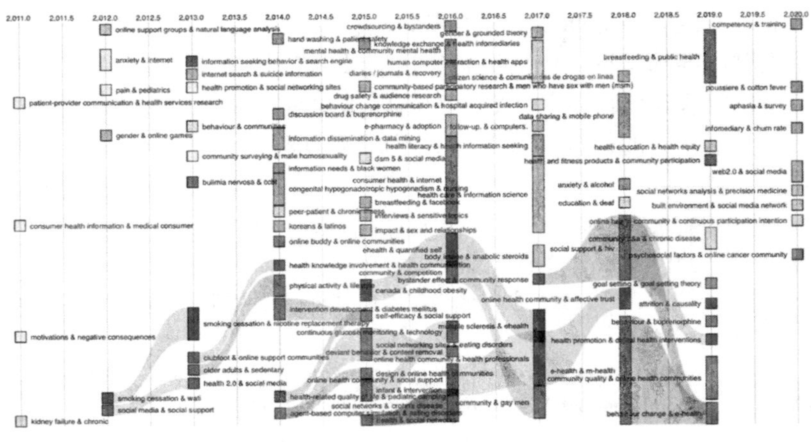

图1-2　2011—2020年在线健康社区用户行为研究演化图

①　石静，等．国内外健康问答社区用户信息需求对比研究［J］．数据分析与知识发现，2019（5）：1-10.

1.3.3 在线社区用户贡献行为的动机研究

助推在线社区中用户信息行为的动力即为在线社区中的用户动机。鉴于用户动机对行为生成与发展的显著作用，国内外学者皆针对互联网情境下健康社区中的用户贡献开展系列分析。为此，本书对在线社区用户贡献动机分析内容进行了归纳总结，具体如表 1-1 所示。对于研究情境，相关研究主要涵盖各类面向普通公众的在线社区，如知乎、雅虎知识堂、中文维基百科、旅馆评论网站等，但也包括针对特定用户群体的在线社区，如美国国家法律专业协会电子网络、百度戒烟吧、小米社区等；对于理论基础，相关研究综合运用了心理学、社会学、经济学、行为科学、公共管理科学等多学科的成熟理论，如集体行动理论（Collective Action Theory，CAT），强调团队协作在日常工作与生活中的重要性，被广泛应用于社会学与经济学研究中、社会认知理论（Social Cognitive Theory，SCT），用于阐明社会学习过程，主要探究用户的动机、期望、信念等认知因素，是社会心理学的重要理论之一、S-O-R 框架（Stimuli-Organism-Response Framework）最初被应用于环境心理学领域，然后应用于 IS（Information Systems，IS）研究领域，该模型认为环境刺激（S）可以通过影响用户内部机理（O）来引发用户的行为反应（R）。其中，社会交换（或资本、认知）理论在在线社区的用户贡献行为动机中应用较为广泛；对于研究方法，在线社区的用户贡献行为动机研究主要是基于问卷调查法，辅助以实验法、文献综述法、访谈法等方法进行探究；对于动机类型，按照动机来源，主要可区分为内部动机与外部动机。① 其中，外部动机表示用户的行为绩效以及延伸出的用户感知价值，主要涉及感知激励、互惠、声誉、报酬等。内部动机表示用户开展某一行为是以自身利益为出发点（如主观愉悦性、个人兴趣等），主要涉及乐于助人、

① Cocosila M. Role of user a priori attitude in the acceptance of mobile health: An empirical investigation [J]. Electronic Markets, 2013, 23 (1): 15-27.

知识贡献自我效能、利他主义、知识自我效能、道德义务等。此外，按照不同动机分类标准进一步细分可分为关系动因（认同、信任及互惠规范）、个体动机（乐于助人、声誉）、社会动因（主观规范、关系强度、社会支持）、消费因素（传播者卷入度、客户满意）等。

表 1-1　　在线社区用户贡献行为的动机研究

作者	研究情境	理论基础	研究方法	主要动机
Wasko, et al.（2005）①	美国国家法律专业协会电子网络	社会资本理论	实验法、问卷调查法	声誉；中心地位；承诺及互惠
Lin, Hung, Chen（2009）②	专业虚拟社区	社会认知理论	问卷调查法	情境因素（人际信任、互惠规范）；个人因素（感知相对优势、知识共享自我效能、感知相容性）
Chen, Hung（2010）③	专业虚拟社区	社会认知理论	问卷调查法	互惠规范；人际信任；知识共享自我效能；感知相对优势

① Wasko M M L, et al. Examining social capital and knowledge contribution in electronic networks of practice [J]. MIS Quarterly, 2005 (1): 35-57.

② Lin M J J, et al. Fostering the determinants of knowledge sharing in professional virtual communities [J]. Computers in Human Behavior, 2009 (4): 929-939.

③ Chen C J, Hung S W. Factors influencing members' knowledge sharing and community promotion in professional virtual communities [J]. Information & Management, 2010, 47 (4): 226-236.

续表

作者	研究情境	理论基础	研究方法	主要动机
金晓玲，等(2013)①	雅虎知识堂	社会交换理论	问卷调查法	声誉；互惠；学习；知识获取
陈则谦(2013)②	中文维基百科、大陆知识共享项目、哈赛科技传播中心	动机—机会—能力模型（MOA模型）	问卷调查法	互惠；利他
Tong，et al.（2013)③	在线反馈系统	动机理论	实验法	在帮助其他消费者方面感到满意；在影响产品商家方面感到满意；感到能增强自我形象
Munzel，Kunz(2014)④	旅馆评论网站	社会交换理论、社会资本理论	问卷调查法	利他；社会因素（自我形象、自我提升、互惠）等

① 金晓玲，等．用户为什么在问答社区中持续贡献知识？［J］．管理评论，2013（12）：138-146.

② 陈则谦．内容开放式知识传播平台中知识贡献行为的动力要素分析［J］．图书情报知识，2013（4）：76-84.

③ Tong Y，Wang X，Tan C H，et al. An empirical study of information contribution to online feedback systems［J］. Information & Management，2013（7）：562-570.

④ Munzel A H，Kunz W. Creators，multipliers，and lurkers：Who contributes and who benefits at online review sites［J］. Journal of Service Management，2014，25（1）：49-74.

续表

作者	研究情境	理论基础	研究方法	主要动机
Luarn, et al. (2015)①	PTT (中国台湾 BBS)	/	问卷调查法	感知因素(感知娱乐、感知社会利益等);社会因素(社会支持、主观规范、关系强度等);消费因素(传播者卷入度、客户满意)
万莉,等(2016)②	虚拟知识社区	自我决定理论	问卷调查法	内部动机(乐于助人、知识贡献自我效能);外部动机(感知激励、互惠)
盛东方,等(2016)③	一般性在线社区	社会认知理论、社会资本理论	文献综述法	声望提升;利他主义;乐趣寻求;知识获取;自我价值实现、咨询客户挖掘;责任感

① Luarn P, et al. Why people check in to SNS [J]. International Journal of Electronic Commerce, 2015 (4): 21-46.

② 万莉,等. 基于自我决定理论的虚拟知识社区用户持续知识贡献行为动机研究 [J]. 情报科学, 2016 (10): 15-19.

③ 盛东方,等. 国外虚拟社区环境下知识分享行为影响因素研究综述 [J]. 情报科学, 2016 (9): 166-172.

续表

作者	研究情境	理论基础	研究方法	主要动机
Pai, et al. (2016)①	在线消费社区	/	问卷调查法	功利相关因素(社区信息性);社会相关因素(感知成员支持);享乐相关因素(娱乐性);互惠规范
Vaala, et al. (2017)②	在线健康社区	/	问卷调查法	已帮助另外一个人;感知社会资源;分享/帮助信念
Salehan, Kim, Kim (2017)③	社交网络	基于动机-参与-绩效框架的视角	问卷调查法	功利动机;社会动机(纵向动机、横向社会动机);享乐动机
翟羽佳,等 (2017)④	百度戒烟吧	/	实验法	自我满足;社会支持寻求

① Pai P, et al. Reciprocity norms and information-sharing behavior in online consumption communities [J]. Information & Management, 2016 (1): 38-52.

② Vaala S E, Lee J M, Hood K K, Mulvaney S A. Sharing and helping: Predictors of adolescents' willingness to share diabetes personal health information with peers [J]. Journal of the American Medical Informatics Association, 2017, 25 (2): 135-141.

③ Salehan M, Kim D J, Kim C. Use of online social networking services from a theoretical perspective of the motivation-participation-performance framework [J]. JAIS, 2017, 18 (2): e1.

④ 翟羽佳,等. 在线健康社区中的用户参与行为 [J]. 图书情报工作, 2017 (7): 75-82.

续表

作者	研究情境	理论基础	研究方法	主要动机
李亚琴，朱雨晴，李丹丹（2017）①	一般性在线社区	技术接受理论、社会交换理论	文献综述法	关系动因（认同、信任及互惠规范）；个体动机（乐于助人、声誉）；社会动因（主观规范、关系强度、社会支持）等
Moqri，et al.（2018）②	开源软件社区	/	实验法（二手数据抓取）	内在动机；外在动机；内在的外在动机
Ergün，Avcı（2018）③	在线学习社区	/	问卷调查法	外部动机；内部动机；成长目标；自我意识
李永明，郑德俊，周海晨（2018）④	知乎	社会交换理论	扎根理论法	社会动机（情感性社会动机、认知性社会动机）；内在动机（情感性内在动机、认知性内在动机）；情境因素

① 李亚琴，等．用户在线贡献内容动因研究进展［J］．现代情报，2017（3）：163-166，173.

② Moqri M，Mei X，Qiu L，Bandyopadhyay S. Effect of "Following" on contributions to open source communities［J］. JMIS，2018，35（4）：1188-1217.

③ Ergün E，Avcı Ü. Knowledge sharing self-efficacy，motivation and sense of community as predictors of knowledge receiving and giving behaviors［J］. Journal of Educational Technology & Society，2018，21（3）：60-73.

④ 李永明，郑德俊，周海晨．用户知识贡献的心理动机识别［J］．情报理论与实践，2018，41（12）：126-132.

续表

作者	研究情境	理论基础	研究方法	主要动机
张星，等(2018)①	在线健康社区	S-O-R 模型、动机理论	问卷调查法	内部动机（利他主义、知识的自我效能）；外部动机(硬性报酬、软性报酬)
沈校亮，等(2018)②	小米社区	个人-环境匹配理论、动机理论	问卷调查法	内部动机；外部动机；亲社会动机
Kumi，et al.(2019)③	Communities.com、Tapa-Talk	社会认同理论、个人动机理论	问卷调查法	情感社会认同；内在动机；外在动机
Imlawi，et al.（2019)④	在线健康社区	期望/价值理论	问卷调查法	内在动机（帮助激励因素、感知自我效能、道德义务)；外在动机(声誉)

① 张星，吴忧，夏火松，等．基于 SOR 模型的在线健康社区知识共享行为影响因素研究［J］．现代情报，2018（8）：18-26.

② 沈校亮，等．虚拟品牌社区知识贡献意愿研究［J］．管理评论，2018(10)：82-94.

③ Kumi R，et al. Knowledge sharing behavior in online discussion communities［J］. Knowledge and Process Management，2019，26（2）：110-122.

④ Imlawi J，et al. Understanding the satisfaction and continuance intention of knowledge contribution［J］. Informatics for Health and Social Care，2019：1-17.

续表

作者	研究情境	理论基础	研究方法	主要动机
Zhang，et al.（2019）①	维基	信息处理视角、特征激活理论	问卷调查法	个人层次认知动机
彭昱欣，邓朝华，吴江（2019）②	在线健康社区	社会资本理论、动机理论	问卷调查法	内部动机（利他主义）；外部动机（声誉）
Nguyen，et al.（2019）③	/	动机视角	元分析法	内在动机（自我效能、自我享受）；外在动机（奖励、互惠）
Stvilia，Wu，Lee（2019）④	研究信息管理系统	/	半结构化访谈	奖学金分享、身份改善、享受、评估支持、推荐质量、外部压力、专业知识（自我效能）、社区纽带构建

---

① Zhang X，Fang Y，He W，Zhang Y X，Liu X M. Epistemic motivation，task reflexivity，and knowledge contribution behavior on team wikis：A cross-level moderation model［J］. Journal of the Association for Information Science and Technology，2019，70（5）：448-461.

② 彭昱欣，邓朝华，吴江．基于社会资本与动机理论的在线健康社区医学专业用户知识共享行为分析［J］. 数据分析与知识发现，2019，28（4）：63-70.

③ Nguyen T M，Nham T P，Froese F J，Malik A. Motivation and knowledge sharing：A meta-analysis of main and moderating effects［J］. Journal of Knowledge Management，2019，23（5），998-1016.

④ Stvilia B，Wu S，Lee D J. A framework for researcher participation in Research Information Management Systems［J］. The Journal of Academic Librarianship，2019，45（3）：195-202.

续表

作者	研究情境	理论基础	研究方法	主要动机
Wang, et al. (2019)①	虚拟实践社区	系统动力学视角	历史数据获取	内在动机(成就需求、归属需求、自我效能);外部动机(工具价值、信息价值、外部奖励);社区动机(归属感、社区身份、社区满意度)
Wang, Lin, Spencer (2019)②	社交商务网站	自我决定理论	问卷调查法	内摄动机、整合动机等
Chen, Baird, Straub (2019)③	在线知识社区	自我决定理论	实验法(二手数据抓取)	投票有用性(收到积极的投票、收到负面的投票);收到的评论
Qin, Liang (2019)④	在线产品创新社区	亲社会行为理论	实验法(二手数据抓取)	同行认可;社区形象动机

---

① Wang J, Zhang R, Hao J X, Chen X. Motivation factors of knowledge collaboration in virtual communities of practice: a perspective from system dynamics [J]. Journal of Knowledge Management, 2019, 23 (3): 466-488.

② Wang X, Lin X, Spencer M K. Exploring the effects of extrinsic motivation on consumer behaviors in social commerce: Revealing consumers' perceptions of social commerce benefits [J]. International Journal of Information Management, 2019, 45: 163-175.

③ Chen L, Baird A, Straub D. Why do participants continue to contribute? [J]. Decision Support Systems, 2019, 118: 21-32.

④ Qin M, Liang S. User recognition mechanism and user contribution behavior in enterprise-hosted online product innovation communities: Based on prosocial behavior theory [J]. Nankai Business Review International, 2019, 10 (1): 17-41.

续表

作者	研究情境	理论基础	研究方法	主要动机
Kujur, Singh (2019) ①	社交网站	/	问卷调查法	内容相关因素（信息寻求、娱乐性）；社会因素（群体规范、社会认同、准社会互动）；感性因素（感知价值、感知可信度）
Kuang, et al. (2019)②	在线知识平台（知乎）	动机理论；公平理论	实验法（二手数据抓取）	财政奖励

因此，国内外学者深度挖掘了在线社区用户贡献行为动机，基于对上述研究的系统性综述，发现较少有研究从信息生态链视角深入探究在线健康社区情境下的用户贡献行为动机。此外，现有研究主要基于问卷调查法进行探究，调查结果主观性较强，较少结合用户实际在线健康社区使用的客观数据。为此，本书旨在基于信息生态链视角探究在线社区用户贡献行为的动机，通过综合采用问卷调查法、在线健康知识社区二手数据，探究不同角色用户对健康知识社区的使用动机，进而探究用户贡献行为动机对在线健康社区使用乃至生理与心理健康状况的影响。

① Kujur F, Singh S. Antecedents of relationship between customer and organization developed through social networking sites [J]. Management Research Review, 2019, 42 (1): 2-24.

② Kuang L, Huang N, Hong Y, Yan Z. Spillover effects of financial incentives on non-incentivized user engagement: Evidence from an online knowledge exchange platform [J]. JMIS, 2019 (1): 289-320.

1.3.4 在线社区用户贡献行为的影响因素研究

用户贡献能助推社区的可持续建设，用户贡献行为可以实现在线社区内容多维生成，并强化用户黏性。对于用户贡献的影响机制的分析，能采取有针对性的策略驱动用户对于在线社区的贡献行为。为此，用户贡献在健康社区中的作用机制得到国内外学者关注，主要涉及贡献内容质量、(持续) 内容贡献的作用机制。本书对用户贡献行为在在线社区中的影响研究结论开展总结，具体如表1-2所示。对于研究情境，既有学者针对专业型的社交问答平台(如知乎等)，也有研究基于社交媒体 (如微博等) 进行研究。此外，研究情境还涵盖视频类网站 (如优酷网等)、网络百科、企业虚拟社区、知识管理系统、开放式创新社区等；对于理论基础，综合交叉传播学、心理学、社会学、行为学、生态学、经济学等多个学科领域的理论。如网络口碑传播 (Online Word of Mouth Communication) 相关理论是传播学、营销学的重要关注领域，基于传播者、传播受众、传播过程、传播媒介等角度来探究网络口碑营销。大五人格特质 (Big Five Personality Traits) 起源于现代心理学，后被广泛运用于用户行为相关研究，包括开放性、严谨性、外向性、宜人性与神经质，用以描述用户的个性与人格。理性行为理论 (Theory of Reasoned Action, TRA) 关注以认知信息为基础的态度的形成过程，主要用于探究用户态度影响其个体行为的机制。社会资本理论 (Social Capital Theory, SCT) 指代用户在某个组织架构中，通过自身所处职位攫取利益等的能力，受到社会学、经济学、政治学以及行为学等多学科的共同关注。而在在线社区用户贡献行为影响因素的相关研究中，社会资本 (或认知、交换) 理论等的应用最为广泛；对于研究方法，问卷调研，辅助以实验法、访谈法等是社区用户贡献研究的主要方法；对于影响因素，可分为用户相关因素 (人格特质、知识贡献自我效能、身份认同、收益回报、内在兴趣等)、平台相关因素 (服务载体、功能服务、激励机制、线下活动等)、环境相关因素 (环境氛围、社会利益、社会身份、社会认同等）等。

表 1-2　在线社区用户贡献行为的影响因素研究

作者	研究情境	理论基础	研究方法	主要影响因素
Hennig-Thurau, et al.（2004）①	在线用户评论平台	电子口碑交流框架	问卷调查法	对社会互动的渴望、对经济激励的渴望、对其他用户的关注、自身价值潜力的增强
Shen，Yu，Khalifa（2010）②	一般性在线社区	社会临场感理论、社会认同理论	问卷调查法	社会认同、认知社会临场感、情感社会临场感、感官社会临场感
樊彩锋，等（2013）③	互动问答平台	社会资本理论、理性行为理论、计划行为理论	问卷调查法	互惠、共同愿景

① Hennig-Thurau T, et al. Electronic word-of-mouth via consumer-opinion platforms [J]. Journal of Interactive Marketing, 2004 (1): 38-52.

② Shen K N, Yu A Y, Khalifa M. Knowledge contribution in virtual communities: Accounting for multiple dimensions of social presence through social identity [J]. Behaviour & Information Technology, 2010, 29 (4): 337-348.

③ 樊彩锋，等. 互动问答平台用户贡献意愿影响因素实证研究 [J]. 信息资源管理学报，2013 (3): 29-39.

续表

作者	研究情境	理论基础	研究方法	主要影响因素
Jin, et al.（2013）①	在线问答社区	期望确认理论	问卷调查法	用户满意度、知识自我效能
黄令贺，朱庆华，沈超（2014）②	网络百科	/	仿真实验法	宣传效应、厌倦效应、疲劳效应、用户影响
Liu, et al.（2014）③	大型公司的虚拟社区	社会资本理论	问卷调查法	社交联系、信任、共同语言、感知信用系统的有效性、感知媒体丰富度的有效性
侯德林，等（2015）④	优酷网	网络口碑传播理论	问卷调查法	服务平台支持、关心他人、社会利益、视频质量、积极自我提升

① Jin X L, et al. Why users keep answering questions in online question answering communities [J]. IJIM, 2013 (1): 93-104.

② 黄令贺，朱庆华，沈超. 基于多智能体的网络百科用户贡献行为的动态特性 [J]. 情报学报，2014，33 (1): 97-112.

③ Liu H, et al. A model for consumer knowledge contribution behavior [J]. Information Technology and Management, 2014 (4): 255-270.

④ 侯德林，赵丽平，张星，等. 网络视频服务用户内容传播行为意愿实证研究 [J]. 管理评论，2015，27 (11): 86-95.

续表

作者	研究情境	理论基础	研究方法	主要影响因素
万莉，等(2015)①	虚拟知识社区	/	问卷调查法	个人因素（知识贡献自我效能）；社区因素（功能服务、激励机制、线下活动）；社会因素（社会身份）
Jin, et al.(2015)②	知乎	社会交换理论、社会认知理论、社会资本理论	实验法	自我呈现、其他成员认知、社会学习机会
盛东方，等(2016)③	一般性在线社区	社会认知理论、社会资本理论	文献综述法	个人因素（特质、动机、认知）；环境维度（虚拟社区、外部组织、通讯和信息条件）
Suh, et al.(2017)④	企业合作社区	可供性理论	问卷调查法	竞争、可回报性、感知享乐价值、成就的可见性

① 万莉，等．虚拟知识社区用户知识贡献行为影响因素研究［J］．情报理论与实践，2015（12）：93-97.

② Jin J, et al. Why users contribute knowledge to online communities［J］. Information & Management, 2015（7）：840-849.

③ 盛东方，等．国外虚拟社区环境下知识分享行为影响因素研究综述［J］．情报科学，2016（9）：166-172.

④ Suh A, et al. How gamification of an enterprise collaboration system increases knowledge contribution［J］. Journal of Knowledge Management, 2017（2）：416-431.

续表

作者	研究情境	理论基础	研究方法	主要影响因素
顾美玲，等(2017)①	开放式创新社区	知识生态视角	DEMATEL方法	知识主体、知识资源、知识环境
杜智涛(2017)②	网络知识社区	社会认知理论、社会资本理论、技术接受模型、动机理论	问卷调查法	个人因素（身份认同、收益回报、内在兴趣、自我效能）；知识因素（知识质量、知识效用）
Hwang, et al. (2018)③	知识管理系统	承诺模型	问卷调查法	知识系统承诺（情感承诺、计算承诺、规范承诺）；信息（信息透明度、信息先动性、信息形式）
Huang, Tafti, Mithas (2018)④	在线知识社区（SAP社区网络—SCN）	/	历时二手数据分析法	平台赞助商投资

① 顾美玲，等．移动环境下开放式创新社区知识协同的影响因素识别与分析［J］. 图书情报工作，2017（13）：99-107.

② 杜智涛．网络知识社区中用户“知识化”行为影响因素［J］. 图书情报知识，2017（2）：105-119.

③ Hwang Y, et al. Knowledge system commitment and knowledge sharing intention［J］. International Journal of Information Management, 2018, 39：220-227.

④ Huang P, Tafti A R, Mithas S. Platform sponsor's investments and user contributions in knowledge communities：The role of knowledge seeding［J］. MIS Quarterly, 2018, 42（1）：213-240.

续表

作者	研究情境	理论基础	研究方法	主要影响因素
Guan, et al. (2018)①	知乎	社会资本理论等	实验法	社会反馈、身份沟通、社会曝光、互惠规范等
张大勇，孙晓晨（2018）②	微博	大五人格理论	实验法、调研法	信息质量、风险安全、声誉地位、感知相似性、人格特质、自我披露
张宝生，等(2018)③	在线问答社区	/	访谈法、扎根理论法	平台服务端因素（服务载体）、知识需求端因素（提问用户）、社区环境端因素（环境氛围）、知识供给端因素（回答用户）
Zhang, et al. (2019)④	维基	信息处理视角、特征激活理论	问卷调查法	个体层次认知动机、团队级任务反思

① Guan T, et al. Knowledge contribution behavior in online Q&A communities [J]. Computers in Human Behavior, 2018, 81: 137-147.

② 张大勇，孙晓晨．社交网络用户信息贡献行为影响因素分析［J］．情报科学，2018，36（2）：95-100.

③ 张宝生，等．基于扎根理论的社会化问答社区用户知识贡献行为意向影响因素研究［J］．情报学报，2018（10）：1034-1045.

④ Zhang X, Fang Y, He W, Zhang Y X, Liu X M. Epistemic motivation, task reflexivity, and knowledge contribution behavior on team wikis: A cross-level moderation model [J]. JASIST, 2019, 70 (5): 448-461.

续表

作者	研究情境	理论基础	研究方法	主要影响因素
张敏，等（2019）①	社交学习社区	社会认知理论、心理所有权理论、社会交换理论	问卷访谈法	利己贡献意愿（预期收益、预期成本）、利众贡献意愿（社会认同、行为规范）

基于以上分析，虽然国内外对在线社区用户贡献行为的研究不断取得进展，但现有研究鲜有立足于信息生态链理论，论证作用于用户贡献在线社区的因素。另外，当前研究亦较少探究作用于用户贡献在线健康社区的因素。根据当前研究角度，采取信息生态链理论，研究对象选取为在线健康社区环境中的用户贡献行为，本书旨在从用户、平台与社会的生态链视角系统性地探究在线健康社区情景下用户贡献行为的影响因素。

1.3.5 国内外研究总结及述评

由上述国内外相关研究现状可知，基于信息生态链理论以及用户贡献的相关理论，国内外学者面向不同的研究情境并围绕各类主题进行了广泛的探究，得出了大量有价值的研究成果，形成了鲜明的研究体系，使得信息生态链理论、在线社区用户贡献行为得到深度分析。通过总结与归纳，现有国内外相关研究存在如下不足：

①虽然在线健康社区用户行为相关研究大量探讨了各类健康信息行为，包括用户采纳行为、健康信息分享行为、健康信息搜寻行为、健康信息求助行为等，但是对于在线健康社区中的用户贡献行为仍然缺乏关注。

① 张敏，薛云霄，夏宇，张艳．“利己—利众”分析框架下社交学习社区用户知识贡献行为的形成路径［J/OL］．［2019-10-18］．情报理论与实践．http：//kns. cnki. net/kcms/detail/11. 1762. g3. 20190412. 1316. 004. html.

②虽然国内外信息生态链理论已被用于研究多个领域，涉及信息生态系统、云计算与大数据、移动图书馆以及社交媒体，但是较少被用于探究在线健康信息生态，即在线健康社区。

③现有研究缺乏对于在线健康知识社区情境下用户贡献行为的动机与其他影响因素研究。而且鲜有基于信息生态链视角关注在线健康知识社区的用户贡献行为的动因，以及其对于用户社区参与乃至生理与心理健康状况的影响作用。对于在线健康知识社区整个信息生态链而言，探究用户贡献行为的动机，从而促进用户社区参与，加快在线健康知识社区的演进，进而对用户生理与心理健康状况的改善起到一定的积极作用。

为此，基于现有研究的不足之处，本书通过明确用户贡献行为动机，立足于信息生态链角度探究在线健康知识社区中的用户贡献，分析其行为特征与规律，以期进一步丰富与完善图书情报领域健康信息学的实践、理论架构，有效实现用户行为、在线健康社区研究的结合，促进在线健康社区的可持续发展并优化用户健康信息行为。

1.4 研究框架

为完善当前研究存在的不足之处，全书基于信息生态链视角，主要分为 8 个章节进行研究。

(1) 前言

前言板块分析本书中的选题情境、研究意义，特别关注当前有关信息生态链、在线健康社区用户行为、在线社区用户贡献行为的影响因素与动机的研究，通过文献检索系统梳理相关研究视角、技术路线、研究方法、数据获取以及研究结论等内容。面向在线健康知识社区，立足于剖析用户行为研究、实践演进状况，并开展有针对性的述评，提出并明确本书的主要研究内容、方法、创新点等。此外，基于在线健康知识社区的情境，明确本研究的理论基础，主要完成信息生态系统理论的嫁接与迁移，并撰写相关章节内容。

（2）在线健康知识社区情境下信息生态链理论基础

面向信息生态链，探讨在线健康知识社区结构成分，涉及社区中的信息人、信息、信息平台以及信息政策环境；基于明确在线健康知识社区组成成分，论证在线健康知识社区构成成分、信息服务间交互作用。首先分析用户—用户网络结构、用户—平台网络结构，以及信息环境对于信息传播网络的影响；在此基础上，明晰组成要素的网络结构与社区的知识服务间的关联，继而探讨在线健康知识社区的用户服务原则。通过厘清交互作用机理，以实现交互作用下的社区生态链价值创造，涵盖交互作用下的社区生态链共生发展机理与价值共创机制。

（3）信息生态链视角下的用户贡献行为特征与规律

立足于上一章论证的在线健康知识社区信息生态组成，探究社区中用户贡献行为特征，包括不同角色的用户贡献行为特征；在此基础上，探究在线健康知识社区中用户贡献行为的规律，包括信息生态链组成要素间的合作与竞争行为；进而总结归纳不同角色用户行为特征、规律，面向在线健康知识社区进而设计行为特征与规律框架。

（4）信息生态链视角下在线健康知识社区用户贡献行为动机

在明晰在线健康知识社区中用户贡献行为特征与规律基础上，探究用户在线健康知识社区的贡献动机，包括基于角色分类的贡献动机区分、设定，以明晰在线健康知识社区不同角色的用户动机。立足于界定用户在线健康知识社区使用动机的理论基础、概念，面向在线健康知识社区，对于不同类别用户贡献行为的具体动机进行明晰和划分。同时，通过对相关动机模型进行梳理，以构建健康信息生态链视角下的用户贡献行为动机模型。

（5）不同维度动机对在线健康知识社区用户贡献行为的影响

面向在线健康知识社区，基于阐明用户贡献动机，综合社区二手数据与用户问卷数据，从用户、平台与社会视角系统性地探究作用于用户在线健康社区贡献的变量。涉及用户动机，论证健康知识社区成员、自我心理状况、贡献行为成效对知识社区用户贡献的作用关系。涉及社区动机，探究社区功能、服务与制度对于在线健康知识社区用户贡献的影响。关于社会动机，探究社会利益、身份与认同对于在线健康知识社区用户贡献的影响。

（6）基于在线健康知识社区贡献行为的用户自我健康促进

基于用户、平台与社会相关动机对于在线健康知识社区中用户贡献的影响，基于自我调节理论（Self-Regulated Theory，SRT）探究用户—社区交互下的用户自我健康调节能力与行为，进而分析用户自我健康调节能力与行为对其健康成效的作用，用户健康状况涵盖心理健康与生理健康两方面。

（7）基于用户贡献行为的在线健康知识社区服务优化

立足于上述研究结论，探究用户贡献行为对在线健康知识社区服务的优化举措。首先，基于用户贡献行为开展健康知识社区的现有服务内容分析和服务体系测评；其次，针对不同在线健康知识社区的用户贡献行为进行比较分析，涉及平台差异下用户贡献行为特征分析、平台差异下用户贡献活跃度比较；进而基于用户贡献行为对在线健康知识社区的服务模式进行优化，涉及基于行为特征与规律的用户行为调节、基于用户贡献行为的社区信息推荐、基于用户贡献行为的社区服务调节；最后，分析基于用户贡献行为的健康知识社区服务优化策略，涵盖基于用户贡献行为的服务内容拓展、服务模式重构与服务管理推进。

（8）总结与展望

对上述研究成果进行总结归纳，在探讨本书研究的不足之处的基础上，对未来研究进行展望。具体而言，本书研究框架如图 1-3 所示。

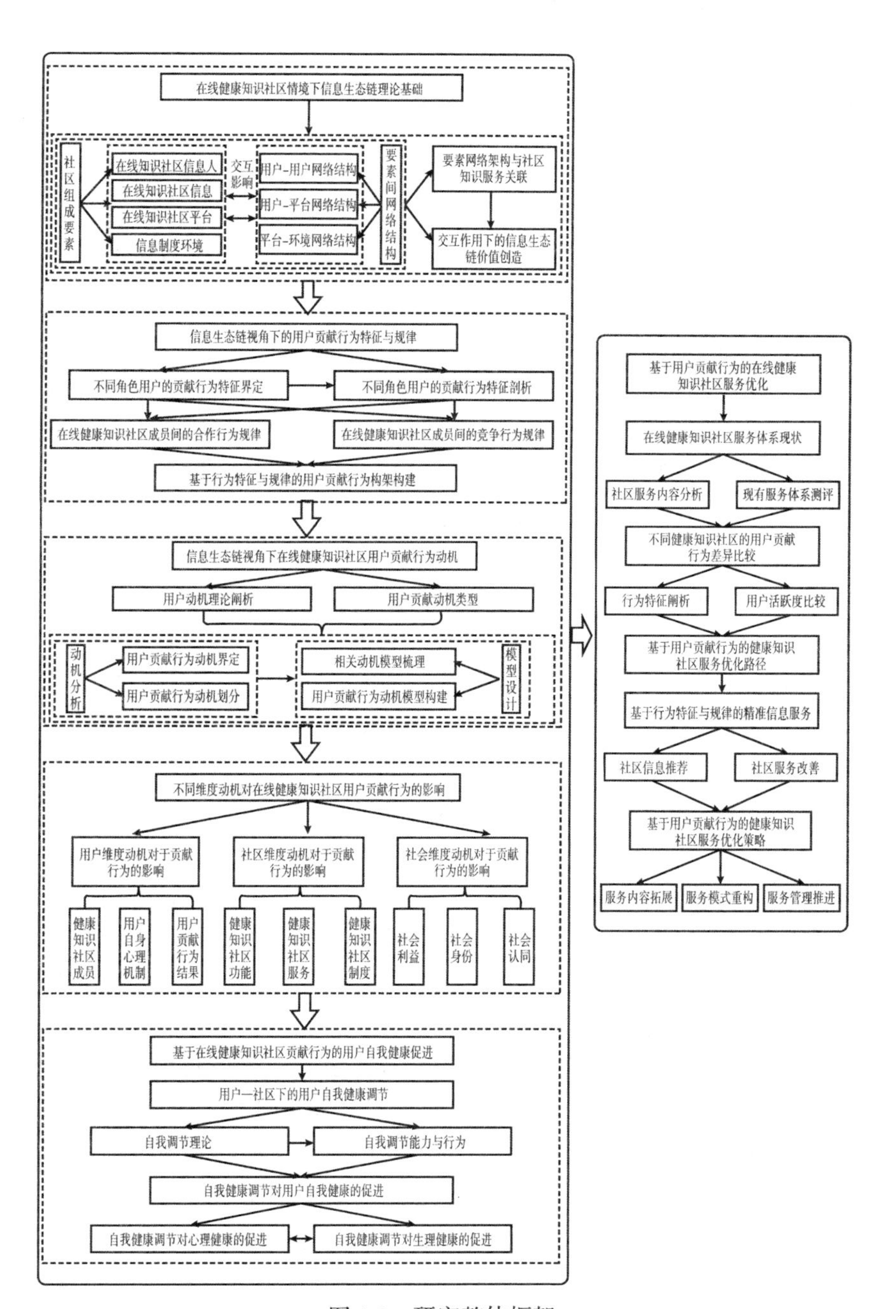

在线健康知识社区情境下信息生态链理论基础
社区组成要素
在线知识社区信息人
在线知识社区信息
在线知识社区平台
信息制度环境
交互影响
用户-用户网络结构
用户-平台网络结构
平台-环境网络结构
要素间网络结构
要素网络架构与社区知识服务关联
交互作用下的信息生态链价值创造
信息生态链视角下的用户贡献行为特征与规律
不同角色用户的贡献行为特征界定
不同角色用户的贡献行为特征剖析
在线健康知识社区成员间的合作行为规律
在线健康知识社区成员间的竞争行为规律
基于行为特征与规律的用户贡献行为构架构建
信息生态链视角下在线健康知识社区用户贡献行为动机
用户动机理论阐析
用户贡献动机类型
动机分析
用户贡献行为动机界定
用户贡献行为动机划分
相关动机模型梳理
用户贡献行为动机模型构建
模型设计
不同维度动机对在线健康知识社区用户贡献行为的影响
用户维度动机对于贡献行为的影响
社区维度动机对于贡献行为的影响
社会维度动机对于贡献行为的影响
健康知识社区成员
用户自身心理机制
用户贡献行为结果
健康知识社区功能
健康知识社区服务
健康知识社区制度
社会利益
社会身份
社会认同
基于在线健康知识社区贡献行为的用户自我健康促进
用户—社区下的用户自我健康调节
自我调节理论
自我调节能力与行为
自我健康调节对用户自我健康的促进
自我健康调节对心理健康的促进
自我健康调节对生理健康的促进
基于用户贡献行为的在线健康知识社区服务优化
在线健康知识社区服务体系现状
社区服务内容分析
现有服务体系测评
不同健康知识社区的用户贡献行为差异比较
行为特征阐析
用户活跃度比较
基于用户贡献行为的健康知识社区服务优化路径
基于行为特征与规律的精准信息服务
社区信息推荐
社区服务改善
基于用户贡献行为的健康知识社区服务优化策略
服务内容拓展
服务模式重构
服务管理推进

图 1-3　研究整体框架

1.5 研究实施

本书研究方法涉及图书情报学、用户行为学、社会学、计算机科学等学科，通过结合用户的主观与客观数据，进行信息生态链视角下在线健康知识社区用户贡献行为研究，根据具体研究情境主要采用如下研究方法：

①**文献述评法**。在收集国内外在线健康知识社区相关研究文献的基础上，对研究资料进行分析与归纳，辨析文献的研究方向与视角，追踪用户健康信息行为领域的最新研究进展，把握研究的发展动态与前沿热点。在此基础上，总结先前研究成果及不足之处，研判研究趋势以开展本书研究。

②**问卷调查法**。采用问卷调查的途径，通过借鉴先前实证研究中的测量量表，构建本项目中问卷的测量量表，问卷内容涉及在线健康知识社区质量、用户贡献行为、自我调节能力与行为、生理与心理健康等。在对用户人口统计学特征进行采集的基础上，对预先设定的各潜变量进行测量。初步完成问卷设计后，对部分用户进行预调研，对数据结果进行信度和效度检验，在信度、效度指标均达到满意结果后，选取有代表性的在线健康知识社区，通过抽样调查选取特定数量的在线健康知识社区用户，分发问卷进行调查。

③**案例分析法**。案例分析方法是指在案例分析中按各章节研究目标进行国内外在线健康知识社区相关案例的搜集，在面对现实的社区与用户方面问题的解决中提炼案例分析结果。在线健康知识社区服务的推进必须基于政府层面健康社区发展政策以及社区发展现状，因此对运动健康类、健康管理类、问诊咨询类、预约挂号类、疾病管理类在线健康知识社区，选取典型案例进行多角度研究，通过凝练理论成果，推进成果在在线健康知识社区服务层面的应用。

④**内容分析法**。选取有代表性的在线健康知识社区，对在线健康知识社区中生成的用户贡献行为数据进行抓取，从而对在线健康知识社区的二手数据进行分析。具体而言，结合在线健康知识社区

的平台数据，根据社区中的用户生成数据，分析用户贡献行为的差异，对用户在在线健康知识社区中的角色进行分层，为用户贡献行为特征与规律探究提供基础。

⑤**结构方程模型**。通过借鉴用户贡献行为理论研究成果，分析、识别用户贡献行为的前置动因，提出作用于用户贡献因素的假设，设计社区质量—贡献行为—生理与心理健康成效间关联的因果关系模型。对于影响用户贡献行为的前置动因（如在线健康知识社区平台的信息质量、系统质量与服务质量等）、用户生理与心理健康等潜变量，借鉴现有相关量表对各潜变量进行测量，基于路径系数、外部模型载荷、直接/间接效应等，分析各自变量对因变量的作用以及自变量之间的相互关系，验证因果关系模型是否成立，进而揭示用户贡献行为的特征及规律。

2 在线健康知识社区情境下信息生态链理论基础

在上述文献综述的基础上，本书发现随着在线社区的不断演化与发展，用户、信息、制度环境持续相互作用，发展为独具特色的信息生态链结构。对于在线健康知识社区亦是如此，健康信息用户、健康信息平台、健康信息制度环境之间不断交互影响，基于在线健康知识社区提供的社交功能、健康问答等服务进行健康信息交互，发展并演化为健康信息生态链。通过阐析在线健康知识社区情境下信息生态链理论基础，明晰在线健康知识社区信息生态链组成要素，能够为明晰在线健康知识社区情境下的用户贡献行为提供基础。

2.1 在线健康知识社区的信息生态链组成要素

信息人、信息、制度环境等构成了健康信息生态链的主要成分。其中，信息人作为健康信息生态链的主体，指代生态链节点，涉及信息交互主体、群组或组织等，本书主要关注在线健康知识社区用户，即各类信息人；信息作为信息生态链中流动的资源，指代信息本体，涉及信息内容与信息载体，能够在各类信息人间起到衔接作用；信息政策环境作为在线健康知识社区调控平台信息活动的准则及规范，是指在线健康知识社区为实现健康信息流转、信息资源共享等目标而制定的行动标准。对于在线健康知识社区中信息生态链组成要素的明确，有助于基于信息生态链视角提升用户贡献行为的积极性。

2.1.1 在线健康知识社区中的信息人

在健康信息生态链中，根据用户在在线健康知识社区中的角色差异与职能划分，主要可以区分为信息生产者、组织者、消费者、分解者、传递者与监管者。

（1）信息生产者。作为信息流转起始端，健康信息交由信息生产者逐渐传递给其他节点。对于在线健康知识社区，由于其他信息人（如信息组织者、信息消费者、信息分解者等）对于信息生产者的关注，信息生产者并非能够完全决定健康信息流的流转路径，仅能部分决定信息生态链中健康信息流的流转路径。传统健康信息生产者主要包括医务从业人员、医疗机构、医学信息研究所等。区别于传统信息生产者，在在线健康知识社区情境下，健康信息呈现出时序性、多维性、异质性、冗余性、不完整性等特征。在线健康知识社区用户已作为健康信息生产者，不断创造着用户生成内容（User Generated Content，UGC）。用户在社区中创作健康相关的文章、图片、语音或视频等内容，为在线健康知识社区生产并贡献着健康信息。

（2）信息组织者。与信息生产者一样，在线健康知识社区中的信息组织者同样拥有举足轻重的地位，其对于社区用户的健康知识系统构建具有积极意义。① 作为信息生态链的核心要素，缺乏信息组织的过程，用户便不能高效地开展信息搜寻与利用。对于在线健康知识社区情境，社区中的信息主要由平台和用户两方面提供，因此信息组织者主要包含平台与用户。对于平台，主要通过对用户

① 胡立耘．信息组织者主体性的失落与重构［J］．图书馆杂志，2005，24（9）：9-12.

需求进行识别，包含用户行为偏好、用户态度偏好、用户动机差异等，以实现面向用户需求的健康信息资源体系构建，为用户提供更专业化的健康信息。对于用户，用户会对在线健康知识社区中的现有知识进行重组与序化，以可读性和易用性更强的模式呈现健康信息。

（3）信息传递者。信息传递者是健康信息生态链中的信息传递过程中的重要一环，其主要利用在线社区传播消费者所需信息。在线健康知识社区的信息传播流程越优化，健康信息传播的效率越高。随着“互联网+医疗健康”情境下信息生态链中信息内容与用户量的显著提升，用户和信息流间关系、用户与用户间关系的复杂度日趋提升。而信息传递者通过转载、分享等信息行为，有效促进了不同主题类型的健康信息在用户之间的流动，显著提升了健康信息的可见度与可用性。此外，对于信息传递有多种模式，首先是单向传递，即由信息传递者将信息生产者制造的健康信息传递给信息消费者等用户，以满足信息消费者等用户的信息需求，并消除其对于信息的不确定性；其次是双向传递，这也是在线健康知识社区中最为常见的信息传递模式，信息传递者与信息接收者互相向对方传递信息，其中信息传递者亦是信息接收者，而信息接收者亦是信息传递者。信息双向传递的模式极大程度上破除了信息传递者与其他用户之间的藩篱，使得信息能够在知识社区中得以循环传播，最终使得信息的利用率得以显著提升。

（4）信息消费者。作为健康信息生态链的关键节点，信息消费者会在两个方面发挥着核心作用。首先，信息消费者会积极主动进行信息接收，并将接收到的健康信息进行分解与吸收。信息消费者此时在一定程度上发挥着信息分解者的作用。其次，信息消费者作为健康信息生态链的传播出发节点，会对获取的健康信息进行分析并生成出新的健康信息，进而进一步对健康信息进行传播。信息消费者在此时发挥着信息传递者的作用。① 在信息生产者、信息组

① 刘月学．图书馆信息服务生态链构成要素与形成机理研究［J］．图书馆，2017（6）：53-59.

织者呈现出多元化发展的趋势下，信息消费者亦表现出多元化发展的特征，其是健康信息生态链的终点。对于信息消费者，在线健康知识社区用户必然是平台中最主要的信息消费者。但是随着健康信息消费市场的不断细分，在线健康知识社区为了面向用户提供增值的个性化服务，在不违背用户个人信息/隐私保护政策的基础上，会开展与第三方信息服务机构的合作，深度挖掘用户发布的各类信息。① 本书主要关注用户层面的信息消费者。

（5）信息分解者。信息分解者在健康信息生态链中主要采用特定的信息组织技术，对于信息消费者所需健康信息开展序化处理，其中健康信息序化处理的成效和信息组织技术息息相关。在健康信息生态链信息传播路径中，信息分解者能够将在线健康知识社区中的各类健康信息附上标签，进而归类到不同的健康信息主题中，以此为健康信息组织中的信息流动提供基础。健康信息在各类不同健康主题中传播并最终生成信息流。信息分解者在对健康信息进行标注与注释的过程中，不仅可提升健康信息可用性，也可为健康信息生态链增添了大量信息，有效促进了在线健康知识社区中不同主题信息内容区分度的增加、类似或者相同主题信息内容的融合。

（6）信息监管者。在线健康知识社区情境下的信息监管者主要指代针对用户各类信息交互活动进行监管和核查的个人或/与职能部门。在宏观层面上，政府职能部门会对网络健康信息服务开展监管，例如我国的国家互联网信息办公室（Cyberspace Administration of China，CAC）、中共中央网络安全和信息化委员会办公室（Office of the Central Cyberspace Affairs Commission，OCCAC）以及美国联邦通信委员会（Federal Communications Commission，FCC）、澳大利亚传播和媒体管理局（Australian Communications and Media Authority，ACMA）等。在微观层面上，包含在线健康知识社区在内的信息服务商也具备健康信息保护的职责，主要涉及健康信息数据保障体系

① 范昊，王贺，付少雄，何建平．国内外社交媒体个人信息保护政策研究及启示［J］．现代情报，2019，39（10）：136-144.

的构建、用户个人信息的保护等。具体而言，对在线健康知识社区中的健康信息主题、用户个人健康信息访问（如健康信息的采集、保存、共享、披露、利用等）等进行规范。①

2.1.2 在线健康知识社区中的信息

对于在线健康知识社区中的信息生态链，健康信息的流转是其形成与发展的前提条件之一。由于信息在健康知识社区中的流转，健康信息得以从信息生态链的一个节点传递到其他节点，健康信息生态链才能逐步形成。在线健康知识社区通过实现用户与用户间、用户与平台间的信息流转，从而实现了用户间关联的构建，并有效提升了用户对于在线健康知识社区平台的依附性。在此基础上，促进在线健康知识社区中健康信息资源的共享及利用，进而最终提升社区的在线健康信息服务效率。在线健康知识社区中的信息主要涵盖信息内容和信息载体两个层面。

（1）信息内容。根据在线健康知识社区类别的差异，其涉及的主要健康信息类别也具有差异性。结合艾媒咨询（iiMedia Research）《中国移动医疗健康市场研究报告》②，当前市场上主要的在线健康知识社区中的信息内容主要可分为如下5个类别：运动健康、健康管理、问诊咨询、预约挂号、疾病管理。③ 其中运动健康类在线健康知识社区的健康信息内容主要涵盖运动课程、运动文章、运动视频、运动监测、饮食指南、运动装备等方面的健康信息；健康管理类在线健康知识社区的健康信息内容主要涵盖身体健

① 全国信息安全标委会. 国家标准GB/T35273-2017《信息安全技术 个人信息安全规范》[EB/OL]. [2019-09-11]. http://www.chinamfi.net/news_mes.aspx?type=16&id=63014.

② 艾媒咨询. 医疗行业数据分析：2021年中国移动医疗用户规模预计达6.9亿人[EB/OL]. [2022-08-19]. https://www.iimedia.cn/c1061/82107.html.

③ 付少雄，赵安琪. 健康APP用户隐私保护政策调查分析——以《信息安全技术 个人信息安全规范》为框架[J]. 图书馆论坛，2019.

康各类数据的监测与记录（如体重管理、心率检测、血压监测、睡眠分析、身体指标记录等）；问诊咨询类在线健康知识社区的健康信息内容主要指代用户可通过线上私人医生进行问诊咨询以获取所需健康信息；疾病管理类在线健康知识社区的健康信息内容主要指代特定疾病（如糖尿病、心脑血管疾病、慢性呼吸系统疾病等）的预防、特征、症状、诊断、检查、治疗、康复等有关的健康信息；预约挂号类在线健康知识社区的健康信息内容主要涵盖医疗专家的个人简历、出诊时间表、所属科室、擅长疾病、预约挂号电话、就诊评价等方面的健康信息。

（2）信息载体。信息载体是指健康信息生态链中传播健康信息的媒介，是健康信息得以附载的网络媒介，也是健康信息得以记录、传递、累积与存储的数字化实体。对于在线健康知识社区，主要可分为两种类型：一是用户记录与传递健康信息的文字、音频、图片与视频等。各类健康类文章、图解与课程视频等实现了健康信息在平台内部的多渠道传播；二是用于累积与存储健康信息的在线健康知识社区信息平台。由于在线健康知识社区信息平台在健康信息生态链中的重要性，本书将在 2.1.3 节中专门对在线健康知识社区信息平台进行论述。

2.1.3 在线健康知识社区信息平台

“互联网+健康医疗”的模式变革深刻着公众的健康信息行为习惯，由于在健康信息供给、传播、咨询以及利用等方面具备效益与成本优势，在线健康知识社区相较于线下健康信息的获取与利用模式具有优势，日益成为获取健康信息服务的最常见途径。① 当前我国移动健康医疗市场迅猛发展，2020 年中国移动医疗健康市场规模达到 544.7 亿元，预计已在 2021 年突破 635.5 亿元。此外，2020 年中国移动医疗用户规模达到 6.6 亿人，2021 年预计已达

① 钱明辉，徐志轩，王珊．基于用户参与的在线健康平台信息服务质量研究［J］. 2019，38（2）：132-142.

6.9 亿人。① 伴随着用户通过在线健康知识社区进行健康信息搜寻习惯的培养，移动健康医疗的市场体量将得到进一步的扩大。当前市场上主要的在线健康知识社区根据内容可划分为如下 5 个类别：运动健康（如 Keep、悦动圈、小米运动、咕咚运动等）、健康管理（如妙健康、美柚、薄荷健康、有品等）、问诊咨询（如春雨医生、好大夫在线、平安好医生、健康之路等）、预约挂号（如微医、健康 160、趣医院、翼健康等）、疾病管理（如微糖、抗癌卫士、高血压大夫、肝友汇等）。②

在线健康知识社区主要涵盖智慧服务层（即用户中心、用户服务端、健康信息后台管理中心等）、业务处理层（即健康信息咨询、健康服务定制、订单核算等）、信息管理层（即健康信息暂缓存储层、健康信息持久存储层等）、外部接口层（即健康信息组织、健康信息清洗、健康信息聚合等）、数据分析层（即健康决策支持、健康需求分析、健康信息智能推荐等）。③

在线健康知识社区信息平台是整个健康信息生态链得以存在的基础，其中健康信息在在线健康知识社区的内部流动并流转于整个健康信息生态链中，是在线健康知识社区中各个构成要素间相互关联的中介。信息人聚集在在线健康知识社区内进行健康信息的检索、获取、分享与利用。而在线健康知识社区既是微观层面的在线健康知识社区平台政策的制定者，也是宏观层面政府健康信息政策所实施的对象。本章主要关注在线健康知识社区信息平台特征与属性，以及其对健康信息生态链中信息、信息人、信息政策的影响，着重于分析社区平台如何与生态链要素开展交互，从而作用于信息搜寻行为。

① 比达咨询. 2019 第一季度移动医疗报告 [EB/OL]. [2019-11-09]. http://www.bigdata-research.cn/content/201905/964.html.

② 付少雄，赵安琪. 健康 APP 用户隐私保护政策调查分析——以《信息安全技术 个人信息安全规范》为框架 [J]. 图书馆论坛，2019.

③ 冉从敬，宋凯，何梦婷，赵倩蓉. 知识产权生态链下的高校知识产权信息服务平台构建 [J/OL]. [2019-11-09]. 图书馆论坛. http://kns.cnki.net/kcms/detail/44.1306.G2.20191022.1607.002.html.

2.1.4 在线健康信息政策环境

信息政策指代为协调信息化情境下出现的用户安全及权益问题，促进信息活动的动态和谐发展而实施的信息产品与资源有关的制造、流转、运用、分配及推动与促进信息生态链发展的系列原则、规划、指南和举措等。① 信息政策为信息人间的信息交互创造了条件并提供着制度保障。在线健康信息制度环境主要涵盖宏观层面的政府健康信息政策、微观层面的在线健康知识社区平台政策。

对于宏观层面的政府健康信息政策，旨在推动“健康中国”战略，开展我国“互联网+医疗健康”的健康信息服务模式。①基于管理视角，国家会依据健康战略制定健康信息产业发展有关的措施、规划、方针以及行动指南等，如 2016 年 10 月中共中央、国务院颁布施行的《“健康中国 2030”规划纲要》、2018 年 4 月国务院办公厅颁布实施的《关于促进“互联网+医疗健康”发展的意见》、2022 年 5 月国务院办公厅印发的《“十四五”国民健康规划》等；②基于决策视角，信息政策指代政府部门为有效实现健康信息资源共建共享、健康信息有序流通利用、健康信息无障碍标准体系构建等目标而制定的有关规范，如国家卫生健康委统计信息中心开展的 2019 年度国家医疗健康信息互联互通标准化建设、国家卫生计生委制定实施的《远程医疗信息系统技术规范》；③基于信息活动视角，健康信息政策是对社会层面健康信息活动进行调控的准则及标准，如 2019 年 7 月国务院办公厅印发实施的《国务院关于实施健康中国行动的意见》《健康中国行动（2019—2030 年）》提出发挥健康信息平台对于健康知识传播的正面的、科学的、积极的、准备的作用，提升用户对于健康信息的主动获取、理解、识别与运用

① 马海群，冯畅．基于 S-CAD 方法的国家信息政策评估研究［J］．情报学报，2018，37（10）：1060-1076.

的能力①；健康中国行动推进委员会 2022 年 2 月还印发《健康中国行动 2021—2022 年考核实施方案》，从健康水平、健康生活、健康服务、健康保障、健康环境五个维度开展考评。尽管国家健康信息政策具有不同层面的内涵，但是其目的与成效是一致的，即对线上与线下健康信息进行规范，以促进健康信息的利用。国家相关健康信息政策对于在线健康知识社区的信息生态链发展具有重要影响。

对于微观层面的在线健康知识社区平台政策，主要涵盖用户协议、用户隐私保护政策②、社区公约、社区规范等。①用户协议主要涉及产品与服务的介绍、内嵌电商服务、知识产权声明、应用程序使用规范、免责声明、服务/产品的变更、广告、适用法律、争议解决方式以及用户的账号、密码和安全性（即注册资格、账户昵称设置、注册和账户、用户注销等）等。用户协议的目的是为了帮助用户更好地运用在线健康知识社区中提供的服务与产品；②用户隐私保护政策指代应用程序服务商为实现用户隐私保障而设计的权利、义务以及职责划分相关的规则。③ 在线健康知识社区或将隐私保护政策纳入“网络服务协议”“APP 服务及许可协议”等用户服务协议之中，如春雨医生、好大夫在线、高血压大夫等，或单独设置隐私保护政策，如 Keep 的《隐私政策》、小米运动的《隐私政策》、薄荷健康《隐私协议》。在线健康知识社区中的隐私权政策旨在帮助用户明晰服务商如何采集与利用用户个人信息，以及用户可以如何进行用户个人信息的更新、管理、导出和删除；③社区公约主要包含用户需要严格遵守的规则、供用户参考的使用提议。用户需要严格遵守的规则主要涉及用户动态或文章的发布规范、评论内容规范、个人观点与意见发布规范、昵称和头像设置规

① 健康中国行动推进委员会．健康中国行动（2019—2030 年）［EB/OL］.［2021-10-28］. http：//www. gov. cn/xinwen/2019-07/15/content_5409694. htm.

② 付少雄，赵安琪．健康 APP 用户隐私保护政策调查分析——以《信息安全技术 个人信息安全规范》为框架［J］. 图书馆论坛，2019.

③ 朱侯，张明鑫，路永和．社交媒体用户隐私政策阅读意愿实证研究［J］. 情报学报，2018（4）：362-371.

范、图片隐私权和知识产权规范等。供用户参考的使用提议主要包含对于用户动态和文章发布、评论内容等方面的建议。社区公约的制定主要是倡导和营造活跃愉快的在线健康知识社区，部分健康应用程序强调如果用户违反社区公约，会按照《社区管理规范》进行相关处罚；④社区规范主要涉及违规行为的界定、违规行为的处理流程等。其中违规行为的界定涵盖违反法律法规的行为、违反民族优良文化传统的行为（如淫秽色情信息、暴力血腥信息、违规违禁信息等）、危害国家政治稳定和安全的行为、侵害公民利益权利的行为、恶意行为（如发布干扰在线健康社区秩序的信息、影响在线健康知识社区运营安全的行为、影响其他用户体验的行为）、不友善行为（如不尊重在线健康知识社区用户及其所贡献内容的行为）、垃圾信息发布（以营利为目的，发布影响用户体验、扰乱在线健康知识社区秩序的信息或相关行为）等。处理流程涵盖对用户账号的警告、禁言、永久封禁等，主要通过用户举报与主动发现两种模式进行违规行为发现。微观层面的在线健康知识社区平台政策的主要目的是为了营造专业的健康信息生态，并积极维护健康信息共享与利用的良好氛围，为用户的社区贡献行为提供支撑。

2.2 社区组成要素与知识服务的交互作用

在线健康知识社区为用户提供了以信息交互为主体的交流与沟通渠道，为不同信息搜寻和分享动机的用户群体提供交互平台。用户群体根据各自差异化的信息搜寻和分享动机开展信息交互，从而发展出特色鲜明的在线健康知识社区信息生态链。在先前网络信息生态链模型的基础上，本书构建了在线健康知识社区信息生态链模型，具体如图 2-1 所示①。在在线健康知识社区环境下，信息生态链链式结构有效体现了特定情境下多类用户群体间构成的链式信息

① 齐云飞，朱玥，朱庆华．信息生态链视角下社会化问答用户的信息交互行为研究［J］. 情报理论与实践，2018（12）：5-11.

交互模式，涵盖了信息人、信息、信息平台以及信息环境4类关键要素。因为不同的信息节点对于信息的影响具有差异性，所以延伸出的信息传递路径也有所区别，例如“信息生产者—信息消费者—信息传递者—信息分解者”“信息生产者—信息传递者—信息组织者—信息消费者—信息分解者”。① 明确社区组成要素与知识服务的交互作用能为理解在线健康知识社区用户贡献行为提供支撑。

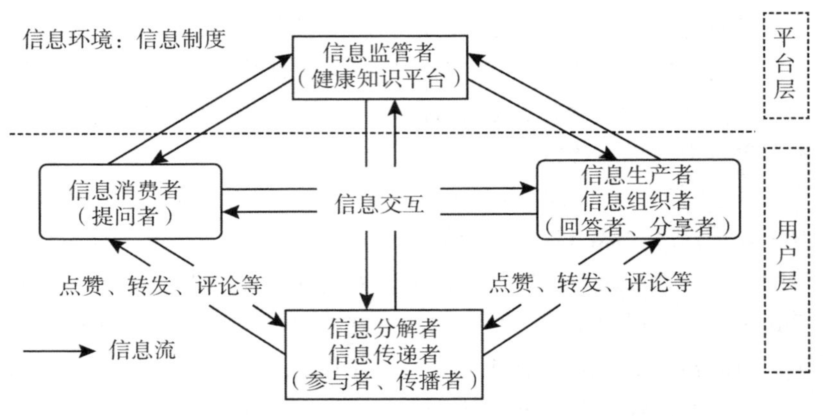

图 2-1　在线健康知识社区信息生态链模型

2.2.1　在线健康知识社区组成要素间的网络结构

“互联网+医疗健康”的健康信息服务模式的开展推动了健康信息的碎片化分布与指数级增长，这也提升了实用健康信息的利用难度。以“健康知识”为核心的在线健康知识社区的发展为用户健康信息的有效获取提供了可能，在线健康知识社区以健康知识的信息活动为导向，旨在推动包含用户—用户、用户—平台、平台—环境在内的整个健康信息生态链内的信息交互。用户借助在线健康

① 刘月学．图书馆信息服务生态链构成要素与形成机理研究［J］．图书馆，2017（6）：53-59.

知识社区平台进行信息交互、协作和分享等贡献行为，这对于知识视角下的健康信息资源的价值创造与健康服务质量的保障具有关键意义。网络结构的探究能够有效促进用户之间的交互关系，推动用户、平台、环境间的三边互动，进而实现用户、健康信息资源、健康信息平台之间信息通路的建设，最终为健康信息服务模式的优化以及用户贡献行为的促进提供基础。①

（1）用户—用户网络结构

在线健康知识社区中的用户是健康信息生态链中信息人的反映，其贡献行为受到用户—用户间关系网络结构的影响。② 在线健康信息服务中提供的各类信息功能（如订阅、关注、转发、评论、点赞以及标签添加等）为用户—用户间网络结构的构建提供了基础，并衍生出以用户关系链为基础形成的复杂信息生态链。在线健康知识社区信息流转助推了不同角色信息人间的交互，促进了信息流内部上下端的互动交流，同时也聚集了健康信息需求类似的用户，形成了健康信息服务中的用户—用户间的网络关系结构。本书根据在线健康知识社区中用户关注与被关注关系，绘制了在线健康知识社区中用户—用户间关系聚类图，如图 2-2 所示。

在线健康知识社区中用户与用户间互相制约与影响，以达成用户间稳定的相对平衡的状态，从而构建了庞大的社群关系网络。根据网络结构中的连通性、循环、互惠性、弧等多维参数，在线健康信息生态链中用户—用户间具体的网络结构及其意义如表 2-1 所示。本书从信息生态链自组织与信息人属性两个视角探究健康信息生态链中用户—用户间具体网络结构的形成过程。其中信息生态链自组织是在线社区中典型社会网络化特征，表示社会网络中用户—用户间部分网络结构的存在推动了其他网络结构的生成。而用户

① 邓胜利．新一代互联网环境下网络用户信息交互行为［M］. 北京：中国社会科学出版社，2014.

② 王文秀，陈果，岑咏华．面向网络社区知识交流与共享的用户关系图谱构建与可视化研究［J］. 情报科学，2017，35（11）：57-62.

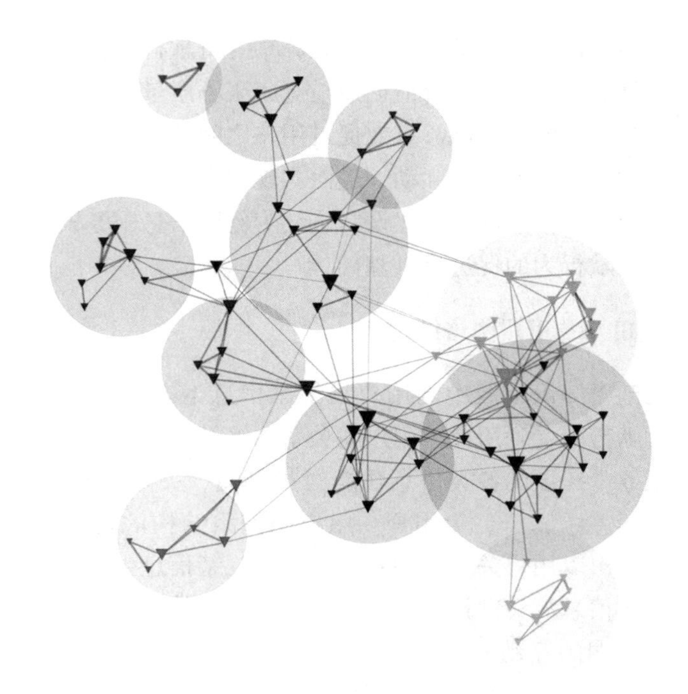

图 2-2 在线健康知识社区中用户—用户间关系聚类图

（即信息人）属性会对用户—用户间的网络结构产生影响。

表 2-1 **健康信息生态链用户—用户间具体网络结构及其意义①**

属性	参数	网络结构	解释
信息生态链自组织	弧	⟶	信息生态链中最基础的有向网络结构。
	互惠性	⟷	信息人之间可见的显著互惠结构。

① 刘雨农，等．虚拟知识社区的社会网络结构及影响因素［J］．图书情报工作，2018（4）：89-96.

续表

属性	参数	网络结构	解释
信息生态链自组织	简单2路径	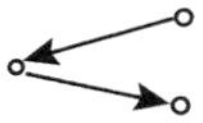	信息生产者、消费者、组织者中信息流会被分解者、传递者的约束与控制。
	扩张性扩展	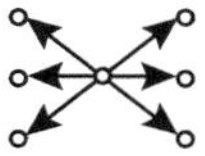	用户网络核心为出度，生态链中用户可否扩张。
	聚敛性扩展	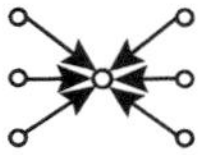	用户—用户网络核心为入度，生态链中用户可否聚敛。
	广义传递性	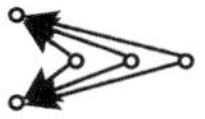	信息生态链中能否反映出传递性特征。
	传递性闭合	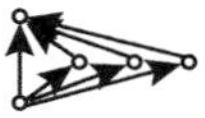	信息生态链中能否反映出传递三角形聚类。
信息人属性	信息发送	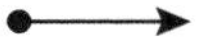	信息生态链中的信息人是否拥有向其他信息人传递信息的倾向性。
	信息接收		信息生态链中的信息人是否拥有接受其他信息人信息的倾向性。
	趋异性	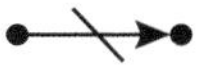	具备不同信息需求的信息人之间是否更容易建立信息联系。

（2）用户—平台网络结构

在线健康知识社区在平台类别、平台功能、平台主题以及平台社区等方面具有差异，会对用户（即信息人）产生不同层面的影响。针对平台类别、平台功能、平台主题以及平台社区的不同特点，经过对于不同在线健康知识社区平台的网络调研，本书在图2-3中给出了相应示例。首先，不同类别的在线健康知识社区会对健康信息生态链中用户间的信息交互产生影响，如对于运动健康类、健康管理类、疾病管理类的在线健康知识社区，为用户提供各类健身知识、保健常识、疾病治疗等方面的健康知识，承担信息生产、组织的功能。对于问诊咨询类、预约挂号类的在线健康知识社区，社区平台通常在信息生态链中扮演信息传递者与信息分解者的角色，主要为用户与医护人员之间信息交流提供渠道，并为用户提供医护人员发布健康信息的解读。其次，在线健康知识社区中的平台功能设置会影响用户与平台间的信息交互，如平台功能的可用性、可靠性和易用性等会影响用户对于平台的利用率。① 平台功能设置的类别与用户信息需求的匹配程度也会影响用户与平台间信息交互的频率。再次，在线健康知识社区中不同健康信息主题中的信息流具有差异性，如名医科普、疾病常见症状等方面的健康信息往往是由社区平台向用户的单向健康信息传递，而骑行健走、健康轻食、疾病防控等方面的健康信息往往是社区平台与用户间的双向健康信息互动。最后，在线健康知识社区中的平台社区特征也会对用户的信息行为产生影响，关注人数与粉丝人数较多的用户通常与社区平台的信息交互更加密切，而社区平台也会对评论数、点赞数与分享数等较多的帖子进行“加精”处理。

① 杨雪梅，李信，沈丽宁．用户体验视角下APP评价指标体系构建［J］. 数字图书馆论坛，2017（2）：61-68.

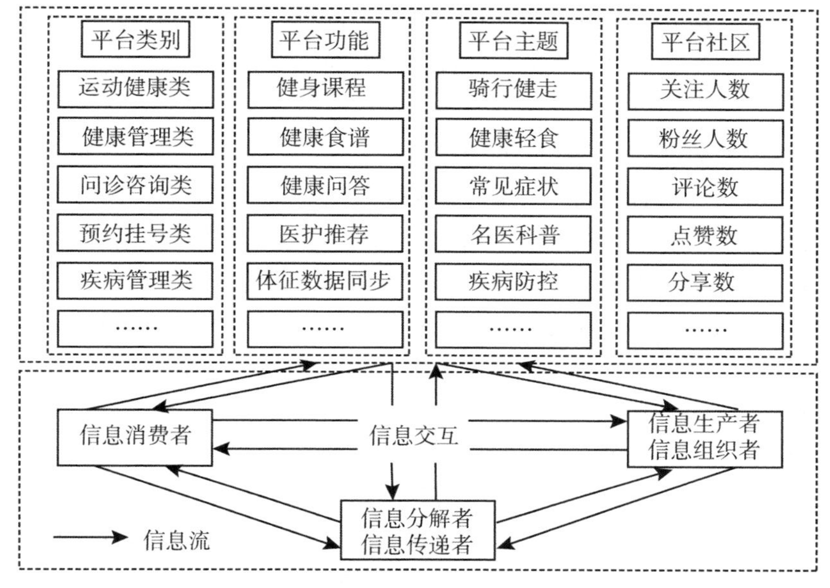

图 2-3　健康信息生态链用户—平台间的网络结构

(3) 信息环境对信息传播网络的影响

信息网络会受信息政策体系的深度影响。① 不同的信息环境会衍生出独有特色的信息生产、组织、分解、传递与消费模式，从而影响用户—用户、用户—平台间的信息交互。在线健康知识社区的信息环境如图 2-4 所示，对于国家宏观层面的信息政策，大数据时代云计算、智能代理技术、数据挖掘等技术的普及与发展，带来了信息隐私、信息侵权、信息污染等方面的健康信息安全问题。② 而国家宏观层面的信息政策为健康信息资源管理中的责权明确、信息

① 王微，王晰巍，贾若男，郭勇．信息生态视角下微信公众号生态性评价指标及实证研究［J］．情报科学，2019，37（6）：157-162.

② 钱丹丹．微博信息生态系统构建机理［J］．情报科学，2016，34（9）：45-48.

安全、隐私保护等方面问题的解决提供了保障，对于健康信息生态的和谐发展起着关键作用。具体而言，首先，国家宏观信息政策有助于优化健康信息生态链的结构，这有助于健康信息生态链功能的增强与效率的提升。结构是健康信息生态系统中构成要素及其相互作用模式的统称，而不同的结构决定了健康信息生态链在内外部联系中所表现出的功能与效率。国家通过从宏观层面实施健康信息质量保障工程，进而面向健康信息生态链开展整体结构优化。其次，国家宏观信息政策能够推动健康信息生态链间的平衡发展，从宏观层面不断调整在线健康知识社区的竞合关系。如若不同在线健康知识社区平台间的互动合作较少，而恶性竞争较多，这会使得健康信息生态链的整体成效降低。国家宏观信息政策的制定有助于不同健康信息生态链间建立合理的疏密关系、构建适度的竞合关系、协调链间利益关系等。此外，国家宏观信息政策能从整体上对整个健康信息生态链结构进行动态调整。健康信息生态链的可持续发展既需要中长期目标和规划的制定，也需要针对新的信息技术环境以及出现的新现象和问题，做出动态的及时调整。国家宏观信息政策能以发展的视野不断对整个健康信息生态链进行及时调整。

对于微观层面的在线健康知识社区平台政策，其是对于国家宏观层面的信息政策的进一步细化。在线健康信息社区的平台建设必须在国家层面健康信息政策的引导下进行建设。基于国家层面信息政策的顶层设计，不同类型的在线健康知识社区根据自身平台与用户的特征制定有针对性的平台信息政策。具体而言，首先，平台微观信息政策会调控健康信息流，涉及信息保护措施、利用规范、内容界定、修订法则，① 这涵盖信息生产、信息组织、信息分解、信息传递与信息消费中的各个环节。对健康信息流的控制有助于健康信息生态链协同创新能力的加强。② 其次，平台微观信息政策会制

① 周文泓．社交网络平台个人信息管理政策与功能分析——基于网络服务提供商的视角［J］．情报杂志，2017，36（11）：118-123，171.

② 代涛，胡红濮，郭珉江．卫生政策知识服务平台信息过滤理论与实践［J］．图书情报工作，2011，55（18）：88-91.

约信息人的信息行为。信息人的信息行为在很大程度上被在线健康知识社区平台政策所制约，这能规避信息人的违纪违法行为、不规范行为、偏激行为等，从而减少对信息生态链环境的破坏。此外，平台的微观信息政策也有助于促进在线健康知识社区的合作与良性竞争。通过信息政策适当激励信息人进行竞争，降低无序和恶性竞争，可以鼓励信息人不断优化自身功能与结构来匹配信息环境，进而刺激用户的贡献行为，培育各信息人间的协同共振格局。① 最后，信息激励政策会对用户贡献行为乃至平台绩效产生积极影响，如对于在线健康知识社区的医护人员和普通公众的发帖、评论与转发等信息行为给予在线积分或货币激励等。② 综上所述，国家层面宏观和平台层面微观的信息政策有助于信息人、信息与信息环境间的协同动态演化，从信息政策层面加强在线健康知识社区中的用户贡献行为。

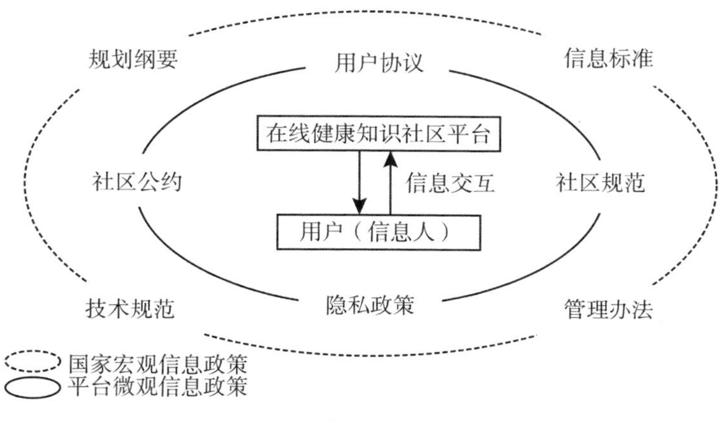

图 2-4　在线健康知识社区的信息环境

① 陈璐，吴洁，等．专利创新生态系统中多主体竞合关系研究［J］．情报杂志，2017，36（12）：86-93.

② Jansen B J，吴丹，等．技术视野人文情怀——国内首届“交互与信息行为研究学术研讨会”纪要［J］．图书情报知识，2019（4）：122-129.

2.2.2 要素网络结构与社区知识服务关联

在线健康知识社区服务可以划分为5个过程：知识需求分析、知识获取、知识创新、知识应用、知识服务成效反馈。① 其中，健康信息生态链中在线健康知识社区平台和信息人分别扮演着不同的角色，应充分发挥不同角色用户在知识服务流程中的作用，以开展高效的在线健康知识社区的健康知识服务，加强用户贡献行为。

（1）知识需求分析过程。知识需求分析的准确程度会对后续健康知识服务成效产生显著影响。② 在结合外部知识需求情境的基础上，在线健康知识社区应以用户为中心，着力于构建与用户间常态化的交流机制，对用户的潜在信息需求进行发掘。通过分析健康信息生态链中信息消费者的知识需求，可为信息生产者提供信息给予支撑。此外，信息分解、信息组织者还可根据信息消费者的用户需求偏好定向组织健康信息。

（2）知识获取过程。信息传递者应根据信息消费者的健康信息需求方案，在各类健康信息来源中采集或搜寻知识内容，在对健康信息内容进行评价与研读的基础上，运用在线健康知识社区提供的分享功能进行定向的健康信息传递。

（3）知识创新过程。信息组织者需要对获取的健康信息内容开展知识组织，从而为用户提供初步的健康信息服务产品。在此基础上，信息分解者可对健康信息内容进行深度的知识挖掘，以完成对于健康信息内容的集成与整合，从而开发能满足用户差异化与个性化健康信息需求的知识服务产品。此外，信息传递者在在线健康

① 郭顺利．社会化问答社区用户生成答案知识聚合及服务研究［D］．长春：吉林大学，2018．

② 靳健，张黎雪，刘馨儿，耿骞．面向用户需求分析的产品评论用例提取研究［J/OL］．［2019-11-01］．情报理论与实践．http：//kns.cnki.net/kcms/detail/11.1762.G3.20190916.1739.004.html.

知识社区内部进行信息交流和分享的过程中也能进行知识创新。

（4）知识应用过程。在信息人完成信息生态链中健康信息类知识产品生产之后，在线健康知识社区平台首先需要对知识产品的质量与可靠性进行鉴定，以保障知识产品中的健康信息安全。其次，在线健康知识社区平台需要将知识产品精准推送给信息消费者，进而完成健康信息类知识产品的应用。

（5）知识服务成效反馈过程。在完成健康知识的组织和应用后，能够获取用户对于现有健康知识服务产品的意见与反馈。用户评论能为后续健康信息生态链的优化和知识服务的完善提供参考，以促进在线健康知识社区的可持续发展。

2.2.3 在线健康知识社区的用户服务原则

中国互联网信息中心（China Internet Network Information Center，CNNIC）的《中国互联网络发展状况统计报告》强调，大众化和一般性的信息服务已不能有效满足用户信息需求，当前用户期望在线社区采用智能服务通过创新技术将信息转换为知识，从而满足用户个性化的信息需求。① 在以用户为中心满足用户健康信息需求时，在线健康知识社区需要注意如下原则：

（1）健康信息生态链的信息安全。第 48 次互联网报告指出 2021 年上半年，工业和信息化部网络安全威胁和漏洞信息共享平台收集整理信息系统安全漏洞 11656 个②。同时，根据中国消费者协会最新于 2018 年 8 月底发布的《App 个人信息泄露情况调查报告》指出 85.20%的用户曾经遭遇过信息泄露事件，62.26%的用户

① 中国互联网信息中心．第 48 次中国互联网络发展状况统计报告［EB/OL］．［2022-08-21］．http：//www.cnnic.net.cn/hlwfzyj/hlwxzbg/hlwtjbg/202108/P020210827326243065642.pdf.

② 李仪．大数据技术下个人信息共享的治理机制研究——以实现共享的知识服务功能为视角［J/OL］．［2019-11-04］．情报杂志．http：//kns.cnki.net/kcms/detail/61.1167.g3.20191023.1425.018.html.

强调加强应用程序中的个人信息保护非常有必要。① 其中，个人信息泄露途径涵盖未经用户授权采集用户信息、平台泄露用户信息（如非法出售、故意泄露等行为）、网络系统漏洞、木马病毒、平台不必要的个人信息采集。为此，在线健康知识社区在提供健康知识服务时，应着力于保障健康信息生态链的安全。

首先，在线健康知识社区应该保障所采集到用户健康信息的安全。在线健康知识社区应当根据《网络安全法》②《数据安全管理办法（征求意见稿）》③《个人信息出境安全评估办法（征求意见稿）》④《儿童个人信息网络保护规定（征求意见稿）》⑤ 等相关规范，增强用户个人健康信息的采集与利用行为。具体而言，在线健康知识社区可采取的措施包括针对不同类型的健康信息实施不同权限要求⑥、个人健康信息溯源体系建设（即溯源标准机制—用户信息记录机制—溯源监察机制—溯源信息奖惩机制）⑦、实施个人

---

① 中国质量新闻网．中消协发布《App 个人信息泄露情况调查报告》［EB/OL］．［2019-11-05］．http：//www. cqn. com. cn/pp/content/2018-08/29/content_6213791. htm.

② 全国人大常委会．中华人民共和国网络安全法［EB/OL］．［2019-11-10］．http：//www. npc. gov. cn/zgrdw/npc/lfzt/rlyw/2016-07/05/content_1993588. htm.

③ 国家互联网信息办公室．数据安全管理办法（征求意见稿）［EB/OL］．［2019-11-10］．http：//www. gov. cn/xinwen/2019-05/28/content_5395524. htm.

④ 国家互联网信息办公室．个人信息出境安全评估办法（征求意见稿）［EB/OL］．［2019-11-10］．http：//www. gov. cn/xinwen/2019-06/13/content_5399812. htm.

⑤ 国家互联网信息办公室．儿童个人信息网络保护规定（征求意见稿）［EB/OL］．［2019-11-10］．http：//www. cac. gov. cn/2019-05/31/c_1124568048. htm.

⑥ 邹晓玫，杜静．大数据环境下个人信息利用之授权模式研究——重要性基础上的风险评估路径探索［J/OL］．［2019-11-10］．情报理论与实践．http：//kns. cnki. net/kcms/detail/11. 1762. G3. 20191016. 0847. 002. html.

⑦ 王忠，殷建立．大数据环境下个人数据隐私泄露溯源机制设计［J］．中国流通经济，2014，28（8）：17-121.

信息泄露的举报与自查制度①，以及明确限制第三方的个人信息交易、保证责任明确、责任连带②等。

其次，在线健康知识社区应采取相应技术保障健康信息生态链安全。当前区块链技术已上升为国家战略层面，并作为我国关键技术自主创新的核心突破口③。而区块链技术在信息安全领域的应用潜力巨大，其基于密码学机制，采用共识与加密算法保障信息的传输与存储安全，可有效抵御分布式拒绝服务攻击（Distributed Denial of Service，DDoS）、身份窃取（中间人攻击）以及数据篡改等信息安全风险。此外，在线健康知识社区还可根据公安部三级保护、信息管理安全要求 ISO27001 进行信息技术安全认证，采用入侵监测、防火墙、灾难恢复、数据加密、病毒监测与清除、日志和行为审计、身份认证等信息安全保障技术。同时，在线健康知识社区在进行健康信息数据交换应基于 HTTPS（Hyper Text Transfer Protocol over Secure Socket Layer）安全浏览协议，采用 SSL（Secure Socket Layer）协议开展加密处理。④

最后，在线健康知识社区可基于信息全生命周期构建面向健康信息的管理措施。⑤ 针对信息流各节点进行生态治理，即基于健康信息的收集、存储、传递、利用、处理、分享、披露、转让与销毁的完整生命周期进行信息安全防控。其中在健康信息采集阶段，需要防范健康信息被非法或越权采集、隐私保护政策缺失、内部工作

① 姜盼盼. 大数据时代个人信息保护研究综述 [J]. 图书情报工作，2019，63（15）：140-148.

② 曹树金，王志红，古婷骅. 智慧城市环境下个人信息安全保护问题分析及立法建议 [J]. 图书情报知识，2015（3）：35-45.

③ 中共中央网络安全和信息化委员办公室、国家互联网信息办公室. 把区块链作为核心技术自主创新重要突破口 [J/OL]. [2019-11-11]. http://www.cac.gov.cn/2019-10/26/c_1573627685044200.htm.

④ 付少雄，赵安琪. 健康 APP 用户隐私保护政策调查分析——以《信息安全技术 个人信息安全规范》为框架 [J]. 图书馆论坛，2019.

⑤ 占南. 国内外个人信息保护政策体系研究 [J]. 图书情报知识，2019（5）：120-129.

人员侵害健康信息隐私与安全等问题；在健康信息存储阶段，应防范隐私泄露风险评估系统缺乏、健康信息传输接口安全风险较高等问题；在健康信息传输阶段，应当防范健康信息的安全传输流程缺乏等问题；在健康信息获取阶段，应当防范用户对于健康信息的获取缺乏审计和追踪、用户数据获取的隐私披露风险评估等问题；在健康信息利用阶段，应当防范健康信息被恶意使用的安全与隐私侵犯、健康信息恶意二次流转的信息安全风险等问题；在健康信息处理阶段，应当防范健康信息处理时有效统一标准缺乏的问题，同时也应预防内部工作人员侵害健康信息隐私与安全等问题。

（2）健康信息生态链的个性化服务。《App 个人信息泄露情况调查报告》中还强调超过 67. 3%的用户指出应用程序中个性化知识服务以及专业信息需求满足的重要性。在开展健康信息生态链的个性化服务之时，应采用“需求—情境—聚合—服务”的标准化服务流程，对健康信息资源进行聚合。具体而言，可采取如下策略开展健康信息服务：首先，基于用户行为分析的个性化服务。① 根据针对社区中的用户行为进行社会网络分析，结合用户对于特定健康信息主题的浏览频次与时间判断用户的健康信息资源选择偏好，可针对用户兴趣变化以开展在线健康知识社区的健康信息资源推送与好友推荐等服务。同时，还可根据地理社交数据抽取用户行为特点，从而定制与用户行为相匹配的个性化服务。② 其次，基于情境感知的个性化服务。③ 由于用户在进行健康信息搜寻与利用过程中所处的情境具有差异性，其健康信息需求也具有差异性。在采集和处理用户情境数据的基础上，进行用户健康信息搜寻与利用情境识别，并构建用户空间特征模型，以优化健康信息生态链的个性化服务，进而促进用户与在线健康知识社区之间的交互。

① 王刚，郭雪梅．社交网络环境下基于用户行为分析的个性化推荐服务研究［J］. 情报理论与实践，2018，41（8）：106-111.

② 张继东，李鹏程．基于移动融合的社交网络用户个性化信息服务研究［J］. 情报理论与实践，2017，40（9）：37-40，58.

③ 陈氢，冯进杰．多维情境融合的移动情境感知服务系统构建研究［J］. 情报理论与实践，2018，41（8）：115-119.

2.3 交互作用下的健康信息生态链价值创造

健康信息生态链是一类各个信息主体间具有强烈依存关系的网络信息生态系统。健康信息生态链的价值创造主要在信息人、信息平台与信息环境间持续的信息资源配置中实现。① “共建共享、全民健康”是“健康中国 2030”建设的核心要义。② 在此情境下，开展健康信息生态链的共生共创研究具有积极意义，能够推动信息人的贡献行为乃至整个健康信息生态链的价值创造。

2.3.1 交互作用下健康信息生态链的共生发展

在线健康知识社区的发展与普及正在不断变革着信息人的健康管理模式，对公众健康产生积极影响，涵盖健康防护、疾病管理、运动健身等多个方面。③ 参与在线健康知识社区中信息活动的信息人便是健康信息生态链的信息主体，也被称作健康信息生态链的节点。④ 健康信息生态链的要素涉及节点、节点组合、节点连接、节点关系、节点素质等方面。健康信息生态链的优化涉及信息人—信息人、信息人—平台间的信息交互，涵盖信息链的节点连接、节点关系、节点组合、节点素质等各个层面。单纯某个信息人素质的提升、信息节点关系的优化并不能从整体上优化健康信息生态链的结

① Barrett M, Oborn E, Orlikowski W. Creating value in online communities: The sociomaterial configuring of strategy, platform, and stakeholder engagement [J]. Information Systems Research, 2016, 27 (4): 704-723.

② 邓胜利．党的十九大专栏·健康中国战略与图书情报服务创新 [J]. 图书情报知识, 2018 (2): 4.

③ 付少雄，林艳青．手机使用对用户健康的负面影响研究——以大学生为调查对象 [J]. 图书情报知识, 2019 (2): 122-131.

④ 娄策群，余杰，聂瑛．网络信息生态链结构优化方略 [J]. 图书情报工作, 2015, 59 (22): 6-11.

构。健康信息生态链的结构优化应该坚持整体优化而非部分优化的原则，追求整个健康信息生态链的共生发展。健康信息生态链的共生发展理念强调不单纯追求某个信息链节点达到最优，而是追求各个信息链节点之间相互促进、共同发展，促进信息人的贡献行为。例如，关于健康信息生态链信息流转能力的提升，涉及信息的生产、传递和利用等各个方面，体现在信息人对于信息的理解程度以及感知能力。对于信息生产者，其信息流转能力体现在准确判断信息消费者健康信息需求的能力，从而有针对性地生产信息产品，同时及时将健康信息转移给信息传递者；对于信息传递者，其信息流转能力反映在通过多样的信息组织模式保持信息流转渠道的畅通，并维持信息的高效传递；对于信息消费者，其信息流转能力反映在接收、吸收与利用信息的能力，并可以根据已接收的健康信息开展信息的再组织。信息人在进行自身健康信息资源建设时，应着力于培养与健康信息生态链上下游其他信息人相匹配的能力，以实现信息人之间的双向互动，促进信息人的共生发展。

此外，随着“互联网+健康医疗”时代的到来，用户生成内容已成为在线健康知识平台的主要健康信息资源之一。① 平台的用户既是健康信息资源的利用者，也是健康信息资源的贡献者。首先，在线健康知识社区平台也应根据平台内部的用户画像有针对性地设计自身平台，并聚合平台中的健康信息资源。② 当前在线健康知识社区皆采用 Cookie、Web Beacon 等技术对用户信息行为数据进行采集，基于用户需求开展精准健康信息服务的必要性日益提升。在线健康知识社区平台的健康信息资源聚合主要应该基于用户特征和资源特征两个方面的数据，用户维度主要涉及用户需求、行为、健康现状、人口统计学等方面的特征，资源特征数据主要涵盖平台信息资源的主题、数据量、数据结构以及不同主题信息资源的利用率

① 王雨心，闵庆飞，宋亚楠．基于感知互动性探究社交媒体用户生成内容的影响因素［J］. 情报科学，2018，36（2）：101-106.

② 徐海玲，张海涛，魏明珠，尹慧子．社交媒体用户画像的构建及资源聚合模型研究［J］. 图书情报工作，2019，63（9）：109-115.

等方面的特征。根据用户和平台特征数据的采集，可建立用户和资源的标签体系，从而构建用户和资源画像，在此基础上进行在线健康知识社区平台的健康信息资源聚合，从而促进用户的贡献行为，实现用户和平台的正向互动。基于用户画像的在线健康知识社区平台资源聚合流程具体如图 2-5 所示。其次，在线健康知识社区平台在充分面向用户提供契合需求的健康信息资源的同时，信息人应针对在线健康知识社区平台特征培养自身的健康信息能力，以提升健康信息资源的利用能力。① 健康信息能力涵盖对于健康信息需求识别、健康信息源确认，以及健康信息评价、甄别与运用的一系列能力，也称作用户的健康信息素养。② 具体而言，用户需求的识别能力指代用户意识到自身出于健康决策或健康问题解决而进行健康信息搜寻的需要；③ 用户健康信息源确认的能力指代识别健康信息传播媒介，判断可获取健康信息来源的能力；④ 健康信息评价能力指代对健康信息内容可信度、时效性、易读性、可访问性等属性的评价能力；⑤ 健康信息甄别能力强调识别虚假信息的水平；⑥ 健康信息运用能力强调获取信息做出科学决策的水平。⑦ 用户评价、甄别

---

① 付少雄，邓胜利，陈晓宇．国外健康信息素养研究现状与发展动态述评［J］．信息资源管理学报，2016（3）：5-14.

② Medical Library Association. The Medical Library Association task force on health information literacy［EB/OL］.［2019-11-03］. https：//www. mlanet. org/resources/healthlit/define. html

③ 邓胜利，陈晓宇，付少雄．社会化问答社区用户信息需求对信息搜寻的影响研究——基于问答社区卷入度的中介作用分析［J］．情报科学，2017（7）：5-10，17.

④ 邓胜利，付少雄，陈晓宇．信息传播媒介对用户健康信息搜寻的影响研究——基于健康素养和信息检索能力的双重视角［J］．情报科学，2017，（4）：129-135.

⑤ 邓胜利，赵海平．国外网络健康信息质量评价：指标、工具及结果研究综述［J］．情报资料工作，2017（1）：69-76.

⑥ 张秀，李月琳．年龄梯度视角下网络用户健康信息甄别能力研究［J］．情报学报，2019，38（8）：838-848.

⑦ 邓胜利，付少雄．公众健康信息素养促进中的图书馆参与：驱动因素、国外实践及思考［J］．图书情报知识，2018（2）：5-13.

能力可反向助推社区提高健康信息质量，以实现用户与平台的正向交互，推动健康信息生态链的共生发展。

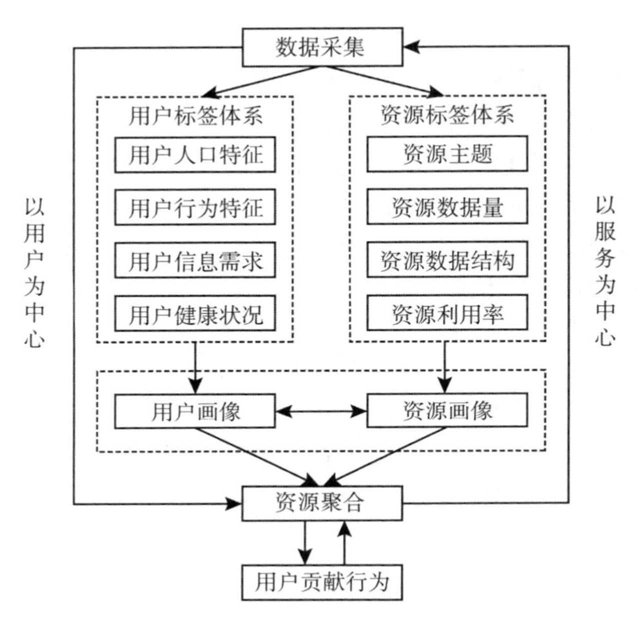

图 2-5　基于用户画像的在线健康知识社区平台资源聚合图

2.3.2　交互作用下健康信息生态链的价值共创模式

健康信息生态链一方面是具备生态特征的网络结构，另一方面也是价值增长链。随着健康信息生态链间各个信息节点之间不断进行着信息交流与沟通，其作为信息生态链中价值流动的载体，持续进行着价值流通的活动，进而构成具有共同价值目标的价值共同体，进而实现健康信息生态链上每个信息节点的价值共创。对于各个信息节点，每个信息人可能同时承担各类生态链角色。信息人在充当健康的信息生产者之时，也可能同时作为信息传递者与信息消费者，传递并消费着健康信息。信息人间通过健康信息流形成健康信息网络，并影响着各自的健康信息行为。健康信息流在健康信息生态链中充当价值的载体在各类信息人间流转进而推动各个信息人价值的实现，这一过程便是“价值形成”的过程。每个信息人基于对健康信息的生产、管理、组织以及消费等健康信息行为，在价值流转的进程中逐步进行自我价值演化。信息人面向健康信息社区的体制创新、制度建设、政策设计、用户能力发展等 4 个方面，实现更高的健康信息价值，也就是“价值增值”①。立足于价值创造、增值，进而实现生态链的价值最大化，即“价值共创”。

当前健康信息生态链在实现价值共创过程中面临着诸多挑战。虽然在线健康知识社区的普及与发展极大程度上实现了网络健康信息供给的多元化，但是因为严格监管机制的不足，使得现有在线健康知识社区中健康信息质量缺乏保障，需进行供给侧结构性改革，进而实现健康信息生态链的价值共创。② 健康信息生态链价值共创的实现旨在基于“信息人—信息—信息平台—信息环境”间的交互作用，优化健康信息生态链结构，调整健康信息生态链的信息传播流程与规范，提升健康信息生态链传播健康信息的质量。在此基础上，提升在线健康知识社区中健康信息的可靠性，精准服务于信息需求，确保平台服务质量，从而实现健康信息生态链中“信息人—信息—信息平台—信息环境”间的价值共创。③

为达成上述目标，本书旨在基于对于健康信息生态链的供给侧结构性改革，推动健康信息生态链中各个要素之间的交互，进而推动健康信息生态链的价值共创。基于供给侧理论，健康信息的供给在健康信息服务中起到决定性的作用，而用户需求在助推信息供给实现层面发挥关键作用。通过实现健康信息人对平台健康信息资源的高效利用，能够从需求端提升平台的健康信息资源的供给，从而实现整个健康信息生态链的良性循环，推动健康信息生态链的价值

① 张海涛，李题印，徐海玲，等．商务网络信息生态链价值流动的 GERT 网络模型研究［J］. 情报理论与实践，2019，42（9）：35-40，51.

② 邓胜利，付少雄．健康信息服务的供给侧结构性改革研究［J］. 情报科学，2019，37（4）：144-149.

③ 方福前．寻找供给侧结构性改革的理论源头［J］. 中国社会科学，2017（7）：49-69.

共创。健康信息服务供给侧结构性改革理论的关键便是发挥健康信息服务总供给能力这一决定性因素，其关键在于论证怎样优化健康信息生态链结构，以提升健康生态链的健康信息总供给质量及能力。具体而言，总供给水平体现在健康信息平台、用户、信息、政策等。涉及信息政策优化，主要涵盖在线健康知识社区的用户协议、用户隐私保护协议、在线健康知识社区的用户公约与用户规范等。基于“信息人—信息—信息平台—信息环境”间的交互，采用适当的健康信息政策，能够显著降低信息人在进行健康信息搜寻过程中的不确定性以及风险，从而营造良好的健康信息生态链的政策环境。健康信息政策的设定需要综合考虑长期与短期收益、整体与局部收益，以最大限度地保障健康信息人的信息需求；对于健康信息平台，主要涵盖权威健康信息平台的构建、服务结果监测、服务精准化等。通过深化健康信息政策，以及对于健康信息平台的机制设计，能够充分调动健康信息人的健康信息搜寻行为，从而提升整个健康信息生态链的信息资源配置；对于用户，主要涉及健康信息的需求识别、甄别、运用、评价等维度的能力。用户通过增强需求来提振生态链供给端的健康信息供给；对于健康信息，主要涵盖健康信息的标准框架设计、法律体系演化、可信指标搭建、质量监管体系建立等。信息质量认证对于生态链的需求端、供给端皆至关重要。健康信息的质量保障体系有助于从供给端把控健康信息生态链中流转信息的可靠性，从而提振信息消费者对于健康信息的信赖程度。此外，在健康信息质量得到保障的基础上，信息消费者对于健康信息的需求会得到显著提升，这也进一步推动着健康信息生态链中健康信息的供给。

在健康信息平台、健康信息人、健康信息以及健康信息政策实现价值构建与价值增值的基础上，通过推动健康信息生态链中上述要素进行充分交互，进而使得健康信息生态链中的各个组成要素得以充分高效利用，以促进单要素与全要素的价值创造，最终实现整个健康信息生态链的价值共创。交互作用下健康生态链的价值共创模式具体如图 2-6 所示。

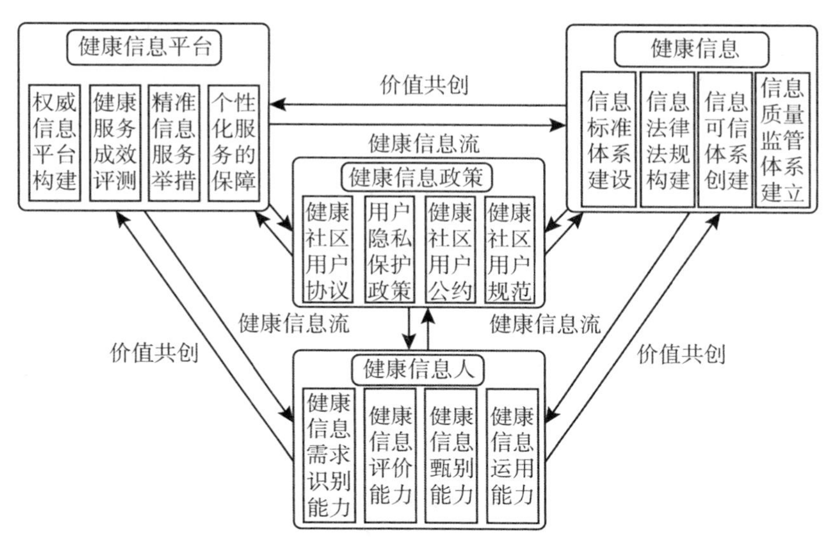

图 2-6　交互作用下健康生态链的价值共创模式图

2.4　本章小结

“互联网+健康医疗”实现了健康情境下信息服务模式的持续演化，可为用户健康类消费提供新渠道。未来十年是我国推进健康中国建设的关键战略机遇期，其中在线健康知识社区能扮演着重要角色，当前在线健康知识社区的建设是增强我国健康信息服务能力的重要路径，为我国健康服务供给总体不足与需求不断增长之间矛盾的解决提供新路径。通过厘清在线健康知识社区情境下信息生态链理论基础，明晰在线健康知识社区信息生态链组成要素，能有效创新健康信息生态链的服务形式及内容，促使信息人更高效地获取与运用健康信息资源，从而增强社会的健康服务能力。

首先，本章对在线健康知识社区的信息生态链结构进行了剖析，着重于分析在线健康知识社区的信息生态链组成要素，主要涵盖在线健康知识社区中的信息人、信息、信息平台以及信息政策环境。明确健康信息生态链中的组成要素是理解在线健康知识社区中健康信息流通以及健康信息行为的基础，可为后续探究信息生态链下的信息人行为特征及规律、在线健康知识社区中信息人的贡献行为动机等方面提供基础。

其次，本章探究了在线健康知识社区中的组成要素与知识服务间的交互作用。作为健康信息生态链中健康信息人进行健康信息交流的渠道，在线健康知识社区为不同贡献动机的信息人提供健康信息交互平台。本书首先明晰了在线健康知识社区组成要素间的网络结构，主要涵盖用户—用户网络结构、用户—平台网络结构、信息环境对信息传播网络的影响。在此基础上，基于标准的在线健康知识社区的服务流程，探究在线健康信息生态链中组成要素网络结构与社区服务间的作用关系。通过阐析用户服务原则，落脚于在线健康知识社区中健康信息服务质量的提升。

最后，本章对于“信息人—信息—信息平台—信息政策”交互下的健康信息生态链的价值创造进行了探讨。通过对于交互作用下健康信息生态链的共生发展进行论证，本书强调健康信息生态链的结构优化需要坚持整体优化而非部分优化的原则，从而实现各个组成要素间的良性互动，追求整个健康信息生态链的共生发展。在此基础上，探究交互作用下健康信息生态链的价值共创，旨在在实现价值形成、价值增值的基础上，从而最大化地实现整个健康生态链价值。立足于供给侧结构性改革框架，对于生态链的供给端与需求端进行分析，基于健康信息生态链间各个组成要素间的交互，通过从需求端提升平台的健康信息资源的供给，从供给端提振对于平台健康信息资源的需求，最终实现推动交互作用下健康信息生态链的价值共创。

在线健康知识社区平台与用户（即信息人）分别作为健康信息生态链的上下游，信息平台与用户相互依赖，信息平台依赖着用户贡献高质量的健康信息资源，用户也依赖信息平台进行健康信息资源获取。在此语境下，基于健康信息生态链视角探究在线健康信息知识社区中的用户贡献行为，能有效促进信息平台与用户之间的双向互动，推动在线健康知识社区的可持续发展。

3 信息生态链视角下的用户贡献行为特征与规律

在线健康知识社区中的用户贡献对于社区中的健康信息流转与利用至关重要。先前在线健康知识社区有关研究多关注社区用户的健康信息检索、分享、传递与利用等各类健康信息行为。面向各类健康情境，在线健康知识社区中的用户行为不只局限于健康信息行为，也涵盖用户贡献行为。① 区分于用户健康信息行为，在线健康知识社区中的用户贡献行为具有如下差异：首先，用户健康信息行为相关研究将用户独立于社区的存在，而贡献行为研究指出用户是在线健康知识社区中的一分子，强调用户贡献行为亦是在线健康知识社区重要的组成部分，也是健康信息生态链运转的核心要素；其次，用户健康信息行为相关研究多将在线健康知识社区视为独立的网络信息平台，并以社区为依托进行健康信息的检索、分享、传递与利用等，而用户贡献行为主要将在线健康社区视为社会化平台，涉及各类用户行为。具体而言，在线健康知识社区中的用户信息行为可被看作用户贡献行为的子部分，除去信息因素的作用，用户贡献行为涉及经济激励、情感倾诉、归属需求、成就需求、群体规范、社会认同、道德义务等各类复杂的用户行为模式。基于上述分析，本书旨在基于信息生态链视角深入分析用户贡献行为的特征以

① 张鑫. 在线健康社区用户参与行为的类型及偏好研究［J］. 情报资料工作，2019，40（5）：84-91.

及规律，进而披露在线健康知识社区中用户的贡献行为模式，为后续用户在线健康知识社区贡献动机研究提供基础。

3.1 在线健康知识社区中用户贡献行为特征剖析

健康知识指代由在线健康知识社区用户所持有的一系列的合理信念，其由在线健康知识社区中的信息流产生，并被认为是推动在线健康知识社区进步的主要驱动力。① Web 2.0 技术的普及有效促进了在线健康知识社区中用户的参与，而用户间的参与和协作，特别是用户贡献行为，对于在线健康知识社区中的知识获取与创造至关重要。为有效促进在线健康知识社区中的用户贡献，需要明晰在线健康知识社区中用户贡献行为的特征与规律。为此，本书基于信息生态链视角，探究在线健康知识社区中用户贡献行为的特征与规律。基于社区网络调研，社区已为健康知识贡献提供了各种技术支撑与渠道。在线健康知识社区用户可以通过各类渠道或方式对社区做出贡献，社区的健康信息正常流转离不开用户贡献的内容，社区的可持续发展也需要用户的不断贡献，例如在在线健康知识社区中撰写、发布、回复、修订和删除有关健康信息内容。在线健康知识社区中，用户通常会聚集为不同层面的群体，其在线健康信息传播是为了追求自身或者社区目标的实现。

国内外学者已对在线社区中的用户贡献行为进行了相关研究，如有学者指出发帖和潜水是在线社区中的用户贡献行为的两类模式，② 其中用户发帖行为是在线社区中的主动贡献行为，用户潜水

① Zhang X, Fang Y, He W, Zhang Y, Liu X. Epistemic motivation, task reflexivity, and knowledge contribution behavior on team wikis: A cross-level moderation model [J]. JASIST, 2019, 70 (5): 448-461.

② Leshed G. Posters, lurkers, and in between [C] // Las Vegas: HIC, 2005.

行为是在线社区中的反应贡献行为。但是潜水者具有能够从反应贡献行为发展为主动贡献行为的可能性，潜水者可以从浏览等信息消费行为到发帖、回复等信息内容创建行为的转变，因此需要重视潜水者对于在线社区可持续发展的重要性。过往研究强调潜水者对于在线社区的发展至关重要，指出潜水者能够从社区外围逐渐转向社区中心。但是由于在线社区中潜水者的用户贡献行为较少留下明显的信息内容，因此往往难以被监测。为此，相关研究通常采用问答访问数、页面访客数、用户评级，以及问答投票等数据来反映潜水者的用户贡献行为，进而对在线社区中潜水者的贡献行为开展定量分析。

在在线健康知识社区的信息生态链中，不同角色用户贡献特征区别显著。① 为此，本书针对不同角色用户的贡献行为特征分别进行了梳理。

（1）信息生产者贡献行为特征。对于信息生产者，其对于在线健康知识社区的贡献主要在于健康信息的生产，涵盖健康相关帖子的撰写与发布。健康信息内容的撰写和发布指代创建新的健康信息内容，或者将现有健康信息内容拓展至新的主题或者界面下。② 信息生产者主要在在线健康知识社区中进行健康信息（如帖子、文章、博客、栏目等）的撰写、发布、回复等。通过新的健康信息内容的添加，用户可以实现自身健康相关知识、经验、见解在健康信息生态链中的流转。此外，信息生产者作为在线健康知识社区中健康信息最主要的直接来源，会直接作用于整个生态的信息质量。因此，在线健康知识社区中的信息生产者应明晰自身职责，防止虚假、低质量健康信息的生成。所以社区中的信息生产者应根据社区内信息消费者的健康信息需求，合理编辑健康信息内容，以其他用户感兴趣的模式生产健康信息。

① 马捷，等．微博信息生态链构成要素与形成机理［J］．图书情报工作，2012（18）：73-77.

② Majchrzak, et al. The impact of shaping on knowledge reuse for organizational improvement with wikis［J］. MIS Quarterly, 2013（2）：455-469.

（2）信息组织者贡献行为特征。对于信息组织者，其贡献行为主要包括对在线健康知识社区中的健康信息资源进行标引与描述。健康信息组织是对健康信息进行序化的过程，即采用相关工具和方法对健康信息进行标引、描述、生成元数据。① 在线健康知识社区中的信息组织者主要从健康信息源与信道上对健康信息进行组织。关于健康信息源，信息组织者会对在线健康知识社区用户进行筛选，包括对用户的专业度和可信度等进行标记。首先，信息组织者会对健康信息的优秀回答者进行标记，优秀回答者往往是相关健康领域内的专家，能够就特定的健康问题贡献答案，因此其他用户对其的认可度较高。通常来说，在线健康知识社区会对用户进行加"V"处理，以展现优秀回答者在各个健康领域的专业水准。② 其次，信息组织者主要对于健康信息按照用户需求、用户特征（如用户背景、偏好、使用习惯）进行个性化组织；关于信道，信息组织者会对健康信息在在线健康知识社区流通的质量、流量、流向进行控制。信息组织者会对健康信息进行过滤、筛选、注释，进而对健康信息描述的范畴和标引的深度进行明确。信息组织者可对用户生成的健康信息进行标准化和简化处理，从而整合、分配、选择、序化健康信息资源。但是在在线健康知识社区等互联网情境下，信息组织者往往也充当着信息生产者、信息传递者的角色。③

（3）信息消费者贡献行为特征。对于信息消费者，其贡献行为主要包括在线健康知识社区中健康相关问题的提出、赞同或者反对相关健康表达、获取健康相关信息、关注健康相关话题、关注相关用户等。健康信息消费者主要通过关注相关社区用户或者特定健康话题等方式实现健康信息的消费。虽然当前众多健康信息消费行为未采用付费的方式进行，但是用户的关注、点赞等信息消费行为

① 贾君枝．面向数据网络的信息组织演变发展［J］．中国图书馆学报，2019，45（5）：51-60.

② 付少雄，陈晓宇．知识网红内容表现力的影响因素分析：以知乎为例［J］．情报资料工作，2019，40（6）：81-89.

③ 胡立耘．信息组织者主体性的失落与重构［J］．图书馆杂志，2005（9）：9-12.

已经为在线健康知识社区用户提供了大量的商机。同时，在线健康知识社区中的信息消费者应依据自身健康信息需求，精准获取所需健康信息，避免健康信息的误用或滥用等不良健康信息消费行为。为此，信息消费者应关注自身健康信息素养能力的提升，以更好地获取、鉴别以及消费健康信息。① 其需求作为信息生态链演化的核心驱动力，是在线健康知识社区健康信息服务的主要出发点。② 通过健康信息消费的合理化来促进在线健康知识社区中健康信息的选择性消费，从而从用户需求端促进健康信息生态链的个性化健康信息服务。此外，用户健康信息消费需求也能决定潜在健康信息供给的可实现程度，因此规范健康信息消费能促进整个健康信息生态链的健康信息消费与供给的良性循环。

（4）信息分解者贡献行为特征。对于信息分解者，其贡献行为主要包括对于在线健康知识社区中的健康信息进行加工、挑选、整序以及删除等行为。信息分解者是实现在线健康信息生态系统稳定运行的重要驱动力，主要是降低在线健康知识社区中的信息冗余，以实现社区内各个利益相关者的协同管控。信息分解者作为在线健康信息生态系统中的分解主体，着重于协助在线健康知识社区平台、政府健康方面的监管机构，来实现虚假、低质量等健康信息资源的分解。在健康信息分解过程中，信息分解者专注于实时分解健康信息，并防止在线健康知识社区中健康信息的二次污染。信息分解者的角色虽具有较强的专业性，但是在线健康知识社区中的普通用户也能够充当信息组织者。用户能够通过“#”号等方式对健康信息话题进行标引，来合理引导社区内健康信息的传播。此外，在线健康知识社区中的用户拥有自身发布健康信息的编辑与删除等方面权限，所以在健康信息生态链中的信息分解过程中仍然能够发挥一定程度的作用。虽然普通用户在信息分解中具有积极作用，但

① 付少雄，邓胜利，陈晓宇．国外健康信息素养研究现状与发展动态述评［J］. 信息资源管理学报，2016，6（3）：5-14，33.

② 刘宇薇，任慧玲，林鑫．基于健康信息生态系统的医学图书馆公众健康信息服务策略［J］. 中华医学图书情报杂志，2018，27（6）：42-48.

是在线健康知识社区中的管理人员仍然发挥着主要作用。

（5）信息传递者贡献行为特征。对于信息传递者，其贡献行为主要包括在线健康知识社区中健康信息的转发、推送等行为。信息传递者主要起到健康信息中转站的作用，因此，在线健康知识社区用户在健康信息传递的过程中也进行了健康信息的转发和浏览。所以信息传递者在健康信息传递的过程中也消费了健康信息，充当健康信息消费者的角色。① 在线健康知识社区中的信息传递者包括在线健康知识社区平台、在线健康知识社区用户两个方面，在线健康知识社区平台主要是为健康信息的传递提供基础设施，而用户在社区中健康信息传递过程中发挥着主要作用。在健康信息生态链的信息传播过程中，信息传递者应当加速健康信息传递效率，保持健康信息传递主体的独立性，积极发挥健康信息传递的职责。为此，为加速健康信息传递，可促使信息的真实性与实时性，以避免虚假、残缺与低质量信息，提升健康信息消费的效率。

（6）信息监管者贡献行为特征。对于信息监管者，其贡献行为主要包含对于健康信息的修订与删除。健康信息内容的修订主要是指在线健康知识社区中的不正确健康信息内容的重组、勘误和纠正。健康信息内容的修订是对于原有健康信息内容的完善与修饰，是对于健康信息内容的进一步改进。② 健康信息内容的删除主要是指在线健康知识社区中的管理者对于重复、无关或者不一致健康信息内容的删除。删除是在线健康知识社区管理的有效举措，能够实现对不正确或者错误健康信息内容的校正③。信息监管者与信息组织者存在部分贡献行为的重叠，在一定程度上发挥着信息组织者删

① 崔金栋，等．信息生态视角下微博信息传播机理研究［J］．情报理论与实践，2018（8）：69-75.

② Zhang X, Fang Y, He W, Zhang Y X, Liu X M. Epistemic motivation, task reflexivity, and knowledge contribution behavior on team wikis: A cross-level moderation model [J]. JASIST, 2019, 70 (5): 448-461.

③ Pfeil U, Zaphiris P, Ang C S. Cultural differences in collaborative authoring of Wikipedia [J]. Journal of Computer-Mediated Communication, 2006, 12 (1): 88-113.

除无用或错误健康信息的功能。在线健康知识社区中的信息监管者主要涵盖社区平台与政府机构两个层面。在线健康知识社区平台主要通过平台层面的信息政策（即用户协议、用户隐私保护政策、社区公约、社区规范等）对社区内部的健康信息传递与利用进行规范，而政府机构层面主要通过健康信息有关的宏观措施、规划、方针以及行动指南对平台内的用户贡献进行规范，主要采用行政手段对用户贡献行为进行约束与管制。政府机构层面包括国家卫生和计划生育委员会与各省、自治区卫生和计划生育委员会、各市县卫生和计划生育局等。① 在上述分析的基础上，本书对于在线健康知识社区中不同角色用户的贡献行为特征进行了归纳总结，具体如表3-1所示。

表3-1　在线健康知识社区中不同角色用户的贡献行为特征

用户角色	贡献行为特征
信息生产者	在线健康知识社区中撰写或者发布，包括信息撰写、信息发布、信息回复等行为。涉及个人用户或者机构用户，可以区分为未认证的个人用户、已认证的个人用户、已认证的官方组织等。
信息组织者	通过专题、话题等方式进行信息组织，将健康信息流从无序转换为有序。同时，部分在线健康知识社区还具有排行榜、热门话题、热点/经典问答等健康信息组织模式，包括信息标引、信息描述、信息转换等。涉及在线健康知识社区或者用户。
信息消费者	在线健康知识社区中提出或咨询健康相关问题、赞同或反对相关健康表达、获取所需健康信息等，包括信息采集、相关话题关注、关注相关用户、提问、赞同/反对回答等行为。

① 刘宇薇，任慧玲，林鑫．基于健康信息生态系统的医学图书馆公众健康信息服务策略［J］．中华医学图书情报杂志，2018，27（6）：42-48.

续表

用户角色	贡献行为特征
信息分解者	对在线健康知识社区中健康信息进行加工、挑选、整序以及删除无用或错误健康信息。
信息传递者	一是负责健康信息传播基础平台的技术公司或者运营网站等，由在线健康知识社区平台进行操作；二是实现社区内健康信息大规模、大范围、高速传播的核心源泉，由在线健康知识社区用户进行。涉及信息收集、转发、推送等行为。
信息监管者	负责在线健康知识社区中的健康信息修订、删除、规划等，涉及平台管理员或者政府机构等。

综上所述，本书基于健康信息生态链视角对在线健康知识社区中的用户贡献行为进行了探究，明晰了面向不同角色的用户贡献行为特征。但是需要注意的是，在线健康信息生态链中信息人间角色是频繁切换的，因此只能依据在线健康知识社区中信息人在某个特定时间段所从事的健康活动明晰角色。此外，在线健康知识社区的用户贡献行为还可被区分为主动贡献行为（Proactive Contribution Behavior）和反应贡献行为（Responsive Contribution Behavior）。① 在线健康知识社区中，用户的主动贡献行为主要体现在主动积极地寻求或分享健康相关信息，例如讨论发起、问题提出、帖子发布等。此外，在线健康知识社区用户还能够回答提问来贡献知识，通过赞同表达或者对已有内容反对进行评价，基于转发分享的模式对平台内容进行健康信息传播等，因此皆可称为用户的反应贡献行为。无论是在线健康知识社区的主动贡献行为还是反应贡献行为，其皆可提升社区内部健康信息内容的质量，包括可读性、可用性、可获得性等。

① Mahr D, et al. Virtual Lead User Communities. Research Policy, 2012 (1): 167-177.

3.2 在线健康知识社区中用户贡献行为规律探究

立足于对社区行为特点的明晰，本书进一步基于健康信息生态链视角对在线健康知识社区中用户贡献行为的规律进行分析。用户贡献行为规律包括在线健康知识社区用户间的合作与竞争行为。例如，在线健康知识社区用户间的合作可以发生在疾病管理类、健康管理类社区中的信息消费者之间，信息消费者之间通过互动合作可以共同获取健康信息，从而实现更好的健康管理；用户之间的竞争可以发生在预约挂号类、问诊咨询类社区中的信息生产者之间，信息生产者通过健康信息内容与服务质量的竞争，以争取更多的信息消费者。

3.2.1 合作与竞争行为概念阐析

在线社区中信息生态系统的可持续发展离不开用户的积极参与与自愿贡献。① 尽管在线社区的不断发展，但是由于在线社区中用户参与和贡献积极性的降低，社区中用户的活跃度显现出下降趋势。② 在线社区中用户活跃度的下降不利于整个信息生态链的可持续发展。用户的合作与竞争作为一种用户自主选择行为，为了促进在线社区中用户的活跃度以及贡献行为，应不断鼓励用户间的合作

① Arakji R, Benbunan-Fich R, Koufaris M. Exploring contributions of public resources in social bookmarking systems [J]. Decision Support Systems, 2009, 47 (3): 245-253.

② Chen Y, Harper F M, Konstan J, Li S X. Social comparisons and contributions to online communities [J]. American Economic Review, 2010, 100 (4): 1358-1398.

与竞争心态。①

在线社区中的合作心态指代社区用户在某种程度上表现出与在线社区中其他人合作的趋势。在线社区中用户间的合作通常采取互惠准则以及自愿帮助与分享的形式。② 在线社区中用户间的合作心态鼓励用户追求共同的目标，并加强社区成员间的交流与共享。对于在线社区中用户间的合作行为，在线社区（如在线健康知识社区等）中用户之间的合作可以增强他们自愿参与在线社区的意愿以及提升对于在线社区的满意度。③ 在线社区中用户之间的合作还能够促进社区成员与社区管理员之间的互动交流，④ 加强社交互动并鼓励合作文化。⑤ 此外，在线社区间的用户合作会受到众多因素的影响，涵盖社会依恋、用户人口特征⑥、社区认同感、对社区的信任感、社区的社会结构、技术架构⑦、社区规范以及用户

---

① Harper F M, Li S X, Chen Y, et al. Social comparisons to motivate contributions to an online community [C] //International Conference on persuasive technology. Berlin, Heidelberg: Springer, 2007: 148-159.

② Monroy-Hernández A, Hill B M. Cooperation and attribution in an online community of young creators [C] // CSCW. Savannah, Georgia: ACM, 2010: 469-470.

③ Bettencourt L A. Customer voluntary performance: Customers as partners in service delivery [J]. Journal of Retailing, 1997, 73 (3): 383-406.

④ Bitner M J, Booms B H, Mohr L A. Critical service encounters: The employee's viewpoint [J]. Journal of Marketing, 1994, 58 (4): 95-106.

⑤ Fu F, Chen X, Liu L, Wang L. Social dilemmas in an online social network: The structure and evolution of cooperation [J]. Physics Letters A, 2007, 371 (1-2): 58-64.

⑥ Korfiatis N, Zicari R, Lytras M D. Gender effects and cooperation styles in the Facebook community: A quasi-experimental assessment [J]. Computers in Human Behavior, 2015, 48: 44-50.

⑦ Mowbray M. Designing online learning communities to encourage cooperation [M] //User-centered design of online learning communities. IGI Global, 2007: 102-121.

的偏好偏见①等。

在线社区中的竞争心态表示成员表达与在线社区中其他人竞争趋势的程度。竞争反映了一种通过超越他人来获得社区内社会地位的愿望。换句话说，在社区中一个人相对于另一个人的竞争意识会促进成员之间的竞争。② 在线社区中用户间的竞争心态可以促进社会比较，进而鼓励社区成员间的差异化以及寻求关注行为。③ 经过广泛的文献调研，用户间的合作与竞争行为是在线健康知识社区中普遍存在的现象。先前研究已经强调了包含在线健康知识社区在内的在线社区用户间合作与竞争对于社区发展的关键作用，其中也包含在线健康知识社区。对于在线社区中用户间的竞争行为，当用户认为其与其他成员之间的社会地位存在差异时，就会在在线健康知识社区中表现出竞争心态。④ 用户间的竞争心理能够促进在线健康知识社区中健康信息生态链的发展，包括刺激创新、保证社区繁荣、提升贡献质量。在线健康知识社区中的用户竞争心理可以由各种社会和心理因素引起，例如对社区的社会依恋⑤、个人偏好⑥、对社

---

① Yuan R, Zhao L, Wang W. Cooperation and competition dynamics in an online game community [C] // International Conference on Online Communities and Social Computing. Berlin, Heidelberg: Springer, 2007: 475-484.

② Roy M C, Gauvin S, Limayem M. Electronic group brainstorming: The role of feedback on productivity [J]. Small Group Research, 1996, 27 (2): 215-247.

③ Wood J V. Theory and research concerning social comparisons of personal attributes [J]. Psychological Bulletin, 1989, 106 (2): 231-248.

④ Hinz O, Spann M, Hann I. Prestige goods and social status in virtual worlds [C] //International Conference on Information Systems. St. Louis: AIS Electronic Library, 2010: 1-14.

⑤ Ren Y, Harper F M, Drenner S, Terveen L, Kiesler S, Riedl J, Kraut R E. Building member attachment in online communities [J]. MIS Quarterly, 2012 (3): 841-864.

⑥ Yuan R, Zhao L, Wang W. Cooperation and competition dynamics in an online game community [C] // International Conference on Online Communities and Social Computing. Berlin, Heidelberg: Springer, 2007: 475-484.

区的信任①、享乐利益以及社会地位②。在线健康知识社区中用户通常在相同角色之间进行竞争，如信息生产者与信息生产者、信息消费者与信息消费者、信息分解者与信息分解者。

虽然过往研究将在线社区中用户间的合作与竞争当作两种不同的用户行为进行研究，最近研究开始同时探究在线社区中用户间的合作与竞争行为，并致力于探究在线竞争环境中的合作方式。较少有研究将用户间的合作与竞争行为视为完全平行而非冲突的行为来进行研究，但是已有研究证实了用户合作与竞争心理间并非完全冲突。③④

3.2.2 社区用户间的合作行为

对于在线健康信息生态链，随着健康信息制造、获取、鉴别、利用与评价过程中难度的提升，用户之间通过合作来更好地实现健康信息资源的循环利用，因此用户合作已经成为在线健康知识社区健康信息服务中的一类基础用户行为模式。在线信息生态链中用户

---

① Ebner W, Leimeister J M, Krcmar H. Community engineering for innovations: The ideas competition as a method to nurture a virtual community for innovations [J]. R&D Management, 2009, 39 (4): 342-356.

② Church E M, Thambusamy R. Competition and information deception in online social networks [J]. Journal of Computer Information Systems, 2018, 58 (3): 274-281.

③ Pulford B D, Colman A M, Lawrence C L, Krockow E M. Reasons for cooperating in repeated interactions: Social value orientations, fuzzy traces, reciprocity, and activity bias [J]. Decision, 2017, 4 (2): 102-122.

④ Van Lange P A M, De Bruin E, Otten W, Joireman J A. Development of prosocial, individualistic, and competitive orientations: Theory and preliminary evidence [J]. Journal of Personality and Social Psychology, 1997, 73 (4): 733-746.

间的合作行为受众多因素影响，涵盖个体因素、人际因素、社区因素等。① 其中个体因素涵盖自我效能、利他主义、行为态度、结果预期、知觉行为控制、感知有用性、主观规范等;② 人际因素涉及互相给予、可信赖、目标匹配度等;③ 社区因素涉及社区激励、信任、氛围等。④ 同时，健康信息生态链中信息生产者与信息消费者间的实时交互合作，能够从供需两端推动健康信息内容以及服务的质量水准。此外，通过加强健康信息分解者与信息监管者之间的合作能够有效降低冗余、虚假、低相关度健康信息的所占比例，从而较大程度上保障健康信息内容的质量。特别是对于个性化的、较为复杂的健康类产品，更是需要健康信息链中不同角色用户间的分工合作。在线健康知识社区中的用户可以通过共同的兴趣、健康信息主题找到合适的合作用户以进行互动协作，通过用户间的协同合作能够构建健康信息生态链中的创新网络。⑤ 健康信息生态链中的每种角色的用户皆可作为创新主体，在与其他角色用户间的互动合作中实现价值创造。

根据不同的理论视角，在线健康知识社区中的用户合作行为会对其表现产生积极或消极的影响，但是多表现为积极影响：①社会影响理论（Social Impact Theory，SIT）。依据社会影响理论，在线健康信息生态链中的用户会由于社会压力而使得自身的行为或者态

① 王战平，等．虚拟学术社区科研合作建立阶段的影响因素［J/OL］.［2020-01-13］. 图书馆论坛．http：//iras. lib. whu. edu. cn：8080/rwt/401/http/NNYHGLUDN3WXTLUPMW4A/KCMS/detail/44. 1306. G2. 20190816. 1344. 002. html.

② Lung-Guang N. Decision-making determinants of students participating in MOOCs：Merging the theory of planned behavior and self-regulated learning model［J］. Computers & Education，2019，134：50-62.

③ 桂平，胡雪芬．健康在线社区成员知识共享意愿影响因素研究［J］. 教育现代化，2017（27）：242-244，247.

④ 刘丽群，宋咏梅．虚拟社区中知识交流的行为动机及影响因素研究［J］. 新闻与传播研究，2007（1）：43-51，95.

⑤ 张颂．基于虚拟社区的用户创新网络构建［J］. 管理学刊，2012，25（2）：88-91.

度向着在线健康知识社区发展方向转变，表现出服从与从众、群体思维等。因此，用户在在线健康知识社区的合作过程中可能会表现出积极成长的一面，但是也可能出现群体极化、社区惰化等现象。②社会交换理论（Social Exchange Theory，SET）。其强调在线健康知识社区中用户间的合作互动可以视为一个行为过程，在此合作过程中用户遵循互惠互利的基本原则进行有价值的健康类资源互换。① ③集体行动理论（Collective Action Theory，CAT）。依据集体行动理论，健康信息生态链中的成员通过相互合作有助于在线健康知识社区整体利益的最大化。② 但是社区中成员间的相互依赖程度、利益差异、目标诉求、声誉，以及社区实施的激励或者强制举措皆会对用户的合作行为产生影响。③ ④价值共创理论（Value Co-Creation Theory）。④ 依据价值共创理论，在线健康知识社区用户在健康信息需求识别、健康信息的检索、获取与利用的整个健康信息流通全过程中，基于与其他角色用户开展直接或者间接的合作互动以实现共同的目标。如健康信息生态链中信息生产者通过分析信息消费者的个性化体验，以实现个性化的健康信息服务，从而推动与信息消费者在健康信息内容的生产与消费领域的价值共创。⑤行动者网络理论（Actor-Network Theory，ANT）。行动者网络理论立足于广义对称性原则（General Symmetry Principle，GSP）能够通过探究在线健康知识社区中各个角色用户的利益诉求与面临的困难，分析健康信息生态链中各个用户之间的交互作用、影响关系以及动态联系，从而将各角色用户的利益诉求结合起来，从而促进用户间的动

① Cropanzano R, et al. Social exchange theory [J]. Journal of Management, 2005 (6): 874-900.

② Medina L F. The analytical foundations of collective action theory: A survey of some recent developments [J]. Annual Review of Political Science, 2013, 16 (1): 259-283.

③ 张桦，岳泉，袁勤俭. 集体行动理论及其在信息系统研究中的应用与展望 [J]. 情报理论与实践，2019，42 (11): 87-93.

④ Payne A F, Storbacka K, Frow P. Managing the cocreation of value [J]. Journal of the Academy of Marketing Science, 2008 (1): 83-96.

态合作。① ⑥社会认同理论（Social Identification Theory，SIT）。社会认同理论强调当在线健康知识社区中的用户意识到其属于某个特定的组织、团体或者群体时，该成员会认可社区中其他成员给其所带来的社会意义、情感价值等，从而与其他成员合作的可能性得以提升，有效促进了用户在在线健康知识社区中的贡献行为。但是社会认同理论也被用于解释社区内不同团体之间冲突，一旦某个用户认为其归属于社区内部某个团体，该用户便有与其他团体发生冲突的可能性。

表 3-2　　不同理论背景下合作对于用户表现的影响

理论	对表现影响	作用机制
社会影响理论	积极/消极影响相结合	在线社区等环境压力会促使用户态度向社区利益转换。
集体行动理论	积极影响	在线社区中用户之间的合作能够推动社区利益的最大化。
价值共创理论	积极影响	在线社区中用户之间通过合作来实现共同的创造价值。
社会交换理论	积极影响	在线社区中用户之间通过各自的资源互换以实现互惠共赢。
行动者网络理论	积极影响	通过厘清在线社区中用户之间的相互联系、关系、作用，进而促进用户之间的合作行为以实现共同的利益诉求。

① 赵宇翔，刘周颖，宋士杰．行动者网络理论视角下公众科学项目运作机制的实证探索［J］．中国图书馆学报，2018，44（6）：59-74.

续表

理论	对表现影响	作用机制
社会认同理论	积极/消极影响相结合	在线社区中的用户在认同某个群体的价值观之后，能够促进其与群体内部其他成员之间的合作。但是用户对于在线社区中某个群体的认同，会导致该用户与其他群体产生冲突，从而减少与其他群体的合作关系。

此外，在线健康知识社区中用户之间的合作会对用户健康状况产生影响。在线健康知识社区用户间通过合作能够更好地实现健康信息的检索、获取、鉴别与利用，从而能够更高效地将健康信息应用于自我健康管理中，以提升自身生理与心理健康状况。以健康信息生态链中的信息生产者为例，信息生产者通过与信息消费者进行合作以实现个性化健康信息内容的生产，通过与信息组织者合作以更好地进行健康信息分类，通过与信息分解者与信息监管者合作以减少虚假与冗余健康信息，最终通过与信息传递者进行合作以实现向信息消费者的精准健康信息投送。信息生产者通过与其他角色用户进行合作实现了个性化的高质量健康信息生产，较大程度上提升了信息消费者利用健康信息的成效。同时，在当前复杂的在线健康信息环境下，用户单靠自身很难满足其健康管理所需健康信息。特别是在突发情境下，如用户对于健康信息有紧急需求时，用户之间的合作可以更及时地满足相关用户的健康信息需求。而对于众多慢性病用户群体，用户合作往往更为紧密，社区用户之间的日常健康信息共享对于其生理与心理健康提升大有裨益。根据网络信息生态链模型结构，在线健康知识社区信息生态链中的用户合作行为如图3-1所示。

3.2.3 社区用户间的竞争行为

在线健康知识社区中的用户竞争是普遍存在的用户行为，用户

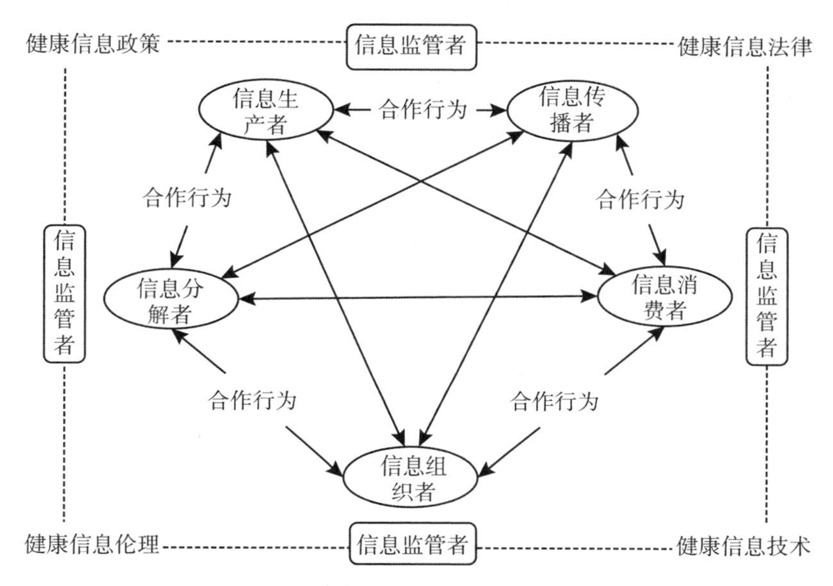

图 3-1 在线健康信息生态链中的用户合作网络图

通过竞争以期更好地实现健康信息获取、用户等级提升、用户权限解锁、健康状况提升等。现有研究多关注线下团队中成员的竞争，较少关注在线社区中用户间的竞争行为。依据亚当·斯密的《国富论》，在线健康知识社区间的用户竞争能够提升社区效率，从而为社区用户提供更符合用户需求的服务与产品。① 社区内部用户间的竞争有助于提升社区成员的活跃度，② 促进用户之间的积极互动，开发用户的潜能、主观能动性与创造力，并加强用户的贡献效率，进而推动健康信息资源共享机制的发展。③ 但是在线健康知识

① Smith A, Stewart D. An inquiry into the nature and causes of the wealth of nations [M]. Homewood, Ill: Irwin, 1963.

② Hausken K. Cooperation and between-group competition [J]. Journal of Economic Behavior & Organization, 2000, 42 (3): 417-425.

③ 杜鹏. 高技术虚拟产业集群成员间合作与竞争机制研究 [D]. 哈尔滨: 哈尔滨理工大学, 2010.

社区中的用户竞争氛围也会对其行为动机产生影响，进而损害其行为表现。用户间的竞争氛围指代用户对于在线健康知识社区内部成员间互相比较间的共同感知，用户感知到社区成员间的竞争氛围越强烈，用户会越有意识地保护自身知识并且降低贡献行为意愿。具体而言，用户间的竞争氛围会提升其贡献行为不确定性，进而提升用户贡献的压力水平、抑制用户之间的信任。此外，在线健康知识社区中的用户竞争还会引发健康知识隐藏①、用户间互斥等不良影响②，这都不利于健康信息生态链中用户的贡献行为。

根据不同的理论视角，在线健康知识社区中的用户竞争行为会对其表现产生积极或消极的影响：①社会比较理论（Social Comparison Theory，SCT）。依据社会比较理论，在线健康知识社区中的用户会将生理或心理健康状况比自身更好的用户作为学习对象，通过学习其健康相关行为，进而促进自身的生理或心理健康。③ ②利益相关者理论（Stakeholder Theory，ST）。利益相关者理论可以用来分析会对在线健康知识社区用户在目标实现方面产生影响的群体、组织或者用户。通过分析在线健康知识社区中直接或者间接的利益相关者，用户能够更好地针对相关竞争者的优劣势，制定更匹配的策略来应对竞争对手。此外，用户在明晰其他竞争对手优劣势的基础上，可以避免社区用户之间的盲目竞争，从而能够提升健康信息资源的利用率。④ ③社会独立性理论（Social Interdependence Theory，SIT）。依据社会独立性理论，在线健康信息生态链中会削弱用户健康相关行为的有效性，进而制造在线健康知识社区中用户间的负面心理表现，因此该理论认为在线健康信息

① 杨陈，唐明凤．竞争氛围感知对员工知识隐藏行为的影响机制［J］．科技进步与对策，2018，35（17）：131-138.

② 高天茹，贺爱忠．职场排斥对知识隐藏的影响机理研究：一个被调节的链式中介模型［J］．南开管理评论，2019，22（3）：15-27.

③ Festinger L. A theory of social comparison processes［J］. Human Relations，1954，7（2）：117-140.

④ 王晓慧，等．基于利益相关者理论的产业协作参与者竞争情报协作研究［J］．图书馆学研究，2018（5）：14-19.

生态链中用户间的竞争会损害用户的社区表现。① ④演化博弈理论（Evolutionary Game Theory，EGT）。根据演化博弈理论，用户行为主体将自我利益的最大化为目标，追求在各类情境中采用不同的合作与竞争组合策略以实现自身利益的最大化。为追求健康权益等方面效益的最大化，在线健康知识社区中的用户行为是与其他用户合作和竞争间博弈演化的过程，用户在在线健康知识社区中较少单纯地合作或者竞争，是用户合作与竞争之间的动态平衡。② ⑤社会促进理论（Social Facilitation Theory，SFT）。依据该理论，在健康信息生态链中，用户感觉到在线健康知识社区中其他用户的存在之时，用户的初期表现会有所提升，但是后期表现受到在线健康知识社区种类、竞争类型以及其他用户健康行为的影响。如促进型竞争会积极影响用户表现，防御型竞争会负面影响用户表现。③ ⑥认知评估理论（Cognitive Evaluation Theory，SET）。信息生态链中的用户在竞争过程中会专注于如何与其他用户竞争而非聚焦于自我目标的实现上。④ 此外，信息生态链中用户对竞争过程中失败风险的担心还会引发其内心的不安，从而损害用户表现。因此，认知评估理论认为在线信息生态链中用户间的竞争会使得各个成员在目标实现过程中产生互斥。但是在健康信息生态链的情境下，本书认为专注于与其他用户进行竞争也会对其健康相关表现产生积极影响。如在运动健康类在线健康知识社区中，用户通过跑步、骑行、行走等各类形式运动成绩的竞争，虽然只有部分用户会在竞争中获胜，但是所有用户皆在竞争过程中锻炼了身体，提升了其各自的健康状况。

① Johnson D W, et al. An educational psychology success story [J]. Educational Researcher, 2009 (5): 365-379.

② Lewontin R C. Evolution and the theory of games [J]. Journal of Theoretical Biology, 1961 (3): 382-403.

③ 常涛，等. 团队中成员间人际竞争维度解构 [J]. 管理工程学报，2018, 32 (4): 28-36.

④ Kohn A. No contest: The case against competition [M]. Houghton Mifflin Harcourt, 1992: 34-72.

表 3-3 不同理论背景下竞争对于用户表现的影响

理论	对表现影响	作用机制
社会比较理论	积极影响	用户通过社会比较向在线社区中表现更优的用户学习，进而提升自身的行为表现。
利益相关者理论	积极影响	用户通过分析在线社区中影响其竞争水平的其他用户、组织或者群体，可以更高效地实现健康信息资源的有序流通，从而实现用户与利益相关者之间的互利共赢。
社会独立性理论	积极/消极影响相结合	在线社区中用户间的竞争会加速其紧张情绪，从而对行为表现产生负面影响。
演化博弈理论	积极/消极影响相结合	在线社区中用户的竞争行为是通过用户之间的学习、模仿与相互影响等动态演化产生的。
社会促进理论	积极/消极影响相结合	在线社区中用户间竞争对于其表现的影响因社会存在的背景以及类型而有所改变。
认知评估理论	积极/消极影响相结合	在线社区中的用户在竞争过程中会专注于取胜其他用户，而非实现自身目标。

此外，在线健康知识社区中用户之间的竞争会对用户健康状况产生影响。① 用户之间的竞争能将用户从单纯的自我健康监管中抽离出来，并转化为群体之间的健康比较。例如，用户日常的饮食与体育锻炼活动往往对用户的自我调节能力要求较高，② 医护专业人员健康信息内容的生产也要依靠其自身的投入程度。而健康信息生态链中用户间竞争机制的引入有助于缓解上述现象。运动健康类社

① 宋晓龙．在线健康社区的病患用户社交关系及竞争行为研究［D］．哈尔滨：哈尔滨工业大学，2015：68-84.

② 付少雄，林艳青．手机使用对用户健康的负面影响研究——以大学生为调查对象［J］．图书情报知识，2019（2）：120-129.

区将体育锻炼这一用户自我健康调节行为转化为社区成员间的体育竞赛，问诊咨询类社区将健康问答这一自我行为转化为社区注册医护人员间的问答竞赛。因此，在线健康知识社区中的用户竞争不仅能够促进用户从事健康行为的热情，也能够促进社区内部健康信息内容以及健康问答的质量。如 Keep、悦跑圈等运动健康类社区皆设置有运动排名功能以通过社区竞争来刺激信息消费者从事体育锻炼；春雨医生、好大夫在线等问诊咨询类社区通过设置好评率、患者评价（回复很及时、建议很有帮助、态度非常好、讲解很清楚）、热度、诊后服务星、礼物、感谢信、心意墙等方式来鼓励信息生产者发布更多高质量的回复；微医、健康 160 等预约挂号类社区通过评分、预约量、问诊量、满意度评价、关注数等方式来鼓励医疗服务机构与人员进行竞争来提升健康信息服务质量。如 3.2.1 节所述，在线健康知识社区中的用户竞争行为通常发生于同类角色的用户之间。根据网络信息生态链模型结构，在线健康知识社区信息生态链中的用户竞争行为如图 3-2 所示。

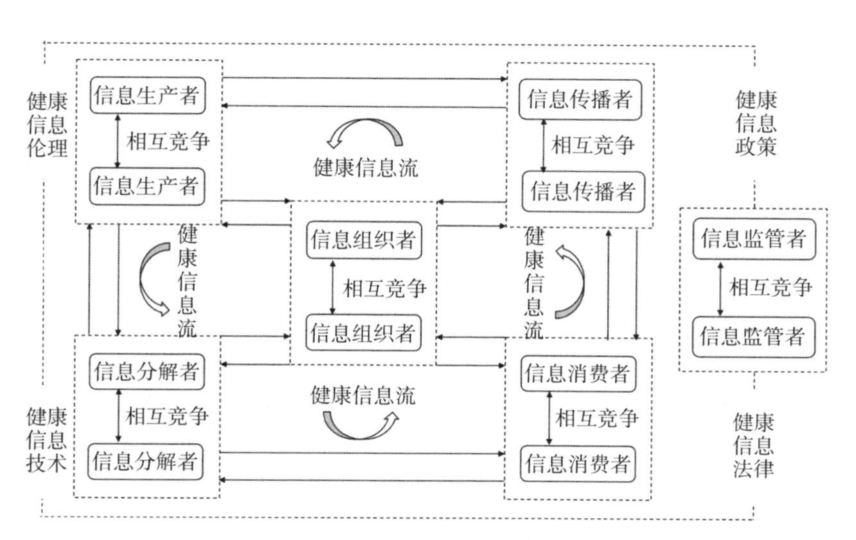

图 3-2　在线健康信息生态链中的用户竞争行为

3.3 基于行为特征与规律的用户贡献行为关联研究

“互联网+健康”情境下在线健康知识社区中的用户生成内容多为自组织过程，涵盖健康信息内容之间的自组织、社区用户贡献行为关系之间的自组织、用户和健康信息内容之间作用关系的自组织。① 在线健康知识社区中用户与健康信息内容的自组织具有高度不确定性，为此，明晰健康信息生态链中的用户行为特征与规律具有重要意义，有助于立足用户与社区平台两个层面来推动健康信息生态链中的用户贡献。

3.3.1 用户贡献行为特征与规律的总结归纳

在总结在线健康信息生态链中用户合作与竞争行为的基础上，本书进一步基于用户贡献行为规律梳理在线健康知识社区的结构，如图 3-3 所示，A1、A2 与 A3，B1、B2 与 B3，C1、C2 与 C3 代表在线健康知识社区用户。具有相同兴趣爱好或者健康信息需求的同类用户之间，如 A1、A2 与 A3，B1、B2 与 B3，C1、C2 与 C3，组成了特定偏好的用户群体，不同的用户群体进而组成各类在线健康知识社区。因此，健康信息生态链由“用户—群体—社区”三个维度构成，以健康信息为核心媒介，通过不同角色用户之间的合作与竞争行为最终推动健康信息在整个健康信息生态链中的流通。

在基于健康信息生态链视角厘清在线健康知识社区结构的基础上，本书进一步梳理用户层面各个角色用户之间的贡献行为规律。用户层面各角色用户之间的合作与竞争行为规律如图 3-4 所示，在线健康知识社区中的用户合作既可以发生在同种角色的用

① 李鹏．Web 2.0 环境中用户生成内容的自组织［J］．图书情报工作，2012，56（16）：119-126.

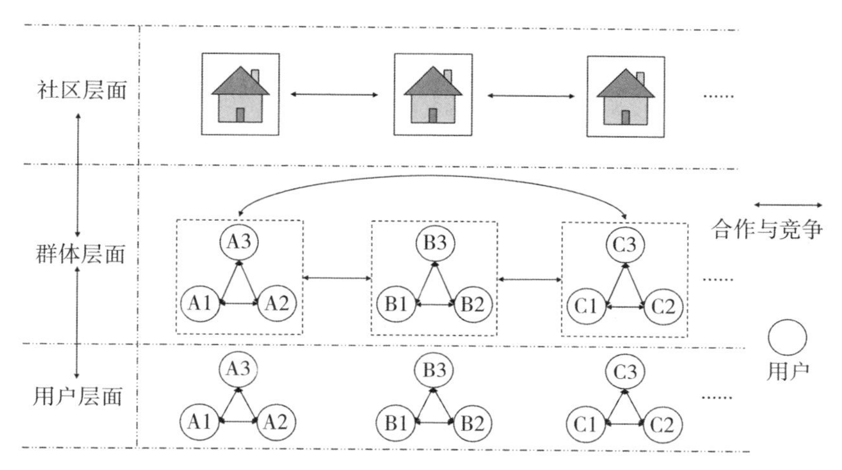

图 3-3　基于用户贡献行为规律的在线健康知识社区结构图

户之间，也可以发生在不同角色的用户之间，但是用户竞争主要发生在同种角色的用户之间。具体而言，对于健康信息生态链中的用户合作行为，由于同种角色用户之间的职责存在重叠，因此可以通过合作的形式更好地履行职责。如信息生产者通过互动合作共同推动在线健康知识社区内健康信息生成质量的提升，信息传递者通过互动合作使得健康信息的传播更快捷与精准，信息消费者通过互动合作从需求端提振健康信息供给端的质量，信息分解者通过互动合作提高健康信息的可用性与可靠性，信息组织者通过互动合作将健康信息以更规范的形式呈现给用户，信息监管者通过互动合作以健康信息政策的方式规范健康信息的生产、组织、分解、传播以及消费等。同时，用户合作也可以存在于不同角色的用户之间，不同角色的用户通过互动合作共同促进了在线健康知识社区中健康信息的生成、传播、组织、鉴别以及利用。对于健康信息生态链中的用户竞争行为，由于不同角色用户之间所承担的职责具有差异性，因此较难产生相互竞争的现象。但是不同角色的用户也会偶尔出现职责的交叉从而引发用户之间的竞争行为，如承担信息分解者与信息监管者角色的用户对无用、错误或者虚假等方面的健康信息都有责任。

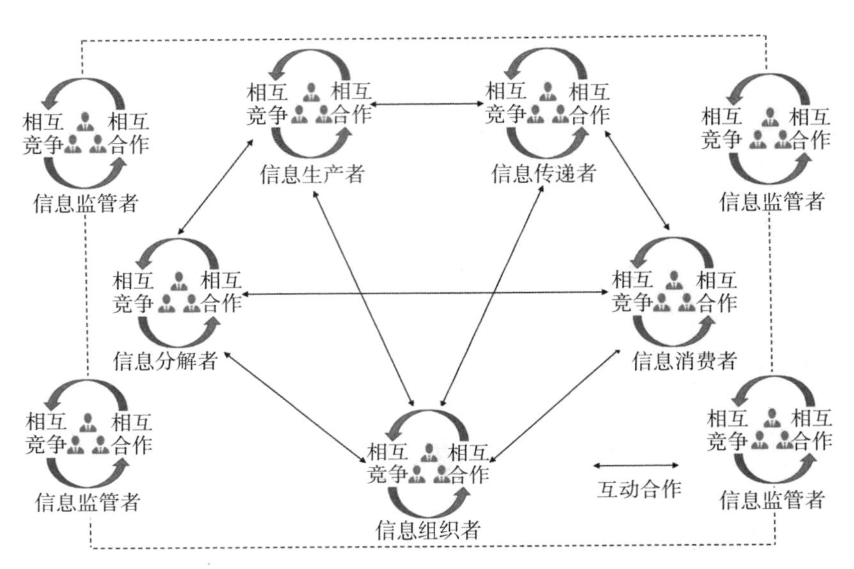

图 3-4 用户层面各角色用户之间的合作与竞争行为规律图

基于表 3-1 中各个角色用户具体的贡献行为类型，如信息生产者的信息撰写、发布与回复，信息传递者的信息转发、推送与收集，信息分解者的信息加工、挑选与整序。同时，根据图 3-4 中各角色用户之间的合作与竞争行为规律，本书基于健康信息生态链视角绘制了在线健康知识社区中用户贡献行为特征与规律图，具体如图 3-5 所示。其中，在线健康知识社区中的用户之间为了共同目标的实现而采取联合行动即是用户的合作行为。在线健康知识社区中的用户之间为了自身或者群体利益的实现而进行相互角逐的活动即属于用户的竞争行为。① 为了排挤社区中其他用户的竞争，群体中的用户进行健康信息资源共享与交流亦是用户合作的范围。在线健康知识社区中，各个角色用户通过自身的贡献行为进行各种模式的

① 杜鹏．高技术虚拟产业集群成员间合作与竞争机制研究［D］．哈尔滨：哈尔滨理工大学，2010.

合作和竞争，用户之间的合作和竞争能够推动整个健康信息生态链中健康信息资源的优化配置，提升了用户群体中信息流、人才流等方面的流动率，进而加速了健康信息生态链中的信息利用与质量提升，推动了整个在线健康知识社区相较于其他社区平台的竞争力。

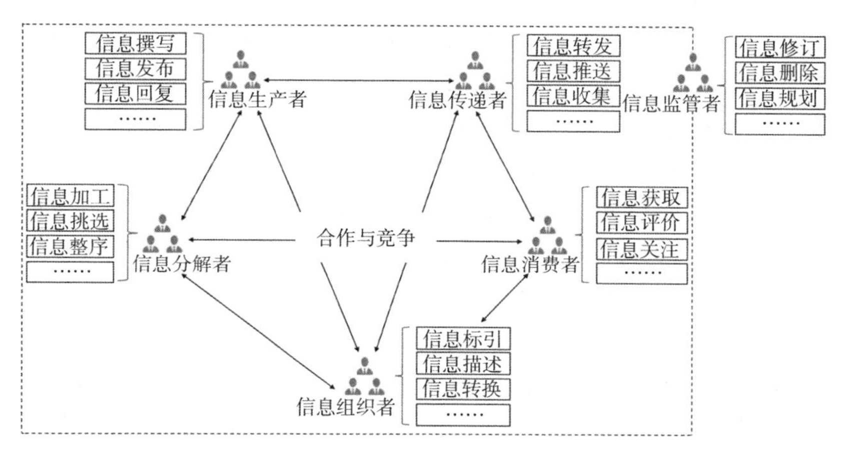

图 3-5 在线健康知识社区中用户贡献行为特征与规律图

通过明晰在线健康知识社区中用户贡献行为的特征与规律，能够为在线健康知识社区的治理提供支持。在各类在线健康知识社区中，如运动健康、健康管理、问诊咨询、疾病管理等，健康信息的发布与转发较为频繁且随意，这为在线健康知识社区中的健康信息分解造成了相当大的挑战。而通过发挥信息组织者、信息分解者与信息监管者的角色，可以培育完善的在线健康知识社区信息生态链。此外，通过合理发挥健康信息生态链中信息监管者的角色，有助于降低在线健康知识社区在用户合作与竞争中所产生的负面影响。基于信息监管者有关在线健康知识社区健康信息政策的制定，能够树立社区内部包容性的合作与竞争文化，议定符合用户群体利益的心理契约，设立合理的合作与竞争目标，鼓励互动合作并错位竞争。需要在鼓励社区内部竞争前对用户们进行心理脱敏，以营造社区用户间良好的竞争氛围，保证正当竞争。①

3.3.2 用户贡献行为特征与规律框架

在线健康知识社区中的信息组织者对于信息生产者发布的健康信息内容进行标引或者描述，信息消费者给信息生产者发布的健康信息内容点赞或者关注，信息传递者转发或者推送信息即信息消费者、信息组织者同信息传递者面向信息生产者开展合作行为。与此同时，信息组织者对于信息生产者发布的健康信息内容进行标引或者描述也便利了信息消费者健康信息的获取，信息分解者的健康信息加工与挑选，信息传递者的健康信息转发与推送，信息监管者的健康信息修订与删除等，所以也属于信息组织者面向信息消费者、信息分解者、信息传递者与信息监管者的合作行为。本书从中可以得出在线健康知识社区中各个角色用户之间的互动合作较为频繁且自由。用户之间的竞争行为亦是如此，在线健康知识社区中用户的竞争目标具有差异性，且社区多鼓励自由竞争。综上，健康信息流动以及用户之间的合作与竞争多处于自组织过程。根据线下社区用户间的合作与竞争行为示意图，② 本书绘制了在线健康知识社区中用户合作与竞争行为自组织示意图，具体如图 3-6 所示。

在线健康知识社区中的自组织过程涵盖各个角色用户之间贡献行为的自组织、健康信息内容的自组织、用户贡献行为与健康信息内容之间关系的自组织，在线健康知识社区自组织模式具体如图 3-7 所示。根据图 3-7 所示，对于健康信息内容的自组织，涉及创生、聚合、序化以及优化等流程。首先，创生指代在线健康知识社区中新用户不断增加，用户贡献行为持续增长的过程，进而推动新

① 聂世军．领导班子成员内部竞争的类型，影响与调控策略［J］．领导科学，2012（10）：26-29.

② 杜鹏．高技术虚拟产业集群成员间合作与竞争机制研究［D］．哈尔滨：哈尔滨理工大学，2010.

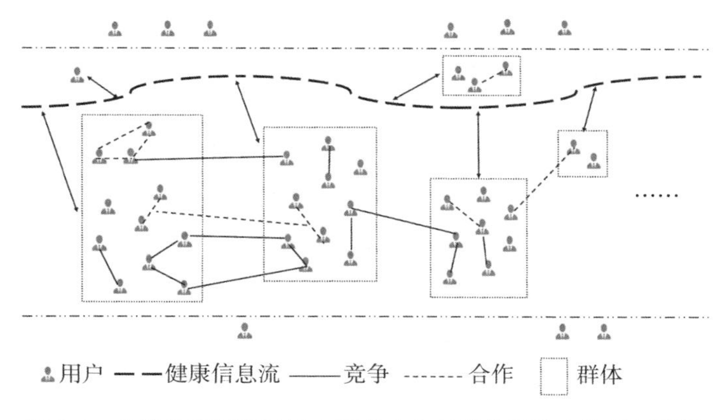

图 3-6 在线健康知识社区中用户合作与竞争行为自组织示意图

的健康信息内容的生成。如在线健康知识社区中新用户注册、用户健康类信息（即文字、图片、视频等）撰写与发布、健康问答评论与标签添加等。在健康信息生态链的创生阶段，用户贡献行为、健康信息内容、用户贡献行为与健康信息内容之间构建了初步的联系。其次，聚合指代在线健康知识社区中健康信息内容与用户贡献行为等要素进行不断整合与聚集的过程。用户通过健康信息撰写、发布、回复、标引、描述、加工、整序、转发、推送等行为为在线健康知识社区贡献了大量内容，并形成了各个要素之间复杂的映射关系。随着健康信息生态链中用户与用户的贡献行为之间关系、用户贡献行为与健康信息内容之间关系、健康信息内容之间关系交织程度的增加，健康信息内容与用户贡献行为等要素数量已足够多，并维持在相对稳定的状态。用户根据特定的兴趣逐步向特定群体聚集，用户与特定的健康信息内容之间形成了特定的映射关系，从而推动在线健康知识社区中社会化网络的构成。同时，相似度高的健康信息主题内容间不断交融，不同健康信息主题内容间的界限不断明晰。再者，序化指代在线健康知识社区中健康信息内容与用户贡献行为等要素从无序模式转变为有序模式的过程。随着行为、信息间链式关系的发展，行为趋同与区分使得其建立好友圈、群组、团体、子社区等，健康信息内容开始自发形成相对固定的话题或者主题。如 Keep（https：//www. gotokeep. com）将运动健康类知识社区中的话题划分为饮食、健身、跑步、球类、户外、瑜伽、体态、搏击等主题，春雨医生（https：//www. chunyuyisheng. com）将问诊咨询类健康知识社区中的话题划分为内科、外科、骨伤科、耳鼻咽喉科、儿科、妇科、中医科、营养科等主题，微糖（http：//www. welltang. com/#service_center）将疾病管理类健康知识社区中的话题划分为新手必读、饮食健康、运动百科、药物治疗、健康自测等主题。最后，优化指代在线健康知识社区中健康信息内容与用户贡献行为等要素的序化状态从较低程度向较高程度转换的过程。优化是指在在线健康知识社区中要素序化的基础上，对影响社区运行效率的要素结构进行革新，以减少健康信息生态链中健康信息内容流转的风险。

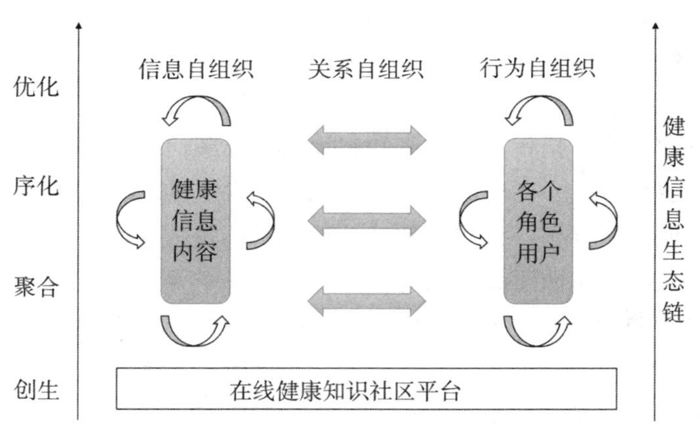

图 3-7 在线健康知识社区自组织模式

在线健康知识社区中的用户参与对其建设具有关键意义，① 本书依据在线健康知识社区中用户贡献行为的特征与规律，并综合在

① 张鑫. 在线健康社区用户参与行为的类型及偏好研究［J］. 情报资料工作，2019，40（5）：84-91.

线健康知识社区的自组织模式，设计了在线健康知识社区中的用户贡献行为特征与规律框架，如图 3-8 所示。对于在线健康知识社区中用户贡献行为的特征，其中信息监管者主要负责国家与社区层面的健康信息政策、规范与公约方面的制定，与其他角色用户之间的健康信息流互动较少，因此在框架图中未与其他五种角色的社区用户进行连线。而信息生产者、信息组织者、信息消费者、信息分解者与信息传递者之间的健康信息流互动较为频繁，进行健康相关文章、图片、音频以及视频等健康信息的一次、二次、多次传播，框架图 3-8 中用箭头进行连接。此外，不同角色用户的贡献行为特征具有差异性，在框架图中用不同种类的线条来体现贡献行为的不同特征，如信息生产者主要负责在线健康知识社区中的健康信息撰写、发布与回复等，信息组织者主要负责健康信息标引、描述与转换等；对于在线健康知识社区中用户贡献行为的规律主要体现在用户之间的合作与竞争行为上，用户之间通过合作与竞争加速了在线健康信息生态链中的健康信息流动以及利用率。在线健康知识社区中，对于用户的合作与竞争行为，合作与竞争文化对于其贡献行为具有重要影响。社区中良好合作与竞争文化的营造有助于提升用户之间合作与竞争行为的积极影响，并且削减合作与竞争行为的消极影响，以实现用户之间的良性互动。此外，由于健康信息生态链中信息内容、用户关系、信息与用户间关联的自组织属性，本书在框架图中嵌入了信息自组织、关系自组织与行为自组织三个属性，以展现在线健康知识社区中用户贡献行为从无序到有序进而结构化，并达到动态平衡的过程。① 在线健康知识社区中的用户通过贡献行为进行健康信息的传播、共享与利用，以发展与完善在线健康知识社区结构并实现用户群体的健康目标。

① 李鹏．Web 2.0 环境中用户生成内容的自组织［J］．图书情报工作，2012，56（16）：119-126.

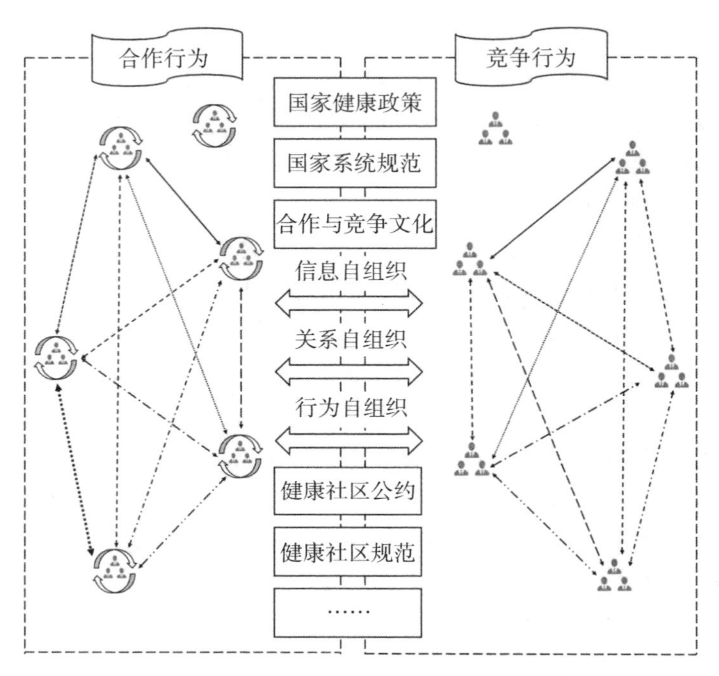

图 3-8 在线健康知识社区的用户贡献行为特征与规律框架

3.4 数据分析

本章的数据分析主要选取好大夫在线（https：//www. haodf. com）与 Endomondo（https：//www. endomondo. com/）为研究平台，探究在线健康知识社区中的用户贡献行为特征与规律，并基于行为特征与规律探究用户贡献行为间的关联。其中，本书以好大夫在线为例探究电脑端（PC 端）的问诊咨询类在线健康知识社区，其作为国内领先的互联网医疗在线健康知识社区，截至 2022 年 7 月，好大夫在线综合了国内 10000 余家正规医院的约 89 万名医生的信息。其中，24 万名医生在好大夫在线平台上进

行了实名注册，直接面向用户提供互联网健康医疗服务，已累计服务超过 7900 万名用户。好大夫在线已在医生/医院信息查询、家庭医生、电话问诊、图文问诊、诊后疾病管理、视频远程门诊、门诊精准预约、疾病知识科普等多个领域取得显著成绩。好大夫在线主界面如图 3-9 所示。

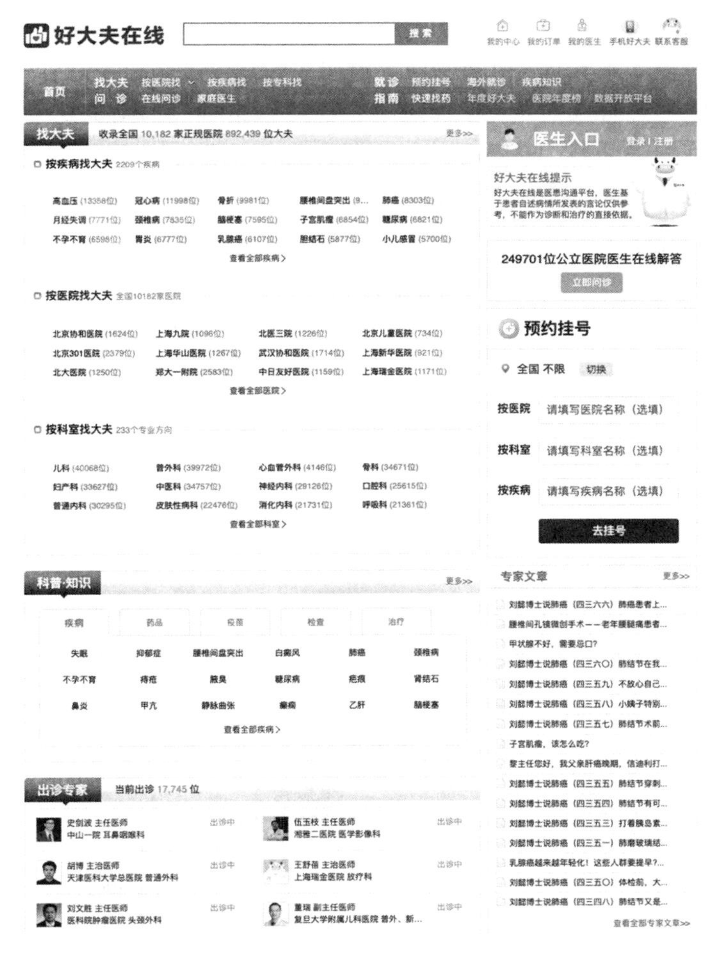

图 3-9　好大夫在线主界面

本书以“Endomondo”为例探究移动端的运动健康类在线健康知识社区，其旨在打造“更具吸引力、更具社交性、更具趣味性”的体育锻炼。本书选择 Endomondo 作为研究对象的原因如下：首先，Endomondo 能够向用户提供体育锻炼类的健康知识，是典型的运动健康类在线健康知识社区。Endomondo 能够跟踪用户的日常体育锻炼情况，在沿途提供实时的音频反馈，并向用户提供制定体育锻炼目标实现的指导。移动端的 Endomondo 作为免费的线上私人教练，可与网页版的 Endomondo. com 同步，用户可以同时通过移动端与 PC 端访问完整的日常训练日志并分析其体育锻炼活动。其次，Endomondo 拥有完整的健康信息生态链，涵盖从健康信息生产、组织、分解、传播、消费等各个环节。Endomondo 作为国外领先的在线运动健康知识社区，拥有成熟的商业运营模式，活跃用户覆盖全球多数国家以及各种语言，用户量超过 2000 万。Endomondo 支持在线社区内用户之间的社交互动，包含用户点赞、用户排名、用户评论等。Endomondo 的主界面如图 3-10 所示。

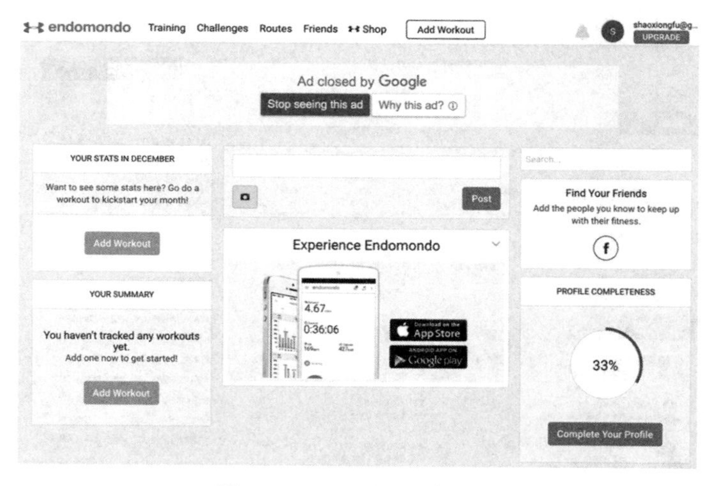

图 3-10　Endomondo 主界面

3.4.1 好大夫在线

本书以“好大夫在线”电脑端问诊咨询类在线健康知识社区为例，探究社区内健康信息生态链中各个角色用户的贡献行为，以及各个角色用户之间的合作与竞争行为。本书通过编写 Python 程序抓取“好大夫在线”社区中 10401 名医生的问诊信息，主要涉及医生（即信息生产者）的综合推荐热度、在线问诊量以及用户投票数等，其中综合推荐热度由低到高取值为 1.0~5.0、在线问诊量为医生的实际问诊数量、用户投票数为医生所获取的实际用户投票数量。

为基于信息生态链视角探究用户之间各个角色成员间的合作与竞争行为，本书将好大夫在线平台中的指标与各个角色用户的贡献行为进行了匹配：①信息生产者。问诊咨询类健康知识社区中的信息生产者指代医生，其贡献行为被具体化为医生的在线问诊量。信息生产者通过其问诊咨询，促进了社区平台内健康信息的流通，具有合作属性。同时，为获取信息消费者的订单、投票以及评分等，信息生产者也通过提升问诊咨询质量与效率来提升竞争力，具有竞争属性。②信息消费者。信息消费者指代好大夫在线平台用户，主要涉及患者或者帮助患者进行咨询的亲友等，其贡献行为被具体化为综合推荐热度。信息消费者的投票、评分等行为有助于激励信息生产者高质量问诊咨询内容的提供，促进了其间协作。但评分、投票等行为能够引发信息生产者之间的竞争行为，信息生产者为获取更多的信息消费者投票、评分进而增强其问诊咨询质量与效率。同时，信息消费者的点赞等行为不具有排他性，因此致使消费者间的可能性较低，其贡献行为具有合作与竞争属性。③信息组织者。信息组织者指代好大夫社区平台，其贡献行为被具体化为综合推荐热度。信息组织者通过对信息生产者进行评价来提供综合推荐热度，有助于激励信息生产者通过提高自身问诊咨询质量与效率，进而提升自身的综合推荐热度，这有助于增强信息生产者之间的竞争行为。同时，信息组织者提供的综合推荐热度主要参考了信息消费者的投票、评分等，主要信息组织者与信息消费者之间的合作行为。④信息传递者。信息传递者通过提供问诊咨询渠道，为信息生产者的医疗健康信息输出提供了便利，进而间接促进了信息消费者的医疗健康信息获取与利用，这能够促进信息生态链中各个角色成员之间的合作行为。⑤信息分解者。信息分解者通过健康信息的加工、挑选与整序，以及医护人员信息的加工、挑选与整序，方便了信息消费者、信息传递者的相关信息获取。传递与利用，推动了整个健康信息生态链的信息流转效率。⑥信息监管者。信息监管者通过无关、虚假等方面健康信息的删除，以及不实医护人员信息的修订与删除，保障了社区平台内健康信息的质量、医护人员信息的可靠性。这既规范了信息生产者信息供给，助推了传递、消费过程中的信息可靠性，也缓解了分解者信息筛选量。因此，信息监管者通过其贡献行为增强了信息生态链中各个角色用户之间的合作。信息生态链视角下好大夫在线社区中用户贡献行为如表 3-4 所示。

表 3-4　**信息生态链视角下好大夫在线社区中用户贡献行为**

信息生态链角色		用户贡献行为	
信息生产者	医生	在线问诊	合作 & 竞争
信息消费者	用户（涉及患者或者帮助患者进行咨询的亲友等）	投票	合作 & 竞争
信息组织者	好大夫在线平台	医生综合推荐热度的提供	合作 & 竞争
信息传递者	好大夫在线平台	问诊咨询渠道的提供	合作
信息分解者	好大夫在线平台管理员	健康信息的加工、挑选与整序；医护人员信息的加工、挑选与整序	合作
信息监管者	好大夫在线平台管理员	无关、虚假等方面健康信息的删除；不实医护人员信息的修订与删除	合作

本书采用皮尔森相关性分析（Pearson Correlation）和方差分析（Analysis of Variance，ANOVA）来探究健康信息生态链中各个角色用户贡献行为之间的交互影响。具体而言，检验信息消费者与信息组织者的贡献行为对于信息生产者用户贡献行为的影响。根据皮尔森相关性分析的结果，信息消费者的贡献行为与信息生产者的贡献行为呈现显著正相关（*Pearson* 相关系数 = 0.564，p = 0.000***）。根据方差分析结果，信息消费者的贡献行为对于信息生产者的贡献行为产生了显著影响（F = 21.205，p = 0.000***），信息生产者的贡献行为对于信息消费者的贡献行为产生了显著影响（F = 64.440，p = 0.000***）；信息组织者的贡献行为与信息生产者的贡献行为呈现显著正相关（*Pearson* 相关系数 = 0.372，p = 0.000***），信息组织者的贡献行为对信息生产者的贡献行为产生了显著影响（F = 43.868，p = 0.000***），信息生产者的贡献行为对信息组织者的贡献行为产生了显著影响（F = 5.547，p = 0.000***）；信息组织者的贡献行为与信息消费的贡献行为呈现显著正相关（*Pearson* 相关系数 = 0.608，p = 0.000***），信息组织者的贡献行为对信息消费者的贡献行为产生了显著影响（F = 200.533，p = 0.000***），信息消费者的贡献行为对信息组织者的贡献行为产生了显著影响（F = 29.195，p = 0.000***）。问诊咨询类在线健康知识中用户贡献间交互影响如表 3-5 所示。

表 3-5 **问诊咨询类在线健康知识社区中用户贡献间交互影响**

用户贡献行为间的影响	相关性分析		方差检验		结果
	Pearson 相关系数	显著性（双尾）	F 值	显著性（双尾）	
信息消费者→信息生产者	0.564	0.000***	21.205	0.000***	显著正向影响
信息生产者→信息消费者			64.440	0.000***	显著正向影响

续表

用户贡献行为间的影响	相关性分析		方差检验		结果
	Pearson 相关系数	显著性（双尾）	*F* 值	显著性（双尾）	
信息组织者→信息生产者	0. 372	0. 000***	43. 868	0. 000***	显著正向影响
信息生产者→信息组织者			5. 547	0. 000***	显著正向影响
信息组织者→信息消费者	0. 608	0. 000***	200. 533	0. 000***	显著正向影响
信息消费者→信息组织者			29. 195	0. 000***	显著正向影响

注：* 表示为 $p<0.05$； ** 表示为 $p<0.01$； *** 表示为 $p<0.001$；N. s. 为不显著。

3. 4. 2 Endomondo

本书以“Endomondo”移动运动健康类在线健康知识社区为例，探究社区内健康信息生态链中各个角色用户的贡献行为，以及各个角色用户之间的合作与竞争行为。

（1）研究设计。研究数据的采集主要面向运动健康类在线健康知识社区生成的二手数据，旨在面向运动健康知识社区生成的二手数据进行大数据分析。本书将健康信息生态链中各个角色用户的贡献行为具体化为运动健康知识社区中的各类用户信息行为，从而对社区用户贡献行为进行定量研究。本书采用皮尔森相关性分析（Pearson Correlation）、T 检验（Student’s T Test）和方差分析（Analysis of Variance，ANOVA）等方法对健康信息生态链中各个角色用户的贡献行为进行关联分析，通过梳理各个角色用户之间的合作与竞争行为探究用户贡献行为的特征与规律。

（2）数据收集。通过编写 Python 程序抓取“Endomondo”社区中 23 个体育锻炼类别下用户体育锻炼数据，包括骑行—室内、骑行—运动、骑行—运输（Cycling-Transport）、高尔夫球、健行、皮划艇、风筝冲浪、山地骑行、定向越野、骑术、轮滑、滑旱冰、划船、跑步、航海、滑雪—越野、滑雪—下坡、单板滑雪、游泳、普通步行、步行—健身、滑浪风帆以及其他体育锻炼类别（涉及羽毛球、棒球、篮球、拳击、击剑、体操、瑜伽、乒乓球等 48 项运动，最终抓取 Endomondo 社区中 4404 位用户的 1048576 条体育锻炼记录用作大数据分析。Endomondo 社区中的运动类别示意图如图 3-11 所示。

（3）数据检验。对于 Endomondo 社区中的信息生态链角色，信息生产者主要指代社区用户，其用户贡献行为涉及运动状态的发布等；信息消费者主要指代社区用户，其用户贡献行为涉及运动状态的点赞等；信息组织者主要指代 Endomondo 平台，其用户贡献行为涉及体育锻炼类别划分、体育锻炼排行榜提供等；信息传递者主要指代 Endomondo 平台，其用户贡献行为涉及健康信息发布渠道提供；信息分解者与信息监管者主要指代 Endomondo 平台管理员，其用户贡献行为涉及无关、虚假等方面健康信息的删除。

对于 Endomondo 社区中各个角色用户贡献行为的合作与竞争属性，具体分析如下：①信息生产者。信息生产者运动状态的发布一方面通过合作能够促进在线运动健康知识社区中的运动信息内容丰富度以及用户活跃度等，但是另一方面也通过竞争吸引社区内部其他用户关注其发布的运动状态，并获取其他用户的点赞等，因此信息生产者的用户贡献行为既具备合作属性也具备竞争属性。②信息消费者。信息消费者的点赞等行为有助于激励信息生产者的健康信息内容生产，属于信息消费者与信息生产者之间的合作行为。同时，信息消费者的点赞等行为能够引发信息生产者之间的竞争行为，信息生产者为获取更多的信息消费者点赞进而竞相提升自身发布的健康信息内容的质量。但是信息消费者的点赞等行为不具有排他性，因此较少引发信息消费者之间的竞争行为。③信息组织者。信息组织者对于体育锻炼类别的划分促进了信息生产者的健康信息

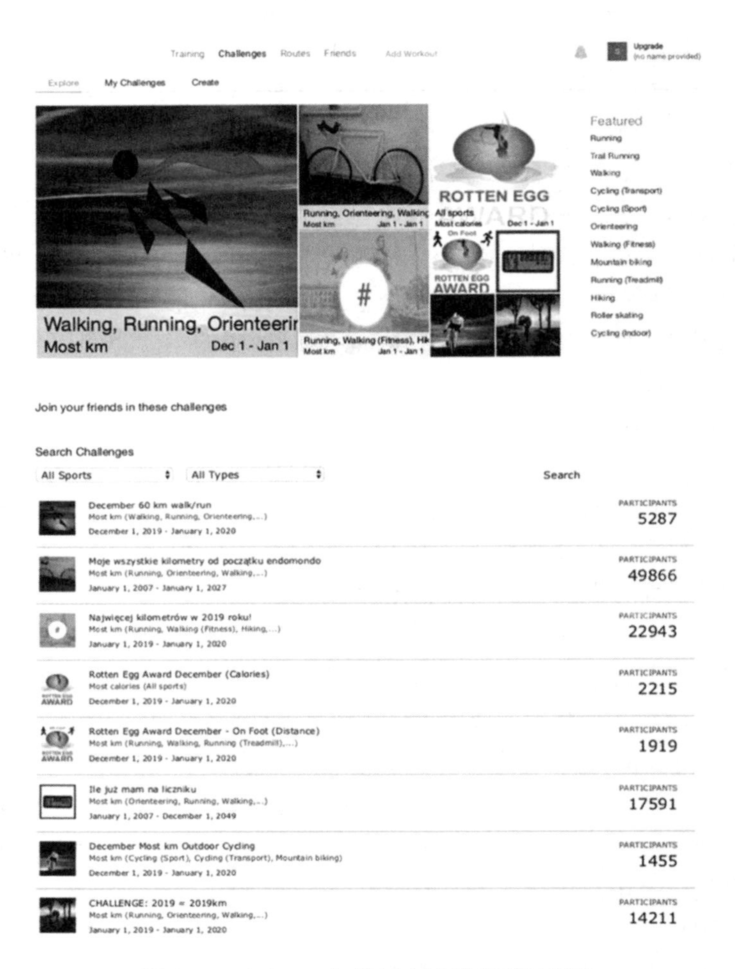

图 3-11　Endomondo 社区中运动类别示意图

内容的分类，信息传递者能按照体育类别分类进行规范化的健康信息传播，信息分解者和信息监管者可以依据体育主题类别删除无关健康信息内容，从而信息消费者可以依据体育主题类别更好地寻求所需的健康信息内容，这有效促进了信息生态链中各个角色成员之间的合作行为。此外，信息组织者通过按照体育主题类别设置用户排行榜，有助于激励信息生产者通过提高自身体育锻炼成绩，进而提升自身在相应排行榜中的排名，这有助于增强信息生产者之间的竞争行为。④信息传递者。信息传递者通过提供健康信息发布渠道，为信息生产者的健康信息内容制作提供了便利，进而间接促进了信息消费者的健康信息获取与利用，这能够促进信息生态链中各个角色成员之间的合作行为。⑤信息分解者。信息分解者通过健康信息的加工、挑选与整序有效保障了健康信息生态链的高质量健康信息流通，促进了信息消费者、信息传递者的健康信息获取、传递与利用。⑥信息监管者。信息分解者与信息监管者通过删除无关、虚假等方面的健康信息，能够规范信息生产及获取，助推信息的可靠传递，从而促进信息生态链中各角色之间互动合作。信息生态链视角下 Endomondo 社区中用户贡献行为具体如表 3-6 所示。

表 3-6 **信息生态链视角下 Endomondo 社区中用户贡献行为**

信息生态链角色		用户贡献行为	
信息生产者	用户	体育锻炼状态的发布	合作 & 竞争
信息消费者	用户	点赞等	合作 & 竞争
信息组织者	Endomondo 平台	体育锻炼类别划分、体育锻炼排行榜提供	合作 & 竞争
信息传递者	Endomondo 平台	健康信息发布渠道提供	合作
信息分解者	Endomondo 平台管理员	健康信息的加工、挑选与整序	合作
信息监管者	Endomondo 平台管理员	无关、虚假等方面健康信息的删除	合作

根据 Endomondo 社区中用户贡献行为数据的可获取性，本书主要可以获取信息生产者发布运动状态的发布数量、信息消费者的点赞行为数据，以及信息组织者对于体育锻炼主题类别的划分、体育锻炼排行榜的提供。为保护社区用户的隐私，本书对用户界面的

用户头像与昵称进行了虚化处理，Endomondo 社区中用户界面示意图如图 3-12 所示。

Training
Challenges
Routes
Friends
Add Workout
Upgrade
(no name provided)
Profile
Workouts
Statistics
Country: France
Sex: Male
Favorite Sport: Running
ADD AS FRIEND
Summary
PERSONAL BESTS
Walking
One hour 8.26 km
Farthest Distance 19.68 km
3 km 1m:19s
3 miles 26m:12s
5 km 26m:54s
10 km 1h:12m:55s
Most Calories Burned 971 kcal
Cycling (Sport)
One hour 25.9 km
Farthest Distance 59.34 km
10 km 21m:21s
10 miles 35m:31s
20 km 45m:15s
50 km 2h:06m:15s
Most Calories Burned 1755 kcal
Running
12-minute test 3.36 km
One hour 13.58 km
Farthest Distance 35.75 km
1 km 2m:25s
1 mile 5m:04s
3 km 10m:34s
3 miles 17m:18s
5 km 18m:01s
10 km 42m:44s
Half marathon 1h:37m:08s
Most Calories Burned 3564 kcal
See Less
OVERALL SUMMARY
All sports
Total workouts: 8215
Total duration: 1y:1m:18d
Total distance: 98169.99 km
Trips around the world: 2.45
Trips to the Moon: 0.255
Average speed: 9.86 km/h
Average pace: 6m:05s
Calories burned: 5020800 kcal
Burgers burned: 9297
Show Statistics
MY ONGOING CHALLENGES
News
was out cycling. He tracked 29.69 km in 1h:30m:20s.
About an hour ago
2 people like this.
was out running. He tracked 24.36 km in 2h:21m:26s.
6 hours ago
6 people like this.
joined the challenge Walking in the infinite (Fourth Edition).
15 hours ago · Join challenge
2 people like this.
was out walking. He tracked 2.35 km in 33m:43s.
19 hours ago
8 people like this.
was out cycling. He tracked 22.30 km in 1h:00m:13s.
19 hours ago
6 people like this.
was out walking. He tracked 10.11 km in 1h:56m:33s.
Yesterday at 21:13
4 people like this.
was out cycling. He tracked 10.18 km in 36m:05s.
Yesterday at 14:04
6 people like this.
was out running. He tracked 22.40 km in 2h:01m:53s.
Yesterday at 11:39
8 people like this.
was out walking. He tracked 1.16 km in 18m:04s.
Yesterday at 01:33
9 people like this.

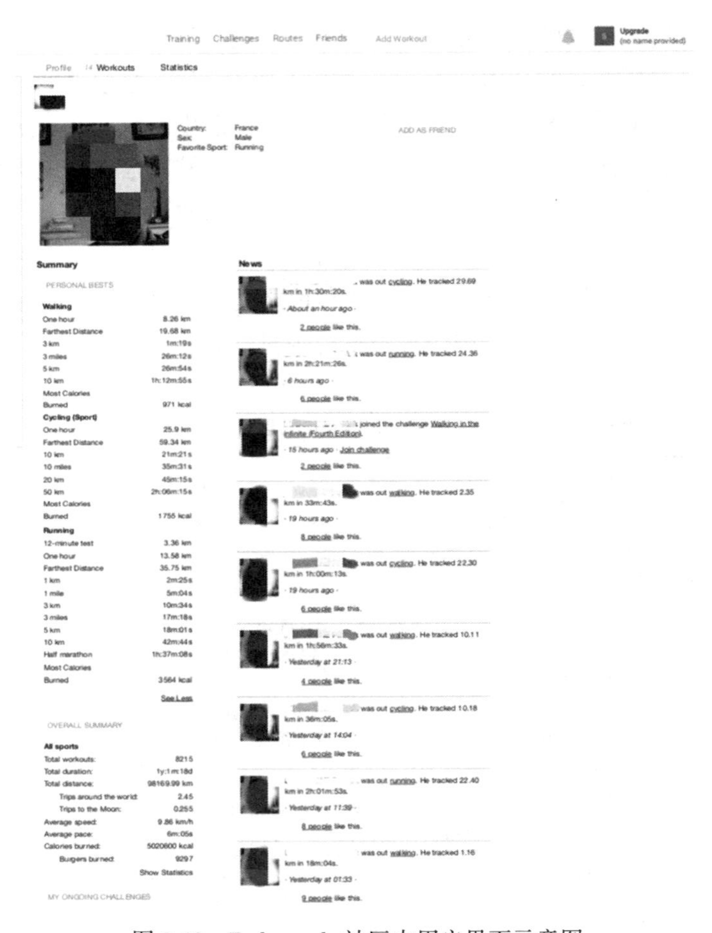

图 3-12　Endomondo 社区中用户界面示意图

为探究人口统计学因素对于在线运动健康知识社区中用户贡献行为的影响，根据 Endomondo 社区中用户披露的特征，本书主要探究性别对于健康信息生态链中不同角色用户贡献行为的影响。本书首先运用独立样本 T 检验来探究性别的影响作用，检验结果具体如表 3-7 所示。由表 3-7 可知，莱文方差等同性检验显示，对于信息生产者，$F=18.238$、$P=0.000$，即方差齐性检验结果为两组方差不齐。若方差齐，参考“假定等方差”一行统计量；若方差不齐，参考“不假定等方差”一行统计量。因此，性别对于信息生产者的用户贡献行为具有显著影响（$t=4.446$，$p=0.000^{***}$）。此外，根据体育锻炼状态发布的平均值，男性信息生产者相较于女性信息生产者发布更多的体育锻炼状态；对于信息消费者，$F=2.647$、$P=0.104$，即方差齐性检验结果为两组方差齐。因此，性别对于信息生产者的用户贡献行为具有显著影响（$t=-1.010$，$p=0.313$ N. s.）；对于信息组织者，$F=2.917$、$P=0.088$，即方差齐性检验结果为两组方差齐。因此，性别对于信息生产者的用户贡献行为不具有显著影响（$t=0.387$，$p=0.699$ N. s.）。

表 3-7　**性别因素对于用户贡献行为的影响**

		莱文方差等同性检验		平均值等同性 t 检验		
		F	显著性	t	自由度	显著性（双尾）
信息生产者（体育锻炼状态发布数）	假定等方差	18.238	0.000***	4.193	3461	0.000***
	不假定等方差			4.446	2147.469	0.000***
信息消费者（点赞）	假定等方差	2.647	0.104 N. s.	−1.010	3461	0.313N. s.
	不假定等方差			−0.869	1418.679	0.385N. s.

续表

		莱文方差等同性检验		平均值等同性 t 检验		
		F	显著性	t	自由度	显著性（双尾）
信息组织者（体育锻炼排名）	假定等方差	2.917	0.088N.s.	0.387	3461	0.699N.s.
	不假定等方差			0.383	1836.334	0.702N.s.

注：* 表示为 $p<0.05$；** 表示为 $p<0.01$；*** 表示为 $p<0.001$；N.s. 为不显著。

本书采用皮尔森相关性分析和方差分析来探究健康信息生态链中各个角色用户的贡献行为之间的交互影响。具体而言，检验信息消费者与信息组织者的贡献行为对于信息生产者用户贡献行为的影响，其中在线运动类健康知识社区中的信息消费者的贡献行为被具体化为用户点赞行为，信息组织者的贡献行为被具体化为体育锻炼排行榜中的用户排名，信息生产者的贡献行为被具体化为用户体育锻炼状态的发布数。根据皮尔森相关性分析的结果，信息消费者的贡献行为与信息生产者的贡献行为呈现显著正相关（*Pearson* 相关系数 = 0.383，p = 0.000***）。根据方差分析结果，信息消费者的贡献行为对于信息生产者的贡献行为产生了显著影响（F = 4.914，p = 0.000***），信息生产者的贡献行为对于信息消费者的贡献行为产生了显著影响（F = 29.731，p = 0.000***）；信息组织者的贡献行为与信息生产者的贡献行为呈现显著正相关（*Pearson* 相关系数 = 0.359，p = 0.000***），信息组织者的贡献行为对信息生产者的贡献行为产生了显著影响（F= 47.788，p = 0.000***），信息生产者的贡献行为对信息组织者的贡献行为产生了显著影响（F= 2.602，p = 0.000***）；信息组织者的贡献行为与信息消费的贡献行为呈现显著正相关（*Pearson* 相关系数 =0.094，p = 0.000***），信息组织者的贡献行为对信息消费者的贡献行为产生了显著影响（$F=6.882$，$p=0.000^{***}$），信息消费者的贡献行为对信息组织者的贡献行为产生了显著影响（$F=2.551$，$p=0.000^{***}$）。在线运动健康知识中用户贡献行为间的交互影响如表 3-8 所示。

表 3-8 在线运动健康知识社区中用户贡献行为间的交互影响

用户贡献行为间的影响	相关性分析		方差检验		结果
	Pearson 相关系数	显著性（双尾）	*F* 值	显著性（双尾）	
信息消费者→信息生产者	0.383	0.000^{***}	4.914	0.000^{***}	显著正向影响
信息生产者→信息消费者			29.731	0.000^{***}	显著正向影响
信息组织者→信息生产者	0.359	0.000^{***}	47.788	0.000^{***}	显著正向影响
信息生产者→信息组织者			2.602	0.000^{***}	显著正向影响
信息组织者→信息消费者	0.094	0.000^{***}	6.882	0.000^{***}	显著正向影响
信息消费者→信息组织者			2.551	0.000^{***}	显著正向影响

注：* 表示为 $p<0.05$；** 表示为 $p<0.01$；*** 表示为 $p<0.001$；N. s. 为不显著。

此外，本书进一步检验健康信息生态链中各个角色用户贡献行为的成效，即探究用户之间的合作与竞争行为对于自身体育锻炼成效的影响，其中自身体育锻炼成效主要通过运动速度、卡路里消耗（千卡）来衡量。根据皮尔森相关性分析的结果，信息生产者的贡献行为与其运动速度（*Pearson* 相关系数 $=0.111$，$p=0.000^{***}$）、卡路里消耗（千卡）（*Pearson* 相关系数 = 0.222，p = 0.000***）呈现显著正相关。根据方差分析结果，信息生产者的贡献行为对于其运动速度（F = 1.350，p = 0.000***）、卡路里消耗（千卡）（F = 10.364，p = 0.000***）产生了显著影响；信息消费者的贡献行为与其运动速度（*Pearson* 相关系数 = 0.076，p = 0.000***）、卡路里消耗（千卡）（*Pearson* 相关系数 = 0.319，p = 0.000***）呈现显著正相关。信息消费者的贡献行为对其运动速度（F = 1.317，p = 0.000***）、卡路里消耗（千卡）（F = 4.238，p = 0.000***）产生了显著影响；信息组织者的贡献行为与其运动速度（*Pearson* 相关系数 = 0.092，p = 0.000***）、卡路里消耗（千卡）（*Pearson* 相关系数 = 0.413，p = 0.000***）呈现显著正相关。信息组织者的贡献行为对其运动速度（F = 3.324，p = 0.000***）、卡路里消耗（千卡）（F = 49.430，p = 0.000***）产生了显著影响。在线运动健康知识社区中用户贡献行为的成效具体如表 3-9 所示。

表 3-9　**在线运动健康知识社区中用户贡献行为的成效**

用户贡献行为	成效	相关性分析		方差检验		结果
		Pearson 相关系数	显著性（双尾）	F 值	显著性（双尾）	
信息生产者	运动速度	0.111	0.000***	1.350	0.000***	显著正向影响
	卡路里消耗	0.222	0.000***	10.364	0.000***	显著正向影响
信息消费者	运动速度	0.076	0.000***	1.317	0.000***	显著正向影响
	卡路里消耗	0.319	0.000***	4.238	0.000***	显著正向影响

续表

用户贡献行为	成效	相关性分析		方差检验		结果
		Pearson 相关系数	显著性（双尾）	F 值	显著性（双尾）	
信息组织者	运动速度	0.092	0.000***	3.324	0.000***	显著正向影响
	卡路里消耗	0.413	0.000***	49.430	0.000***	显著正向影响

注：* 表示为 $p<0.05$；** 表示为 $p<0.01$；*** 表示为 $p<0.001$；N.s. 为不显著。

3.4.3 结果与讨论

根据好大夫在线与 Endomondo 两个在线健康知识社区中的二手行为客观数据分析，本书从实践层面证实了健康信息生态链中不同角色用户之间的贡献行为存在显著的交互影响，而且不同角色用户之间存在合作与竞争行为。①②③ 具体而言，由于好大夫在线与 Endomondo 在线健康知识社区平台类别的差异，其各个角色用户的贡献行为具有差异性，如好大夫在线中的信息生产者贡献行为表现为在线问诊、Endomondo 中的信息生产者贡献行为表现为体育锻炼状态的发布；好大夫在线中的信息组织者贡献行为表现为医生综合推荐热度的提供、Endomondo 中的信息组织者贡献行为表现为体育

① Kohn A. No contest: The case against competition [M]. Houghton Mifflin Harcourt, 1992: 34-72.

② 宋晓龙. 在线健康社区的病患用户社交关系及竞争行为研究 [D]. 哈尔滨: 哈尔滨工业大学, 2015: 68-84.

③ 王战平, 等. 虚拟学术社区科研合作建立阶段的影响因素 [J/OL]. [2020-01-13]. 图书馆论坛. http://iras.lib.whu.edu.cn:8080/rwt/401/http/NNYHGLUDN3WXTLUPMW4A/KCMS/detail/44.1306.G2.20190816.1344.002.html.

锻炼类别划分、体育锻炼排行榜提供。为此，在探究在线健康知识社区中用户的贡献行为特征时应充分考虑社区平台差别，将其作为控制变量进行不同类别社区中各个角色贡献行为的明确界定。此外，好大夫在线与 Endomondo 中不同角色的用户贡献行为之间皆表现出显著的正向影响关系，如信息消费者与信息生产者、信息组织者与信息生产者、信息组织者与信息消费者之间的贡献行为呈现出显著的正向关联。这为信息生态链理论在在线健康知识社区中的发展提供了支撑，健康信息生态链中不同角色的用户通过合作与竞争促进了在线健康知识社区中的健康信息流转，进而促进了社区中健康信息的利用率。

同时，先前研究较少探究在线健康知识社区中性别等人口统计学因素对于用户贡献行为的影响。本书通过在线健康知识社区中用户属性和行为的二手大数据爬取，扩展了先前的研究结论，实证发现社区中用户的性别与信息生产者的用户贡献行为显著相关，而与信息消费者和信息组织者的用户贡献行为关联度较小。这说明人口统计学因素对于健康信息生态链中不同角色用户的贡献行为影响具有显著差异性。为此，在未来进行在线健康知识社区中用户贡献行为的研究时，应充分考虑用户角色以及其所从事的行为类别，尽量避免将所有用户划定为统一的用户群体加以研究。此外，先前研究也较少探究在线运动健康知识社区中用户贡献行为的成效，如探究问诊咨询类在线健康知识社区中用户贡献行为对于患者健康的影响、在线运动健康知识社区中用户贡献行为对于用户健康成效的影响等。为弥补这一研究局限性，本书探究了在线运动健康知识社区中用户贡献行为的实际健康成效影响作用，研究发现信息生产者、信息消费者、信息组织者的贡献行为皆对于自身健康成效产生了显著正向影响，即积极促进了自身的运动速度、卡路里消耗（千卡）等。

3.5 本章小结

在线健康知识社区情境下，用户已然成为社区健康信息服务中的主要对象。通过明晰信息生态链视角下的用户贡献行为特征与规律能够为深入分析在线健康知识社区中的用户贡献行为提供支撑。本书将健康信息生态链视角引入用户贡献行为研究，剖析了在线健康知识社区中的用户贡献行为特征与规律，能够丰富并且完善在线健康情境下的用户信息行为理论。

首先，本书分析了健康信息生态链中信息生产者、信息组织者、信息消费者、信息分解者、信息传递者与信息监管者的贡献行为特征，明晰了在线健康知识社区中各个角色用户具体的贡献行为，并且对于各个角色用户的贡献行为进行了详细的定义。同时，本书指出了用户贡献行为可被区分为主动贡献行为和反应贡献行为，以及对应的用户贡献行为类型。

其次，本书发现健康信息生态链中用户之间不同模式的合作与竞争行为能够直接或者间接地对于健康知识扩散和信息传递施加影响。其中信息生产者通过与其他用户（包含信息生产者以及其他角色用户）间的合作与竞争能够促进高质量的健康信息撰写、发布与回复等；信息组织者通过与其他用户间的合作与竞争能够实现更精准的健康信息标引与描述，从而实现更好的健康信息专题与话题组织等；信息消费者通过与其他用户间的合作与竞争能够优化健康信息服务流程与质量，从而帮助其更高效地获取匹配的健康信息，从而满足其健康信息需求；信息分解者通过与其他用户间的合作与竞争能够明晰健康信息分解的标准，从而提升健康信息加工、挑选、整序以及删除的效率；信息传递者通过与其他用户间的合作与竞争能够将健康信息更精准地转发与推送给匹配的信息消费者；信息监管者通过与其他用户间的合作与竞争能够更准确了解其他角色用户的切实需求，从而制定更符合健康信息生态链实际情况的健康信息政策与规定等，依其他用户需求更高效地删除冗余以及虚假健康信息。

最后，本书选择“好大夫在线”和“Endomondo”作为国内外典型的在线健康知识社区进行数据抓取，实现了在线健康知识社区中的客观数据与信息生产者、信息消费者与信息组织者的贡献行为的匹配，并进行了相应的数据关联分析。数据分析结果显示，健康信息生态链中不同角色用户的贡献行为之间会存在正向的交互影响，这为在线健康知识社区中不同角色用户之间的合作关系提供了现实佐证。此外，本书还证实了性别这一人口统计学特征会对健康信息生态链中信息生产者的贡献行为产生影响，而且验证了各个角色用户贡献行为会对用户的健康行为有着切实影响。

综上所述，本书从用户贡献行为特征与规律两个角度探究了在线健康知识社区中的健康信息行为，为后续基于健康信息生态链视角深入探究用户贡献行为以及健康信息行为理论打下了坚实基础。

4 信息生态链视角下在线健康知识社区用户贡献行为动机

在明晰在线健康知识社区中用户贡献行为的特征和规律基础上，进一步深入剖析用户社区贡献行为动机，强调贡献动机对于在线健康信息生态链中用户贡献行为理解的重要性。在线健康知识社区中的用户通常根据自身的内在或外在动机，基于预防方法、健康症状、疾病原因、诊断结果、治疗效果、诊疗经验等进行贡献行为，以满足其健康信息需求。①② 首先，基于健康信息功能生态位对于用户在线社区贡献动机进行界定和划分，从而探究不同角色用户对健康知识社区的贡献动机。为后续基于动机理论框架研究在线健康知识社区中的用户贡献提供基础，涵盖用户、社区与社会相关动机对于用户贡献的影响。

4.1 在线社区中的动机理论应用

在线社区中的用户贡献行为指代用户基于有关动力因素而参与

---

① Liu R L. A passage extractor for classification of disease aspect information [J]. JASIST, 2013, 64 (11): 2265-2277.

② 张鑫，王丹．用户的在线健康信息搜寻任务研究 [J]. 情报资料工作，2017 (6): 74-83.

在线社区，涉及信息披露、信息分享、人际情感交流、社区关系建立等诸多用户贡献行为。① 根据定义，探究在线社区中用户贡献行为的动力因素对于理解其贡献行为至关重要。用户不同贡献行为的动机具有差异性，如回复与浏览行为是在线社区中的用户贡献行为的主要两类模式，其中涉及用户需求、情感以及义务;② 发帖与浏览两种在线社区中的用户贡献行为能够积极促进用户社区意识的提升，其中发帖行为是基于用户个人与社会层面的动机因素所驱使，浏览行为是出于提升用户认知的需求。在线健康知识社区中对于用户贡献支撑技术的优化并不一定能保障所有社区成员皆能积极贡献其知识。③ 因此，分析与总结在线健康知识社区中用户贡献的动机对于用户贡献的促进至关重要。

4.1.1 用户动机理论阐析

"互联网+" 助推了健康生态发展，基于平台提供的服务功能，能实现自由的订阅、关注、转发、评论、点赞以及标签添加。而理解引发用户订阅、关注、转发、评论、点赞以及标签添加等贡献行为的动机是促进用户贡献以及社区可持续发展的关键。动机是引发、控制和维持为满足用户需求而采取的行动的一般特征或者因素。用户动机作为重要心理因素，能够显著对用户贡献行为产生影响，而动机理论是探究在线社区中用户贡献行为的关键理论之一。动机理论为了解在线健康知识社区中用户行为态度和目标提供了重要基础，动机作为用户的心理力量源泉，能

① 张鑫. 在线健康社区用户参与行为的类型及偏好研究 [J]. 情报资料工作, 2019, 40 (5): 84-91.

② Bateman P J, et al. Research note-The impact of community commitment on participation in online communities [J]. Information Systems Research, 2011 (2): 841-854.

③ Arazy O, Gellatly I, Brainin E, Nov O. Motivation to share knowledge using wiki technology and the moderating effect of role perceptions [J]. JASIST, 2016 (10): 2362-2378.

够促进用户尝试进行特定的贡献行为。① 用户动机是其心理或者物质需求的一种表现，推动其将贡献行为倾向付诸践行的心理特征。具体而言，一方面用户基于自身选择、兴趣、信念或意愿等进行相关贡献行为，此类动机主要出于用户自我愉悦或者自我实现的需求，是用户的自主行为。如在运动健康类在线健康知识社区中，用户出于自身减脂、瘦身、塑形、健美等方面的需求而参与健康知识社区。另一方面用户基于外部或者其他用户需求而从事相关贡献行为，此类用户受到外部驱使具有非自主性。② 如在问诊咨询类在线健康知识社区中，医护人员出于患者需求而生产有针对性的健康信息。

用户动机还可辅以其他理论进行解释：①使用与满足范式（Uses and Gratifications Paradigm）。使用与满足范式常被用来解释在线社区贡献，社区中的贡献行为具有两个维度的动机，即内容满足感、过程满足感与社会满足感③。内容满足维度动机主要涉及用户所使用在线健康知识社区中涵盖的健康信息内容，如健身信息、问诊信息、饮食信息等。在线健康知识社区中的内容满足动机一方面涉及面向关键目标、任务、决策有关的用户任务，另一方面涉及使用在线健康知识社区寻求幸福以及情感上的愉悦感。对于后者，主要集中于运动健康类、健康管理类在线健康知识社区中，较少出现在问诊咨询类、预约挂号类、疾病管理类在线健康知识社区中。②马斯洛需求层次理论（Maslow's Hierarchy of Needs）。根据马斯洛需求层次理论（Maslow's Hierarchy of

① Roberts J A, et al. Understanding the motivations, participation, and performance of open source software developers [J]. Management Science, 2006 (7): 984-999.

② 王红丽，吕迪伟．受控动机理论视角下的员工感知信任及其影响研究 [J]. 管理学报，2018，15 (3): 351-357, 409.

③ Salehan M, Kim D J, Kim C. Use of online social networking services from a theoretical perspective of the motivation-participation-performance framework [J]. Journal of the Association for Information Systems, 2017, 18 (2): 141-172.

Needs)，用户贡献行为动机主要出自其自身需求，用户可能出于生理、尊重、安全、社交以及自我实现等多方面的需求开展贡献行为。③行为主义心理学（Behavioral Psychology）。根据行为主义心理学（Behavioral Psychology），其作为现代心理学的重要分支，强调用户在在线健康知识社区中进行贡献行为受到此类行为本身和内外部刺激是否得到加强的影响，得以强化的用户行为相较于未得以强化的贡献行为再次出现的概率更高。当用户的贡献行为促使其某个方面得以满足时才能够引发其贡献行为动机，进而使得该用户行为能够复现。

4.1.2 用户贡献动机类型

为探究在线社区用户贡献动机的类型，本书对现有研究所关注的贡献行为动机类型进行了分析。经过对现有文献的归纳与总结，大量的研究证实了用户的不同贡献行为具有不同类型的动机。为进一步明晰在线社区用户贡献行为动机的类型，本书从理论基础、理论框架角度进一步梳理了现有研究结论，在此基础上明确了在线社区用户贡献行为的具体动机类型及其定义，基于理论视角的在线社区用户贡献行为动机梳理如表 4-1 所示。对于理论基础，主要涵盖社会学、心理学、行为学等多个学科领域的理论，如期望/价值理论（Expectancy-Value Theory，EVT）作为动机心理学最具影响力的理论之一，强调用户进行各类行为的动机主要是由其行为完成的概率以及行为所生成的价值所决定的。用户完成相关贡献行为的概率越高，从贡献行为结果中得到的利益越高，用户进行相关贡献行为的动机也越强烈；自我决定理论（Self-Determination Theory，SDT）由认知评价理论（Cognitive Evaluation Theory，CET）发展而来，指出在线社区用户并非排斥贡献行为，其被激励进行贡献行为主要是为了实现胜任、自主以及归属需求的满足。同时，用户内在动机在驱动其进行贡献行为中关键性作用，外在动机的成效取决于用户是否将外在激励因子

转变为内在动机；特质激活理论（Trait Activation Theory，TAT）作为心理学、行为学等学科的交叉理论之一，强调在线社区中的用户行为是用户人格特征与在线社区内外情境因素相互影响的结果，在一定水平上影响用户是否倾向于进行贡献行为，从而对情境因素作用下的用户贡献行为产生影响。①

对于理论框架，各项研究基于各自理论构建了相应的理论框架，进而根据理论框架划分具体的动机。如基于社会资本理论，将用户贡献行为动机划分为个体动机与关系资本，其中个体动机涵盖声誉、享受帮助他人，关系资本涵盖承诺、互惠；基于社会认知理论，将用户贡献行为动机划分为情境因素、知识分享个人感知，其中情境因素涉及互相给予等，个人感知涉及感知兼容性等；基于期望价值理论，将用户贡献行为动机划分为内在动机与外在动机，其中内在动机涵盖帮助动机、用户贡献的自我效能动机、道德义务，外在动机主要涉及声誉；基于系统动力学视角，将用户贡献行为动机划分为内在动机、外在动机与社区动机，其中内在动机涵盖成就需求、隶属需求与自我效能，外在动机涵盖辅助价值、信息价值与外在奖励，社区动机涵盖归属感、社区身份等。② 综上所述，上述动机可基本划分为用户、社区、社会三个维度动机。

为此，从理论维度探讨贡献行为动机，有助于深入探究在线健康知识社区中的用户贡献动机，为后续基于角色分类划分在线健康知识社区中的用户贡献动机奠定基础。

① 李春玲，张西英，仇勇，陈琴．不同激励偏好下创新奖励对研发人员创新行为的影响——自我决定与特质激活理论整合视角［J］. 科技进步与对策，2019，36（24）：153-160.

② Wang J，Zhang R，Hao J X，Chen X. Motivation factors of knowledge collaboration in virtual communities of practice：A perspective from system dynamics［J］. Journal of Knowledge Management，2019，23（3）：466-488.

表 4-1 基于理论视角的在线社区用户贡献行为动机梳理

作者	理论基础	用户贡献行为动机		
		理论框架	具体动机	定 义
Wasko，Faraj（2005）①	社会资本理论	个体动机	名望	名望有助于社区地位获得、持续
			享受帮助他人	用户会因为认为帮助他人解决具有挑战性的问题很有趣，或者因为帮助他人感觉很好而在在线社区中贡献知识
		关系资本	承诺	承诺是参与未来行动的职责或义务，源于用户间频繁的互动
			互惠	互惠的基本准则是相互贡献，因此用户在贡献之时通常也会从他人获取收益，从而确保持续的互惠交流
Lin，Hung，Chen（2009）②	社会认知理论	情境因素	互惠规范	用户相信在在线社区中的贡献行为将会导致未来对知识的需求得到满足
			信任	在在线社区中的贡献行为方面，对其他用户的良好意愿、行为、能力和可靠性的信任程度
		知识分享个人感知	用户贡献的自我效能	自身能够供给有效信息的信心
			感知相对优势	认识到个人在知识贡献方面所存在的优势
			感知兼容性	知识贡献者对可能的价值、需求和经验的认知，即用户个人的知识贡献行为符合他/她的原始价值体系

① Wasko M M L, et al. Examining social capital and knowledge contribution in electronic networks of practice [J]. MIS Quarterly, 2005 (1): 35-57.

② Lin M J J, et al. Fostering the determinants of knowledge sharing in professional virtual communities [J]. Computers in Human Behavior, 2009 (4): 929-939.

续表

作者	理论基础	用户贡献行为动机		
		理论框架	具体动机	定　义
Tong, et al. (2013)①	动机视角	内在动机因素	在帮助其他用户方面感到满意	帮助其他社区用户的满意度与“利他主义”的概念密切相关，帮助其他社区用户的想法通常被认为是对贡献者的一种自我实现的回报
			对影响产品机制方面的感知满意度	成就感是内在动机的一种重要类型，当某个用户执行有影响力的或挑战性的任务时，即对产品机制产生影响时，贡献者可以在此过程中感到满意
		内化的外在动机因素	自我形象增强的感知可能性	用户经常依靠其他用户的评估和反馈来改善自身的社会地位
		外化的外在动机因素	经济奖励机制的存在	受外部动机驱使的用户是为了获得理想的外部结果（例如经济补偿）而进行社区贡献活动
Luarn, Yang, Chiu (2015)②	/	个体条件	利他主义	利他主义作为一种动机，其最终目标是在不预期补偿的情况下增加一个或多个用户的福利
			自恋	自恋与用户积极的自我见解（例如智力或者吸引力）相关联，是一种需要钦佩和夸大自我重要性的普遍存在的人格特质
			形象建设	形象建设是指用户通过控制发布内容以帮助构建其在其他用户中的理想形象

① Tong Y, et al. An empirical study of information contribution to online feedback systems [J]. Information & Management, 2013 (7): 562-570.

② Luarn P, Yang J C, Chiu Y P. Why people check in to social network sites [J]. International Journal of Electronic Commerce, 2015, 19 (4): 21-46.

续表

作者	理论基础	用户贡献行为动机		
		理论框架	具体动机	定　义
Luarn, Yang, Chiu (2015)	/	个体条件	成就	以成就为导向的用户具有通过提供自身贡献并且尝试为个人和群体确定解决方案来为在线社区做出贡献的强烈意愿
			生活细节记录	生活细节的记录或存档涉及个人信息记录，以告知和更新其他用户的自身的活动与位置，通常包括照片、视频等
		社会条件	关联强度	关联强度是可量化的属性，其表征了两个节点之间的链接，确定了节点之间交流的方式、渠道和表达形式，以及交流的动机和需求
			主观规范	主观规范是指用户自身行为与社会规范之间的一致性
			表现力	表现力是用户感知口语表达适合表达诸如情感、社会身份和个体身份之类信息的程度
			社会支持	社会支持是持续不断的社会凝聚力，可以通过接收信息、安慰和来自其他用户的保护来帮助用户维持心理健康
			关系管理	关系管理涉及发展和维持用户之间的紧密关系
			信息共享	信息共享是指用户向其他用户贡献个人信息或知识的心理需求

续表

作者	理论基础	用户贡献行为动机		
		理论框架	具体动机	定　义
Luarn, Yang, Chiu (2015)	/	感知条件	奖励	奖励被定义为基于有形或无形补偿的外部动机，通过折扣或免费礼物等外部补偿来影响用户贡献的决定
			捐赠	在线社区对社会的捐赠是吸引用户贡献的一种激励方式
			感知社会效益	感知社会效益可被定义为用户认为内容转发适合人际关系维持的程度
			感知用户友善度	感知用户友善度的概念涉及感知易用性和感知时间花费
			感知享受程度	感知享受程度是指激发用户个人兴趣和活动参与方面的思维刺激
			感知价值	感知价值是在线社区用户基于对收益和成本之间权衡取舍的感知，进而对在线社区中信息、产品或服务的实用性的总体评估
		基于消费的条件	用户满意度	用户满意度可以被定义为用户感知到消费相关的令人满意的程度
			用户参与	用户参与可被定义为社区贡献者根据内在的需求、价值和利益所感知到对象的相关性
			承诺	承诺指代用户保持与其他用户的持续关系所需要尽到的最大努力

续表

<table>
<tr><th rowspan="2">作者</th><th rowspan="2">理论基础</th><th colspan="3">用户贡献行为动机</th></tr>
<tr><th>理论框架</th><th>具体动机</th><th>定　义</th></tr>
<tr><td rowspan="4">Pai，Tsai（2016）①</td><td rowspan="4">/</td><td>功利主义相关因素</td><td>社区信息量</td><td>社区信息量是社区提供用户认为有用信息的程度</td></tr>
<tr><td>社会关注相关因素</td><td>感知用户支持</td><td>感知用户支持对于创建、促进与鼓励在线社区用户积极参与所必需的社会氛围特别重要，尤其是当用户所处的地理位置分散时</td></tr>
<tr><td>享乐主义动机</td><td>娱乐性</td><td>娱乐性是指在某种程度上与在线社区中的其他用户进行交互的活动本身具有娱乐性，超出了与其他用户进行交互的功利价值</td></tr>
<tr><td colspan="2">互惠规范</td><td>互惠规范反映了通过利益或者好处交换而产生的内在义务</td></tr>
<tr><td>Vaala，et al.（2017）②</td><td>/</td><td colspan="2">分享/帮助信念</td><td>/</td></tr>
<tr><td>Salehan，Kim，Kim（2017）③</td><td>基于动机—参与—绩效框架的视角</td><td colspan="2">功利主义动机</td><td>为了获取有用的信息、对用户的工作有所帮助、对用户从事的业务有用、能够改善用户的个人工作</td></tr>
</table>

① Pai P, et al. Reciprocity norms and information-sharing behavior in online consumption communities [J]. Information & Management, 2016 (1): 38-52.

② Vaala S E, Lee J M, Hood K K, Mulvaney S A. Sharing and helping: predictors of adolescents' willingness to share diabetes personal health information with peers [J]. Journal of the American Medical Informatics Association, 2017, 25 (2): 135-141.

③ Salehan M, Kim D J, Kim C. Use of online social networking services from a theoretical perspective of the motivation-participation-performance framework [J]. Journal of the Association for Information Systems, 2017, 18 (2): 141-172.

续表

作者	理论基础	用户贡献行为动机		
		理论框架	具体动机	定义
Salehan, Kim, Kim (2017)	基于动机—参与—绩效框架的视角	社会动机	纵向社会动机	纵向社会动机是指与现有的亲密关系(如家人和密友等)之间建立向前和向后联系的需要
			横向社会动机	横向社会动机是指通过与志趣相投的人建立新的联系来获取和/或扩展社交网络
		享乐主义动机		享乐主义动机倾向于包含从在线社区用户的经验利益和与愉悦性相关的要素中得出的价值，这能将此类动机与生产力相关的功利主义动机区分开
Kumi, Sabherwal (2019)①	社会认同理论、个人动机理论	社会认同	认知性	认知性的社会认同能够促进用户对于群体归属意识的提升和对于集体目标的追求。与某个群体认同并归类为该群体一部分的用户会自我意识到该群体的集体目标并主动承担这些目标
			情感性	情感性的社会认同涉及对群体的情感依恋、对群体的自我定义以及对作为群体代表的自我感知
			评估性	评估性的社会认同对于与群体联系所产生的正面或负面的自尊心紧密相关

① Kumi R, Sabherwal R. Knowledge sharing behavior in online discussion communities: Examining behavior motivation from social and individual perspectives [J]. Knowledge and Process Management, 2019, 26 (2): 110-122.

续表

作者	理论基础	用户贡献行为动机		
		理论框架	具体动机	定　义
Kumi, Sabherwal (2019)	社会认同理论、个人动机理论	内在动机		用户出于内在动机的行为本质上是有益的、有趣的、充实的、令人愉悦的与令人愉快的
		外在动机		用户出于外在动机的行为旨在获得有形和无形利益、社会地位、声誉和物质奖励
Imlawi, Gregg (2019)①	期望/价值理论	内在动机	帮助动机	在线社区成员参加社区活动并向其他用户贡献知识而没有期望得到回报是由于其对贡献行为本身感到满意
			用户贡献的自我效能	自身能够供给有效信息的信心
			道德义务	道德义务可被定义为由于用户自身信念和价值观而感到必须履行的义务或责任
		外在动机	声誉	声誉可被定义为因特定行为或行动对用户状态或形象的改善

① Imlawi J, et al. Understanding the satisfaction and continuance intention of knowledge contribution [J]. Informatics for Health and Social Care, 2019: 1-17.

续表

作者	理论基础	用户贡献行为动机		
		理论框架	具体动机	定 义
Zhang, et al. (2019)①	信息处理视角；特征激活理论	认知动机		认知动机是指在线社区用户渴望形成并维持对世界或者具体情况的准确而透彻的理解的动机，是努力进行认知活动的内在动机
Wang, et al. (2019)②	系统动力学视角	内在动机	成就需求	成就需求是指在线社区用户在与周围环境互动时渴望不断变得更好并提高自身技能的需求
			隶属需求	隶属需求是指在线社区用户建立亲密社会关系的需要以及被爱和接受的愿望
			自我效能	自我效能是指用户对自身生活控制能力的看法或者信念
		外在动机	辅助价值	辅助价值是指在线社区用户通过完成特定任务（例如声誉获取、问题解决、想法生成、就特定问题或产品影响其他用户、验证通过在线社交互动达成的决议）而获得的价值
			信息价值	信息价值是指用户从在线社区中获取和共享信息以及了解其他用户想法而获得的价值
			外在奖励	外在奖励是指由于达成某事而给予用户的有形和实际的奖励

① Zhang X, Fang Y, He W, Zhang Y X, Liu X M. Epistemic motivation, task reflexivity, and knowledge contribution behavior on team wikis: A cross-level moderation model [J]. JASIST, 2019, 70 (5): 448-461.

② Wang J, Zhang R, Hao J X, Chen X. Motivation factors of knowledge collaboration in virtual communities of practice: a perspective from system dynamics [J]. Journal of Knowledge Management, 2019, 23 (3): 466-488.

续表

作者	理论基础	用户贡献行为动机		
		理论框架	具体动机	定义
Wang, et al. (2019)	系统动力学视角	社区动机	归属感	归属感是指由于用户成为在线社区的一部分而产生的归属感
			社区身份	社区身份是指用户感知到在线社区成员资格而得出的个人自我概念
			社区满意度	社区满意度是指用户对于在线社区评估的一种情感状态，即对在线社区客观条件的主观评估
Wang, Lin, Spencer (2019)①	自我决定理论	外在动机	外部动机	获得较高的评价者排名
			整合动机	相信在线社区体验应该被公开分享和转发
			认同性动机	在线社区用户提供有用的评论并帮助其他用户做出明智的决定
			接受动机	在线社区用户在其他用户群体中获得认可
Kujur, Singh (2019)②	/	内容相关因素	信息搜寻	/
			娱乐	/

① Wang X, Lin X, Spencer M K. Exploring the effects of extrinsic motivation on consumer behaviors in social commerce: Revealing consumers' perceptions of social commerce benefits [J]. International Journal of Information Management, 2019, 45: 163-175.

② Kujur F, Singh S. Antecedents of relationship between customer and organization developed through social networking sites [J]. Management Research Review, 2019, 42 (1): 2-24.

续表

作者	理论基础	用户贡献行为动机		
		理论框架	具体动机	定　义
Kujur, Singh (2019)	/	社会因素	群组规范	群组规范是指接受与其他社区成员的价值观相一致的决定
			社会认同	社会认同是指在线社区用户通过群体间的行为（例如群体状态、偏好、习惯等）来识别自身的身份
			准社会互动	在线社区用户和传播科技之间的互动关系
		知觉因素	感知价值	感知价值是指在线社区用户对于产品、服务或者信息的整体评估，该评估基于对收益和成本之间的感知判断
			感知信誉	感知信誉是指在线社区用户感知到从某个信息源发出信息的可信程度
Cheung, Lee (2012) ①	/	自我主义	声誉	/
			互惠	/
		集体主义	归属感	归属感是指对待在线社区或者群组的情感参与
		利他主义	享受帮助	/
		原则主义	道德义务	道德义务源于原则主义。对在线社区的承诺传达了在共享在线社区成员资格基础上帮助其他用户的责任感或义务感

① Cheung C M, et al. What drives consumers to spread electronic word of mouth in online consumer-opinion platforms [J]. Decision Support Systems, 2012 (1): 218-225.

4.2 基于健康信息功能生态位的用户贡献行为动机分析

信息功能生态位作为信息生态学研究中和生态学相关联的最主要研究领域之一，也是信息资源管理学科拓展信息生态学有关理论与实践的重要方向。现有研究缺乏进行健康信息功能生态位与用户贡献动机之间的关系研究，较少基于健康信息功能生态位对在线社区中用户贡献的动机进行界定与划分。本书以在线健康知识社区为情境，基于健康信息功能生态位对于用户贡献动机开展分析，以期丰富信息生态学与健康信息学理论与实践。

4.2.1 基于健康信息功能生态位的用户贡献行为动机界定

健康信息功能生态位指代组织或者信息人在所属健康信息情境和时空中作为信息生产者、信息组织者、信息消费者、信息分解者、信息传递者、信息监管者的角色以及所需履行的环境职能。①在在线健康知识社区的信息生态链中，承担不同信息功能位的各个角色用户的贡献行为动机具有差异性。具体而言，由于信息生产者、信息组织者、信息消费者、信息分解者、信息传递者与信息监管者在健康信息生态链中所承担的信息功能位责任不同，其贡献的动机必然会有所差别。当前鲜有研究基于健康信息生态链视角对用户贡献动机进行界定。因此，本书基于健康信息功能生态位对用户贡献动机进行界定。

健康信息功能生态位可按照信息生态系统中的信息人所承担的角色进行划分，主要涉及信息生产者、信息组织者、信息消费者、

① 韩爽，刁云梅，张思雨．高校图书馆微信公众平台功能生态位指标研究［J］．情报科学，2019，37（7）：36-40.

信息分解者、信息传递者、信息监管者。① 有关各个健康信息功能生态位的定义如下：健康信息生产功能生态位指代在线健康知识社区中的健康信息生产功能，既涉及健康信息的撰写、发布与回复，也涉及健康信息的采集与存储等；健康信息组织功能生态位指代在线健康知识社区中的健康信息描述功能，主要涉及健康信息的标准化、再加工等转换方面的职能；信息消费功能生态位指代在线健康知识社区中的健康信息利用功能，强调健康信息的获取转化与价值实现；健康信息分解功能生态位指代在线健康知识社区中的健康信息清理功能，主要涉及对于特定健康信息的目标分解以及反馈，强调健康信息的加工、挑选以及整序等；健康信息传递功能生态位指代在线健康知识社区中的健康信息流通功能，主要涉及社区内外健康信息的输入与输出、健康信息的交流、疏导与铺送等功能；健康信息监管功能生态位涉及信息正常流转的监管，以提高在线健康知识社区的核心竞争力。基于上述定义，本书基于健康信息生态功能位对用户贡献行为的界定如表 4-2 所示。

表 4-2　**基于健康信息生态功能位的用户贡献行为动机界定**

健康信息生态功能位	用户角色	贡献行为动机界定
健康信息生产功能生态位	信息生产者	驱使信息生产者履行健康信息生产的职责，在健康信息生态链中丰富健康信息内容并提升健康信息质量的心理因素
健康信息组织功能生态位	信息组织者	驱使信息组织者履行健康信息描述的职责，对健康信息链中的健康信息进行内涵丰富以及标准化的心理因素

① 周昕，等．网络平台信息功能生态位重叠测度模型构建研究［J］．情报理论与实践，2015，38（12）：82-87.

续表

健康信息生态功能位	用户角色	贡献行为动机界定
健康信息消费功能生态位	信息消费者	驱使信息消费者履行健康信息利用职责，实现健康信息生态链中健康信息的价值萃取的心理因素
健康信息分解功能生态位	信息分解者	驱使信息分解者履行健康信息清理职责，对健康信息生态链中的健康信息内容进行序化的心理因素
健康信息传递功能生态位	信息传递者	驱使信息传递者履行健康信息流通职责，实现健康信息生态链中健康信息内容高效流转的心理因素
健康信息监管功能生态位	信息监管者	驱使信息监管者履行健康信息监管职责，确保健康信息生态链中的健康信息真实、可靠与高关联度的心理因素

4.2.2 基于健康信息功能生态位的用户贡献行为动机划分

用户动机是对于其贡献行为决定产生影响的核心因素之一，是用户行为与信息服务领域的重点研究分支。动机不仅是促使、抑制或者妨碍各类用户贡献行为的变量，而且是会对用户贡献行为的频次、强度、类型或者持续时间产生影响的因素。① 用户在进行某类贡献行为时，其贡献行为动机与程度都具有差异性。为此，本书基于健康信息功能生态位视角，对用户贡献行为的动机进行划分。用

① 耿瑞利，等．社交网络群组用户知识共享行为动机研究［J］．情报学报，2018（10）：1022-1033.

户贡献行为动机的划分主要基于人工判读，由两名专业科研人员首先对于动机、贡献行为、信息生态功能位的类型与定义进行研读，然后将动机与相关信息功能生态位进行匹配，当两名科研人员的动机划分出现差异时，由第三名专业科研人员进行研判，最终综合得出结论。① 同时，在动机类型进行划分时，三名专业科研人员均接受了专业的编码训练，涉及动机划分过程中的消歧与统一等，进而保障动机划分过程中编码的合理与规范。② 此外，相关人员均为武汉大学信息管理学院从事用户行为研究的科研人员，拥有较高的信息与科学素养。采用的编码表主要对照表 4-1 所提供的具体动机类型，本书主要基于健康信息功能生态位对用户贡献主要动机进行划分，解释和分析每个健康信息功能生态位所对应贡献行为的主要动机类型。

基于健康信息功能生态位对于用户贡献行为主要动机划分如下：对于健康信息生产信息功能生态位，主要涉及声誉、互惠、享受帮助他人、生活细节记录、形象建设、娱乐性等动机。如在问诊咨询类、预约挂号类、疾病管理类在线健康知识社区中，信息生产者通常为专业医疗卫生人员，其健康信息的撰写、发布与回复一方面可能出于其享受帮助病患（即信息消费者），另一方面可能出于其维持和提升在各自领域（如心脑血管、神经系统、肝胆胰类、泌尿系统等）的声誉。在运动健康类、健康管理类在线健康知识社区中，信息生产者多数为在线健康知识社区的普通用户，通常也充当信息消费者、信息传递者、信息组织者等，其健康信息的撰写、发布与回复一方面出于与其他平台用户的互惠，相互共享运动健康、健康管理咨询与心得等。另一方面，信息生产者可能单纯出于生活细节记录或者提升在社区群组中的形象从而发布运动健身状态，抑或认为发布运动健身状态与其他用户进行交互具有较强的娱

① 付少雄，等．国内高被引论文对学术和实践推动的影响分析［J］．数字图书馆论坛，2016（6）：49-57.

② 付少雄，陈晓宇．知识网红内容表现力的影响因素分析：以知乎为例［J］．情报资料工作，2019，40（6）：81-89.

乐属性。

对于健康信息组织信息功能生态位，主要涉及声誉、准社会互动、信息共享、信息价值、生活细节记录等动机。在问诊咨询类、预约挂号类、疾病管理类在线健康知识社区中，信息组织者通常为社区平台。在运动健康类、健康管理类在线健康知识社区中，信息组织者既包括社区平台也包括社区用户。对于承担信息组织者角色的用户，其健康信息的标引、描述和转换一方面能够促进其社区形象与地位的改善，另一方面“#”等标引符号的添加能够加强用户与社区平台之间的交流互动。此外，对健康信息的标引（如添加话题、主题、活动等标签）也可能是单纯地出于信息共享的需求，通过标签添加增强信息价值并更好地实现生活细节的记录。

对于健康信息消费信息功能生态位，主要涉及功利主义、辅助价值、信息价值、娱乐性、享受帮助他人等动机。其问题提出、赞同或者反对健康表达、健康信息获取、健康相关话题关注、相关用户关注等信息消费行为，一方面出于功利主义动机，即获取有用的健康信息用于自身或者亲友的健康状况的改善。这与辅助价值与信息价值类动机类似，通过健康信息获取以促进健康类问题的解决、想法生成、价值萃取等。另一方面，信息消费者通过健康信息的获取可能主要出于其娱乐属性，即获取自身感兴趣的健康信息，如健身类课程、健康轻食指南与菜谱、运动健身同城活动等。与功利主义动机相区别，享受帮助他人主要指代信息消费者通过健康信息的获取以满足家庭成员、朋友等其他用户的健康信息需求。

对于健康信息分解信息功能生态位，主要涉及对影响社区信息质量方面的感知满意度、成就、感知用户支持、声誉、外部奖励机制的存在等动机。在线健康知识社区中，信息分解者通常为社区平台中的管理员或者平台选拔的部分社区用户。其信息加工、信息挑选、信息整序、信息删除等信息分解行为，一方面信息分解者在执行信息分解任务时，会提升整个社区健康信息生态链的信息质量，进而会对社区健康信息流转机制产生深刻影响。信息分解者在此过

程中感到满意并具有成就感。另一方面，信息分解者在对信息进行加工、挑选、整序或者删除的过程中，感受到社区其他用户对于其贡献的认可和支持，这会在一定程度上促进信息分解者贡献行为的积极性。同时，参与在线健康知识社区中的信息分解工作，也有助于维持与提升用户在社区中的声誉。此外，在线健康知识社区对于信息分解者贡献行为的外部激励（如现金、社区积分、社区金币、权限解锁等）会促使信息分解者的贡献行为。

对于健康信息传递信息功能生态位，主要涉及感知社会效益、整合动机、信息共享、道德义务、享受帮助他人等动机。在线健康知识社区中，信息分解者既包括社区平台，也包含大量社区用户。对于履行信息传递职责的社区用户，其信息收集、信息转发、信息推送等信息传递行为，一方面信息传递者认为健康信息的传递行为有助于社区内部用户间人际关系的维持，另一方面，整合动机主要指代信息传递者认为在线健康知识社区中的健康信息应该被公开分享与转发，而信息共享强调信息分解者向其他用户分享健康信息的心理需求状态。同时，信息传递者还会出于对帮助其他用户的责任感或者义务感而去进行信息传递行为。

对于健康信息监管信息功能生态位，主要涉及归属感、道德义务、利他主义、承诺、外部奖励机制的存在等动机。在线健康知识社区中，信息监管者通常为社区平台中的管理员或者平台选拔的部分社区用户。其信息删除、信息修订、信息规划等信息监管行为，一方面出于信息监管者对于其关于在线健康知识社区平台或者所属群组的情感参与，由于对社区或者群组的归属感而进行信息监管行为。另一方面，信息传递者也会出于对于帮助其他用户的责任感或者义务感而对在线健康知识社区内的健康信息链进行监管，以确保社区内健康信息的质量。这也是信息监管者利他主义的一种体现，强调信息监管者在不预期补偿的情况下着力于提升在线健康知识社区的健康信息质量。同时，信息监管者对于在线健康知识社区以及社区用户的承诺，也是其履行健康信息监管职责的主要动因之一。此外，外部激励（如现金、社区积分、社区金币、权限解锁等）也是促进信息监管者履行职责并提升积极性的重要激励因素。

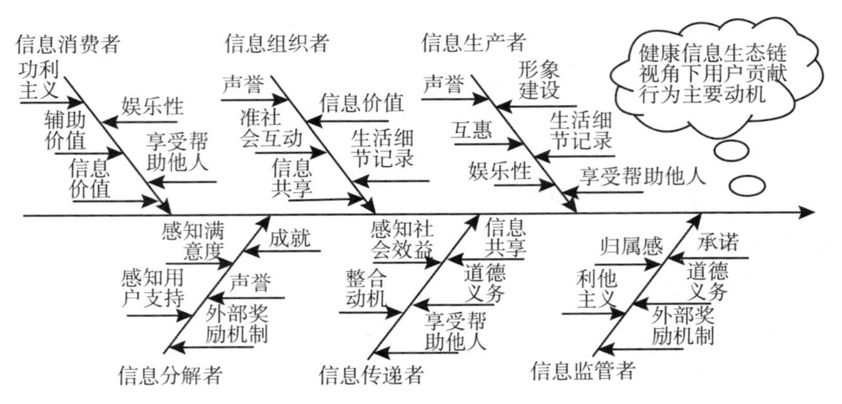

图 4-1　健康信息生态链视角下用户贡献行为主要动机鱼骨图

综上所述，本书基于健康信息功能生态位视角，对于相应贡献行为的主要动机进行了分析，部分健康信息功能生态位对应贡献行为的主要动机存在重叠，健康信息生态链视角下用户贡献行为主要动机如图 4-1 所示。此外，除去上述用户贡献的主要动机，用户的贡献行为也还涉及其他动机。例如，用户对于社区平台与其他用户的信任也是其贡献行为的主要动机之一，在问诊咨询类在线健康知识社区，信息消费者出于对信息生产者的信任而采纳并利用其发布的健康信息。在运动健康类在线健康知识社区，信息消费者出于对信息生产者的信任而采纳并利用其发布的健身策略等；用户感知相对优势会促进信息生产者在自身认为有优势的领域贡献健康信息；自恋会促进信息生产者在运动健康类在线健康知识社区中发布健身相关的状态等。

4.3　健康信息生态链视角下用户贡献行为动机模型设计

基于前文文献综述，现有研究较少基于健康信息生态链视角构建用户贡献行为动机模型。本章节旨在设计健康信息生态链视角下的用户贡献行为动机模型，通过相关动机模型的梳理，以深入理解用户动机对用户行为形成过程中的前置动因与后置因素。在此基础上，基于在线健康知识社区中健康信息生态链各个要素，构建健康信息生态链视角下用户贡献行为动机模型。

4.3.1 相关动机模型梳理

为构建信息生态链视角下用户贡献行为动机模型，本书对现有相关动机模型进行了梳理，以为本书模型构建提供基础。首先，由 Keller 于 1983 年构建的 ARCS 动机模型，强调四类动机策略以激发用户学习意愿，即信心（Confidence）、注意（Attention）、满意（Satisfaction）与相关（Relevance）①。具体而言，信心强调用户进行的任务具有挑战性或者是近期的重要目标时，其行为动机更易引发。注意强调情境具有一定程度的选择、变化或者惊奇时，其行为动机更易引发。满意强调用户行为能促使挑战性任务的完成时。相关强调用户面对符合自身期望、需求或者兴趣的任务时，其行为动机更易引发。其次，发展自营销学与传播学的 MOA 模型，也常用于分析在线社区中用户行为的动力机制。根据 MOA 模型，用户贡献行为（Action）由动机（Motivation，M）、机会（Opportunity，O）以及能力（Ability，A）三个方面共同决定。具体而言，MOA 模型提出的用户贡献行为公式如下：$Action = a_0 + a_1M + a_2O + a_3A + \Theta_O(a_4 + a_5M + a_6O + a_7A) + \Theta_A(a_8 + a_9M + a_{10}O + a_{11}A) + a_{12}MxO + a_{13}MxA + a_{14}OxA + a_{15}MxOxA + \varepsilon$ ②。MOA 模型一是强调动机促使用户贡献行为的关键作用，二是立足于动机、能力以及机会对于促使用户贡献行为的互补作用。动机、机会与能力三者共同制约着用户贡献行为

① 廖敏秀．利用 ARCS 动机模型提升信息素养学习动机的策略研究［J］．图书情报工作，2016，60（20）：46-51.

② Siemsen E，et al. How motivation，opportunity，and ability drive knowledge sharing［J］．Journal of Operations Management，2008（3）：426-445.

的产生。用户动机有效促进用户贡献行为时要参考用户所面临的机会与能力，即当动机制约用户贡献行为时，增强用户动机将会促进其贡献行为。而当用户机会或者能力制约用户贡献行为时，增强用户动机对于促进其贡献行为的影响较小。最后，信息—动机—行为技巧框架是由 Fisher 等最早于 1992 年提出，指出基于对用户进行信息、动机以及行为技巧三个维度的影响可以促进用户持续的行为改变。① 该模型指出通过相关信息的提供以营造促进用户考虑行为改变的情境，提升用户开展某项行为的动机，赋予促进用户行为生成的技巧，当信息、动机以及行为技巧三个维度的成效相互叠加达到一定程度时，用户行为便会自然生成。

再者，驱力理论（Drive Theories）。驱力理论认为用户行为的生成会受到内驱力、习惯强度、诱因动机以及抑制因素的影响，即 $P=D\times H\times K-I$，其中 P 指代生成某类行为的潜在动能、D 指代内驱力、H 指代习惯强度、K 代表诱因动机、I 代表抑制因素。② 根据驱力理论，当用户健康信息需求未得以满足之时，用户便会产生内驱力去采取相关行为以满足需求，但是相关行为的生成频次与强度会因习惯强度、诱因动机以及抑制因素的改变而所有差异；同时，希夫曼动机过程模型（Schiffman Motivation Process Model）。该模型强度用户有未满足的相关需求时，内心会经历紧张等情绪，进而生成用户动机，促使其采取某类行动来减少紧张情绪。其中从用户动机生成到某类行动的采取受到其主观认知以及学习过程的影响。③ 此外，成就动机理论（Theory of Achievement Motivation）。成就动机理论强调用户在目标实现过程之中，追求取得成功的心理结构。成就动机通常由渴望成功和畏惧失败两种心理结构组成。因此，成就目标通常可以被区分为成

① Fisher J D, et al. Changing AIDS-risk behavior ［J］. Psychological Bulletin, 1992 (3): 455-474.

② Deci E L, Ryan R M. Intrinsic Motivation ［M］ // John Wiley & Sons, Inc, 2010.

③ Schiffman L G, et al. Consumer Behavior ［M］ // Upper Saddle River, USA: Prentice Hall, 2000.

就规避类目标、成就趋近类目标、成就掌握类目标。自我效能感理论（Theory of Perceived Self-Efficacy or Theory of Sense of Self-Efficacy）与成就动机理论紧密相连但是又有所区别。自我效能感通常指代用户对于自身在相关行为目标实现过程之中的需求能力，及其与成就动机并列成为影响用户成就目标取得的前置因素，自我效能感与成就趋近类目标、成就掌握类目标的达成呈现正相关，与成就规避类目标的达成呈现负相关。

通过上述相关动机模型的梳理，有助于进一步深入理解用户动机的形成机制，分析从用户动机到用户行为的作用机制，以及在用户动机对用户行为形成过程中的前置动因与后置因素。这能为下文构建健康信息生态链视角下的用户贡献行为提供基础。

4.3.2 健康信息生态链视角下用户贡献行为动机模型构建

根据上述相关动机模型的梳理，用户健康信息需求是引发用户贡献行为动机的核心因素之一，本书强调用户健康信息需求在引发用户贡献行为动机中的关键作用。在线健康知识社区中健康信息链的正常信息流转离不开用户健康信息需求，用户健康信息需求能从需求端促进社区平台的健康信息资源的供给，从而实现整个健康信息生态链的良性循环，进而推动各个角色用户之间的价值共创。① 为此，本书将用户画像与社区信息功能作为引发用户健康信息需求的前置因素，进而由用户健康信息需求引发不同角色用户贡献行为动机，从而致使不同角色用户的贡献行为，涉及用户维度动机（如生活细节记录、娱乐性等）、社区维度动机（如社区身份、归属感）、社会维度动机（如道德义务、声誉等），其中行为习惯、行为能力、抑制因素被设置为引发用户贡

① 邓胜利，付少雄．健康信息服务的供给侧结构性改革研究［J］．情报科学，2019，37（4）：144-149.

献行为动机的调节变量。

引发用户健康信息需求的一方面是出于用户的运动健身、健康管理、问诊咨询、预约挂号、疾病管理等，另一方面是由在线健康知识社区中的各类信息功能引发。合理的功能设计能够激发与刺激用户潜在的健康信息需求。为明晰在线健康知识社区中的功能设计，本书对于运动健康类、健康管理类、问诊咨询类、预约挂号类、疾病管理类这五类主要的在线健康知识社区，各自选取 4 个 APP 进行信息功能调研。经过实测调研发现，在线健康知识社区中的信息功能主要包括健康课程、健康内容、健康计划、健康监测、社交功能、激励计划、推送功能、比较功能。具体而言，①健康课程。健康课程指代在线健康知识社区为用户提供的不同特征（如不同难度、不同时长等）的健康课程辅导，通常针对不同健康目标的课程辅导（如肌肉锻炼、健康饮食、疾病护理等)；②健康内容。健康内容指代在线健康知识社区为用户提供的运动健康、健康管理、问诊咨询等各类健康信息内容；③健康计划。健康计划指代在线健康知识社区为用户提供的个性化的健康计划，并允许用户制定和更新健康计划；④健康监测。健康监测指代在线健康知识社区为用户提供的日常自我健康监测数据以及历史健康数据等；⑤社交功能。社交功能指代在线健康知识社区为用户提供的在线社区，为用户健康相关经验、活动等方面的分享提供平台；⑥激励计划。激励计划指代在线健康知识社区通过会员积分、在线勋章、用户等级提升等来奖励用户健康相关行为；⑦推送功能。推送功能指代在线健康知识社区将与健康相关的社交信息（如收到的评论和点赞、培训课程、健康提醒、健康文章等）推送给用户，通常允许用户设定其想要收到的健康相关信息类型；⑧比较功能。比较功能指代在线健康知识社区允许用户比较自身与其朋友、附件用户或自身历史数据在各类型健康指标中的表现。

为精准定位在线健康知识社区中的用户需求，需要精准刻画用户画像（User Profile）。[①] 用户画像强调标签化用户信息，进而构建基于数据的用户模型，以用于用户需求识别、潜在用户挖掘、用户属性鉴别等。用户画像的构建主要基于用户的个人信息、行为数据、贡献内容等多视角数据。多视角数据强调从不同层面、不同路径获取相同用户的多维多源特征数据。其中用户个人信息属于自我描述的人口统计学信息等，包含用户头像、社区昵称、个性签名、性别、出生年月、所在城市、绑定的手机或者微信等。相关信息可能以图片、文字、超链接等形式呈现在在线健康知识社区客户端主页；用户行为数据既涵盖客户端后台存储的用户操作记录、用户日志等，也涉及用户发布内容、关注用户与主题、问题回复、问题提出等用户主页可公开访问的数据，用户行为数据主要以表格、日志等形式提供；用户贡献内容指代用户的订阅、关注、转发、评论、点赞、文章发布、问题提出以及标签添加等行为对于在线健康知识社区内容的丰富。用户贡献内容主要源自在线健康知识社区的客户端主页，主要也以视频、图片、文字、超链接等形式呈现。用户行为数据与用户贡献内容有部分重叠。本书主要基于上述多视角数据，以构建在线健康知识社区情境下的用户画像。同时，用户画像既可以面向用户个人也可以面向用户群体。

用户标签沙盒的搭建是用户画像构建的基础，其主要实现用户以及相应数据的一一匹配，进而推动用户数据的有效管理，便于用户画像的刻画和更新。用户标签沙盒的搭建主要涉及用户的自然标签与社会标签，其中用户自然标签涵盖社区昵称、个性签名、性别、出生年月、所在城市、教育经历、职业背景等。而用户社会标签涵盖社交标签、兴趣标签等，社交标签主要强调在线健康知识社区中用户贡献的模式、程度等，兴趣标签主要涉及显性兴趣（即用户已经显现的健康需求或者偏好）和隐形兴趣（即用户未被唤起、未表达的潜在需求或者偏好），隐形兴趣可由在线健康知识社

① 陈烨，陈天雨，董庆兴．多视角数据驱动的社会化问答平台用户画像构建模型研究［J］．图书情报知识，2019（5）：64-72.

区中的信息功能激发。

除了用户健康信息需求以外，用户的行为习惯、行为能力以及抑制因素等皆会对用户贡献行为动机产生影响。对于用户行为习惯，主要涉及用户对于在线健康知识社区的使用时长、频次等，以及日常健康信息搜寻渠道，包括在线健康知识社区、医护人员、健康期刊（或杂志）、电视、广播、报纸、宣传栏、宣传册、健康教育活动等。① 用户的日常健康信息获取与利用渠道会较大程度上影响其对于在线健康知识社区贡献行为动机的生成；对于用户行为能力，在线健康知识社区情境下的行为能力主要强调用户的健康信息素养，涉及用户对于健康信息有关提问、回复、文章撰写、信息标引、信息描述、信息修订等方面能力。健康信息素养对于用户自我健康管理以及健康决策的制定至关重要，较低的健康信息素养会限制用户进行贡献行为，自然也会抑制用户贡献行为的动机；② 对于抑制因素，主要涉及用户、社区以及外部环境等。用户自身主要涉及健康信息素养缺乏、健康信息获取渠道偏好等，社区层面主要指代社区未制定合理的政策保护用户权益以及激励用户贡献行为等，外部环境主要指代社会层面未形成积极参与在线健康知识社区的氛围等。此外，在在线健康知识社区中的健康信息生态链中，各角色用户相互制约、相互互补，也会对用户贡献行为动机到贡献行为的转化产生影响。如信息生产者如若不能及时发布或者回复必要的健康信息，必然会抑制健康信息消费、传递以及组织等环节。因此，健康信息生态链中的其他角色用户也会制约用户贡献行为动机。经过上述分析与论证，本书构建了健康信息生态链视角下用户贡献行为动机模型，具体如图 4-2 所示。

① 邓胜利，付少雄，陈晓宇．信息传播媒介对用户健康信息搜寻的影响研究——基于健康素养和信息检索能力的双重视角［J］．情报科学，2017，35（4）：126-132.

② 付少雄，邓胜利，陈晓宇．国外健康信息素养研究现状与发展动态述评［J］．信息资源管理学报，2016，6（3）：5-14，33.

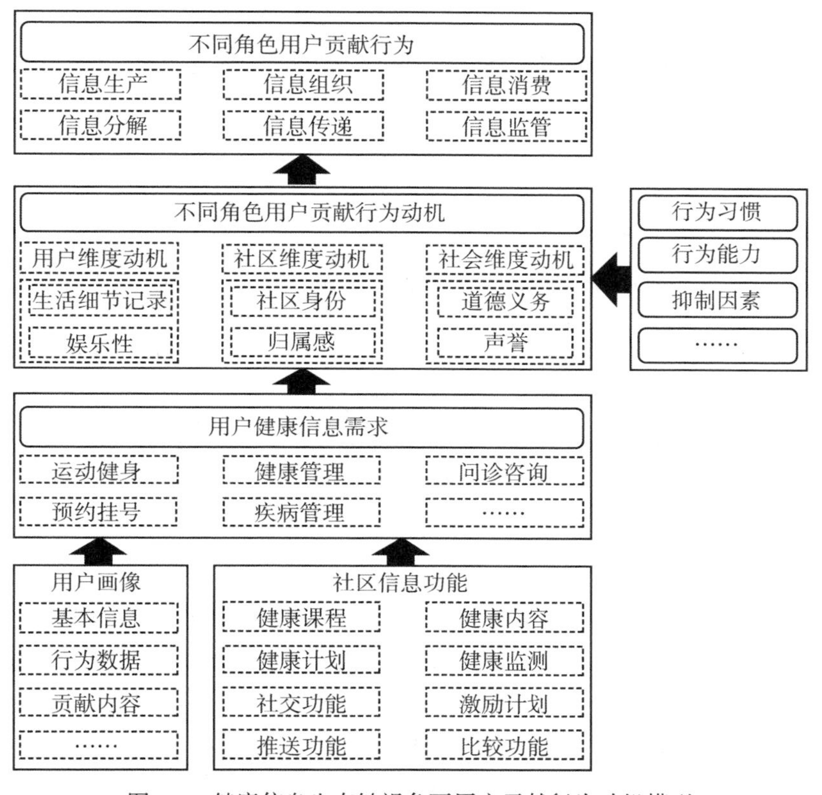

图 4-2　健康信息生态链视角下用户贡献行为动机模型

4.4　本章小结

“互联网+”健康医疗情境下在线健康知识社区的发展，为用户参与在线健康信息生态赋予了新的内涵，即从健康信息的检索、获取、鉴别、利用等各个环节实现了用户参与。基于信息生态链视角把握在线健康知识社区中的用户贡献行为动机，有助于促进信息生态链中各类角色用户的贡献行为，进而为提升用户与社区之间的良性互动提供支撑，为在线健康知识社区信息服务质量的增强打下坚实基础。

首先，本书探究了在线社区研究中的动机理论视角。结合在线健康知识社区情境，本书阐析了用户动机理论，并辅以其他理论对在线社区中的用户动机进行解释。在阐析用户动机理论的基础上，本书根据大量文献综述，基于理论视角梳理了在线社区中的用户贡献行为动机类型。

其次，本书基于健康信息功能生态位视角对于用户贡献行为的动机进行了分析。结合健康信息功能生态位维度，本书对不同角色用户的贡献行为动机进行了界定。在此基础上，本书进一步基于健康信息功能生态位视角对于用户贡献行为的动机进行划分。这为在线健康知识社区用户贡献行为的动机研究奠定了基础，后续研究可以结合本书研究结论，参阅引用文献选取成熟的动机量表构建量表，从信息生态链角度探究在线健康知识社区中用户贡献行为的动机。

最后，本书设计了健康信息生态链视角下用户贡献行为动机模型。本书先是对相关动机模型进行了梳理，以探究与总结用户动机在用户行为形成过程中的前置动因与后置因素。在此基础上，本书构建了健康信息生态链视角下用户贡献行为动机模型。现有研究较少基于健康信息生态链视角构建用户贡献行为动机模型，模型的构建对于健康信息学与用户行为领域具有理论贡献。

基于本章节的论证与分析，进一步深化了对于信息生态链视角下在线健康知识社区中的用户贡献行为动机，能够为后续动机理论框架下的在线健康知识社区用户贡献行为研究提供基础。

5　不同维度动机对在线健康知识社区用户贡献行为的影响

基于上一章梳理用户贡献行为动机模型中提出的动机维度以及先前研究,① 本章旨在探究用户维度动机、社区维度动机、社会维度动机对于在线健康知识社区中用户贡献行为的影响，动机理论框架下各个角色用户的贡献行为具体如图 5-1 所示。

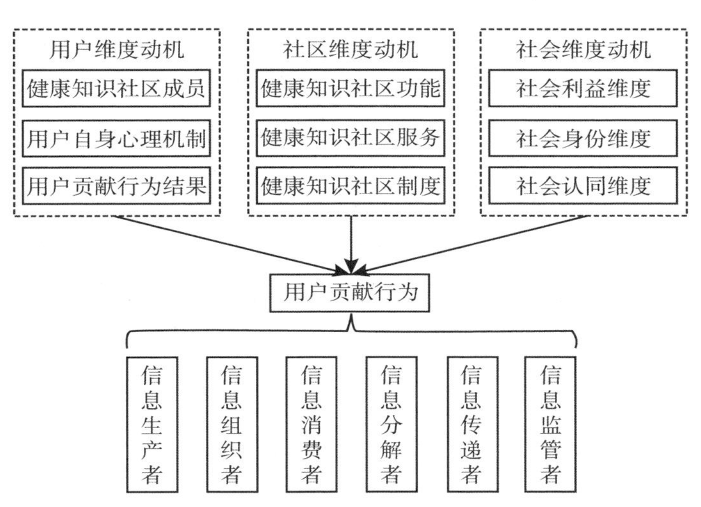

图 5-1　动机理论框架下各个角色用户的贡献行为

① 万莉，等．虚拟知识社区用户知识贡献行为影响因素研究［J］．情报理论与实践，2015（12）：93-97.

5.1 用户维度动机对于用户贡献行为的影响

贡献行为被定义为推动用户撰写、评论、转发、推送、点赞、关注、标引、整序、修订等行为的动因，可以反映用户自身的生理或者心理需求。① 用户贡献行为动机可以按照如下角度进行划分：在线健康知识社区成员、用户自身心理机制、用户贡献行为结果，皆会对在线健康知识社区中的用户贡献行为施加不同程度的影响。通过基于上述角度对于用户贡献行为动机进行进一步细分，探究用户相关动机对于在线健康知识社区中用户贡献的影响。

5.1.1 健康知识社区成员对用户贡献行为的影响

社区作为用户之间相互共联的社群生态体系，社区用户之间通过健康类文字、音频、图片、视频等各种形式的健康信息进行交流。在互动交流的过程中，用户能影响其他用户行为。② 在线健康知识社区成员的多个方面会对用户的贡献行为产生影响，如用户的人格特质、用户间的信任、用户的社会网络特征、承诺与互惠、感知成员支持、外部压力、同行认可等，这也皆是行为动机。

关于人格特质，具有高外倾性、高社交需求的用户能更加积极地与其他用户进行互动交流，进而促进用户群体内的凝聚力，增强用户社区内的贡献行为。③ 用户五大人格特质中的神经质与其贡献

① 殷猛，李琪．基于羊群效应和动机理论的微博话题参与意愿研究［J］．情报科学，2017，35（4）：150-155.

② 王晰巍，张长亮，韩雪雯，等．信息生态视角下网络社群信息互动效果评价研究［J］．情报理论与实践，2018，41（11）：83-88，62.

③ Teng C I. Drivers of interdependence and network convergence in social networks in virtual communities [J]. Electronic Commerce Research & Applications, 2015, 14 (3) : 204-212.

行为呈现正相关关系;① 对于用户间的信任，当用户与社区中其他用户之间的信任水平较高时，用户的知识贡献行为意愿也会随之增强。② 区别于在线健康知识社区中制定的规范与准则，用户之间的信任属于社区规范之外的主观规范，能够营造更加开放的社区氛围；对于用户的社会网络特征，用户的社会网络特征主要涉及受关注数与被认可数。其中用户受关注数指代用户节点的出度，强调用户所贡献知识的转移方向。③ 用户的受关注数可以反映其在在线健康知识社区中被曝光的概率，也体现着对其他用户影响效应的大小。现有关社区用户受关注数对于其知识贡献影响作用大小的研究结论具有差异性，部分研究强调用户受关注数越多，其贡献的知识便越多，对于其他用户的影响效应便越大。④ 然而其他研究指出当用户受关注数越多时，其贡献知识的态度便会更加谨慎，所贡献知识的数量会减少，进而对其他用户的影响力会减弱。⑤ 为此，有研究将在线知识社区中的知识贡献行为区分为自发知识贡献行为与应求知识贡献行为，指出用户被关注数能够积极影响其自发知识贡献行为，并且消极影响其应求知识贡献行为。同时，与非核心用户相比较，在线知识社区中的核心用户的被关注数对于其应求知识贡献行为的消极影响更显著，但是非核心用户的被关注数对于其自发知

---

① 张丽宏，张俊莉，曹运华，等．大学生人格特质与参与微博公共事件的相关研究［J］．中国学校卫生，2017，38（12）：1900-1902.

② Hashim K F, et al. The mediating role of trust and commitment on members' continuous knowledge sharing intention [J]. International Journal of Information Management, 2015 (2): 145-151.

③ Choi B C F, Jiang Z, Xiao B, et al. Embarrassing exposures in online social networks: An integrated perspective of privacy invasion and relationship bonding [J]. Information Systems Research, 2015, 26 (4): 675-694.

④ Chang H H, et al. Social capital and individual motivations on knowledge sharing [J]. Information & Management, 2011 (1): 9-18.

⑤ Jin J, et al. Why users contribute knowledge to online communities [J]. Information & Management, 2015 (7): 840-849.

识贡献行为的积极影响更显著。① 用户被认可数，指代在线社区中其他用户对其知识贡献行为的认可和评价，主要体现在用户的点赞和积极评论等方面。用户的被认可数能够积极影响其在社区中的知识贡献行为。此外，用户的被认可数还能反映其在社区中所获取其他用户正向积极的关注。

对于承诺与互惠，承诺指代参与在线知识社区中未来行动的义务，源于用户之间频繁的互动。承诺也可以被归结于集体主义，即对集体的承诺，这传达了一种在共享在线知识社区成员资格基础上帮助社区中其他用户的责任感。如果用户对于在线健康知识社区具有强烈的承诺感，其更有可能因为对其他用户的承诺而开展贡献。互惠性与用户的知识贡献行为之间存在正向关系，通过鼓励社区中的知识共享，能够促使用户放弃搭便车的倾向，进而促进在线健康知识社区中的在线互动。有研究指出互惠规范能够通过用户之间的信任间接驱动用户的贡献行为；对于感知成员支持，在线健康知识社区中用户之间的互相支持对于营造支持和鼓励用户贡献行为的社区氛围十分关键，特别是对于当前的在线健康知识社区，用户在现实世界中地理位置较为分散。② 用户感知到在线健康知识社区中其他成员对于其贡献行为的支持能够满足其情感需求，并让其感受到其他用户的尊重与认可，这与日常生活中朋友之间的支持可以满足友情需求类似。同时，在线健康知识社区中感知成员支持有助于建立成员之间的心理纽带，进而激励成员之间构建并且维持关系，通过积极的贡献行为以满足其他用户的期望。如信息消费者通过感知到信息组织者对于健康信息的标引与描述能够方便其健康信息的获取与利用，进而表达对于信息组织者的支持，可以激发信息组织者对于健康信息标引、描述以及转换等方面贡献行为的积极性。信息

① 张晓晖. 在线问答社区用户社交网络特征对其知识贡献数量的影响研究［D］. 济南：山东大学，2019.

② Koufaris M. Applying the technology acceptance model and flow theory to online consumer behavior［J］. Information Systems Research，2002，13（2）：205-223.

生产者通过感知到信息监管者对于健康信息的删除与修订能够规范在线健康知识社区中健康信息的生产流程，进而表达对于信息监管者的支持，可以激发信息监管者对于健康信息监管行为的积极性；对于外部压力，外部对于在线健康知识社区中用户所施加的压力能够增强用户群体的内聚性，以及对于在线健康知识社区和群体的责任感，进而推动各个角色用户的贡献行为；对于同行认可，同行认可是对于用户贡献行为最简单直接的认可，也是对于用户贡献行为更为积极的回应。① 同行认可是在线健康知识社区中的激励机制之一，主要用于激励用户的贡献行为，鼓励用户在在线健康知识社区活动中积极贡献。同行认可主要体现在在线健康知识社区中信息监管者对于信息生产者信息内容质量的评级，包括加"V"认证、用户等级评分等。因此，包括在线健康知识社区在内的在线知识社区中，其他用户会对用户自身的贡献行为施加影响。

5.1.2 用户自身心理机制对用户贡献行为的影响

用户自身心理机制是驱动、维系与推动其知识贡献行为的内生因素与内部动力，通过分析其知识贡献行为的内在心理机制，能够更深入地探究用户贡献行为的内在驱动因素，进而以更合理的策略引导用户的知识贡献行为，以提升在线健康知识社区用户的活跃度以及黏性。② 对于信息生态链中各个角色的用户，其自身心理机制决定了在线健康知识社区中的贡献行为的频次与时间。用户自身心理机制涵盖享受帮助、利他主义、自恋、享乐主义、成就需求、归属需求等。

具体而言，对于享受帮助，享受帮助其他消费者与利他主义息息相关，是驱动其生产健康信息内容的原因之一。信息生产者在在

① Forman C, et al. Examining the relationship between reviews and sales [J]. Information Systems Research, 2008 (3): 291-313.

② 李永明，郑德俊，周海晨. 用户知识贡献的心理动机识别 [J]. 情报理论与实践，2018，41 (12): 126-132.

线健康知识社区中生产知识可能是因为其认为帮助信息消费者解决其健康信息需求具有挑战性而且感觉享受。因此，健康信息生态链中的健康信息生产可能部分出于用户乐于帮助其他用户。① 此外，健康信息生态链中的信息组织者、信息分解者、信息传递者、信息监管者也可能出于其他用户的目的进行健康信息的组织、分解、传递与监管；对于自恋，自恋指代用户需要钦佩和夸大自我重要性，其与用户积极的自我见解（例如智力或吸引力）紧密相关。自恋的信息生产者能够通过在运动健康类在线健康知识社区中发布自我宣传照等内容以满足自我心理需求。在线健康知识社区为用户增强自我表现提供了平台支撑，信息传递者能够通过共享地理位置信息来吸引更多用户的注意力。此外，自恋程度越高的健康信息传递者越容易进行贡献行为；对于享乐主义，享乐主义主要强调用户在在线健康知识社区中的贡献过程中寻求自我价值的实现以及娱乐性。信息生产者通过上传健康信息内容（如健身类文字、图片、视频等）能够吸引信息消费者的点赞与评论、信息传递者的转发，及时的反馈可以为信息生产者带来心理上的愉悦性。此外，如在运动健康类在线知识社区中，健身自拍照等信息的共享是信息生产者自我形象展示与管理的重要模式，而此类健康信息的共享不仅能满足信息生产者的享乐动机，也能促进信息生态链中各类角色用户之间的协作。② 当前运动健身类在线知识社区服务商（如 Keep、悦动圈等）皆致力于满足信息生产者、信息消费者、信息传递者等用户的享乐动机，即信息组织者通过课程精选、热门活动、最新话题、百科知识、主题分类等方面的设置，方便了用户与对同一产品或者服务感兴趣的用户建立联系并开展协作，这提升了用户在健康信息生产、消费与共享中的便利性以及娱乐性。这也适用于健康管

① Tong Y, et al. An empirical study of information contribution to online feedback systems [J]. Information & Management, 2013 (7): 562-570.

② Salehan M, Kim D J, Kim C. Use of online social networking services from a theoretical perspective of the motivation-participation-performance framework [J]. JAIS, 2017 (2): e1.

理类在线知识社区服务商（如美柚、薄荷健康等），信息组织者通过护肤美颜馆、减肥瘦身馆、医美吃瓜组、爱情碎碎念、美食厨房厅等主题的设置促进各个角色用户之间交互，并提升用户使用在线健康知识社区中的娱乐性。

对于成就需求，成就需求指代在与在线健康知识社区互动以及贡献行为时对于提升自身技能的反复渴望，如信息分解者通过对于健康信息的挑选与整序能够提升在线健康知识社区的健康信息质量以促进自身健康信息加工的能力，信息传递者能够通过在线健康知识社区中健康信息的大范围传播以提升自身健康信息转发与推送的精确度，信息监管者能够通过在线健康知识社区中健康信息的编辑与修正以提升自身对于健康信息质量的鉴别能力。① 对于归属需求，归属需求指代在线健康知识社区中用户需要建立亲密的社会关系以及被爱和接受的愿望，其中在线健康知识社区中的归属需求对于保持社会联系和和谐的人际关系具有关键意义②。如信息生产者通过加入在线健康知识社区中的相关群组从而提升对于在线健康知识社区的归属感，信息消费者通过关注特定的健康话题以增强与在线健康知识社区的互动交流。

5.1.3 用户贡献行为结果对用户贡献行为的影响

预期会对贡献行为产生影响，如果用户的贡献行为能够有利于其在在线健康知识社区中的身份改善、感知相对优势提升、自我形象增强、信息价值萃取、归属感增强、或者感知信誉提升等，用户会加强其贡献行为的频次或者时间。

具体而言，对于身份改善，身份改善指代提升在线健康知识社

---

① Wang J, Zhang R, Hao J X, Chen X. Motivation factors of knowledge collaboration in virtual communities of practice: A perspective from system dynamics [J]. Journal of Knowledge Management, 2019, 23 (3): 466-488.

② McClelland D C, et al. Century psychology series [M]. Connecticut, USA: East Norwalk, CT, 1953.

区中用户的账户等级等。如信息生产者能够通过高质量的健康类回答贡献获取相应的用户积分进而提升用户的账户等级（包括提交答案、追答、回答被点赞、回答被采纳为最佳答案、快速回答、认证数量等），信息消费者能够通过提问、赞回答、完成每日任务与成长任务等获取相应的用户积分进而提升用户的账户等级，信息传递者能够通过帖子转发与推送等方式获取相应的用户积分进而提升用户的账户等级。对于感知相对优势提升，感知相对优势指代用户预期某类用户贡献行为相较于先前贡献行为能够提供更多的收益。在健康信息生态链中，感知相对优势表现在健康信息获取、传播与利用效率的提升，以及用户在在线健康知识社区中地位的提升。如信息生产者的感知相对优势使得其感知到贡献行为能够提升健康信息生产的质量，信息传递者的感知相对优势使得其感知到贡献行为能够提升健康信息流转效率，信息消费者的感知相对优势使得其感知到贡献行为能够提升健康信息获取与利用的能力，信息传递者的感知相对优势使得其感知到贡献行为能够提升健康信息生产的质量。对于自我形象的增强，自我形象的增强指代在线健康知识社区中贡献行为可得以认可，以实现自我形象的改善。如信息分解者通过健康信息的加工、挑选、整序以及删除以提高其在其他用户中的认可度，信息监管者通过健康信息的修订与删除能够赢得其他用户的尊重。

对于信息价值萃取，信息价值是用户从在线健康知识社区中获取、共享与利用健康信息以及了解其他用户想法而获取的价值，也是在线健康知识社区中用户贡献的主要动因，① 如信息消费者通过健康信息的获取能够实现健康信息的利用、信息组织者通过健康信息的标引与描述以实现在线社区中健康信息的序化与价值萃取。对于归属感增强，健康信息生态链中各个角色用户在进行贡献行为之时也会有投入个人情感，而用户对于在线健康知识社区或者群组的个人情感的加深，会推动用户积极主动地参与在线健康知识社区建

① Flanagin A J, Metzger M J. Internet use in the contemporary media environment [J]. Human Communication Research, 2001, 27 (1): 153-181.

设。如在在线健康知识社区情境下，有归属感的信息生产者会主动提升自身健康信息生产的质量以及时效性，有归属感的信息分解者会主动投入健康信息的加分、挑选、整序与删除，有归属感的信息传递者会尽量转发与推动自身认为最有价值的健康咨询等。对于感知信誉，各个角色用户的贡献行为能够得到实践的检验，这也能提升其他用户感知到其专业能力的可信程度，如认可相关信息生产者撰写与发布健康信息的可信程度、认可相关信息组织者标引与描述健康信息的准确程度、认可相关信息传递者收集与转发健康信息的时效性，以及认可信息监管者对于修订与删除健康信息的研判准确度。

5.2 社区维度动机对于用户贡献行为的影响

在线健康知识社区是在线知识社区细分后的产物，是传统在线健康知识论坛进一步发展后的模式，其通常需要满足如下特征：(1) 用户可以利用自然语言作为交流媒介，进行健康信息需求的发布；(2) 用户能够就健康信息需求作出反应的在线社区平台；(3) 服务于上述两种特征的在线社区平台。传统类在线健康知识社区包括健康类百度贴吧（如百度戒烟吧、糖尿病吧、健身吧、健康饮食吧等）等，近十年新兴的在线健康知识社区包括春雨医生、好大夫在线、Keep、悦动圈、美柚等。本书主要从健康知识社区功能、健康知识社区服务、健康知识社区制度三个维度探究社区维度动机对于用户贡献的影响。

5.2.1 健康知识社区功能对用户贡献行为的影响

在线健康知识社区皆会面向用户需求进行功能布局，以增强用户黏性。贡献行为是用户对平台设计功能的运用，其中社区平台中的互动交流功能对于健康信息生态链中各个角色用户之间的交互以及关系维护具有关键作用。如信息生产者通过原创健康信息内容的发布和其他角色用户进行互动交流，各个角色用户个人界面的设计也能增强其与其他用户社区关系的维持。具体而言，在线健康知识社区中的功能设计属于推动用户贡献行为的外在动机，在线健康知识社区通过不同层面的功能推动各个角色用户对于社区平台进行贡献，进而提升了社区平台内部健康信息资源的应用水平。

首先，用户平台采纳的关键动机是易用性、可用性。在线健康知识社区为用户提供健康信息资源列表，允许用户依据自身的检索条件，以检索相匹配的健康信息资源。资源列表主要是由信息组织者标引和描述后生成，信息消费者通过资源列表更容易获取与利用健康信息，信息分解者通过资源列表更容易加工与挑选健康信息，信息传递者通过资源列表更容易收集与转发健康信息，信息监管者通过资源列表更容易修订与删除健康信息。同时，在线健康知识社区为用户提供在线浏览或者观看的功能，从而方便信息消费者在线查阅各类健康文档、音频、图片以及视频等，这也方便信息分解者与信息监管者对于健康信息内容的加工、挑选、整序、修订以及删除等。此外，在线健康知识社区为用户提供健康信息内容下载的功能，能够便于信息消费者在线下使用健康信息资源。在线健康知识社区也为用户提供了各类健康信息文件、案例等资源的管理功能，涉及文档、状态、案例等健康信息资源的上传、更新以及删除功能等。这有助于信息生产者对于自身发布健康信息内容的自我审查与监管。上述功能皆增强了在线健康知识社区的可用性与易用性。其次，社区纽带构建是在线健康知识社区中用户贡献行为的动机之一。[①] 在线健康知识社区为用户提供健康信息资源的评论与回复功能，推动了信息生产者与信息消费者之间的互动交流，有利于用户之间的纽带构建；再者，在线健康知识社区提供的健康随访系统，能够促进信息消费者的可持续使用，并保证信息传递者能够将信息生产者生产的健康信息及时传递给信息消费者。信息生产者主要指

① Stvilia B, Wu S, Lee D J. A framework for researcher participation in research information management systems [J]. The Journal of Academic Librarianship, 2019, 45 (3): 195-202.

代问诊咨询类与疾病管理类在线健康知识社区中的医生、护理人员等，以及健康管理类在线健康知识社区中的健身专家、饮食专家、康复专家等。信息消费者主要指代问诊咨询类与疾病管理类在线健康知识社区中的患者或者患者家属等，以及健康管理类在线健康知识社区中的普通用户。健康随访系统被广泛应用于健康管理类、问诊咨询类、疾病管理类等在线健康知识社区中，随访系统主要涵盖健康指导和远程评估、健康信息交互功能以及随访管理系统等，其中健康指导和远程评估能够基于标准化的健康指导流程为信息消费者提供系统化的健康评估、健康信息交互功能能够方便信息生产者之间的互动合作并及时与信息消费者进行沟通、随访管理系统能够定时提醒信息生产者为信息消费者提供随访并记录随访时间与周期。

然后，在线健康知识社区的用户隐私保护功能能够推动健康信息生态链中各个角色用户的贡献水平，隐私保护功能（如用户匿名、用户个人信息访问与利用权限设置等）的设定有助于消除用户的隐私顾虑以及后顾之忧，从而提升用户对于健康信息的采集、传播、获取、研判与利用水平。① 用户贡献意味着与在线健康知识社区平台之间高频率的互动和沟通，这也提升了各个角色用户信息泄露的可能性，而用户健康信息是其最为关注的隐私信息，隐私信息的泄露会极大程度上负面影响用户贡献的积极性。所以为鼓励社区平台中的用户贡献行为，社区平台应当对用户隐私做到全方位保护，进而使得用户在社区平台贡献过程中自身利益得以保障。但是在保护用户隐私的同时，在线健康知识社区中的信息监管者也应当加强对于信息生产者的监管，防止信息生产者、信息消费者以及信息传播者在匿名情况下随意生产、传播、获取与利用低质量或者虚假的健康信息；此外，在线健康知识社区中的智能导览功能能够方便信息消费者进行健康信息需求查询，个人管理功能（包括健康

① 付少雄，赵安琪．健康 APP 用户隐私保护政策调查分析——以《信息安全技术 个人信息安全规范》为框架［J］. 图书馆论坛，2019，39（12）：109-118.

档案、健康体检、运动提醒、用药提醒等）能帮助信息消费者更好地管理自身健康状况，信息公告栏功能能够便于信息监管者披露社区监管规则。综上所述，在线健康知识社区功能从健康信息供给、获取、分析与利用等各个层面促进着健康信息生态链中各个角色用户的贡献行为。因此，各类在线健康知识社区应该结合自身社区平台特征不断完善社区功能，以推动社区用户的可持续性贡献行为。

5.2.2 健康知识社区服务对用户贡献行为的影响

艾媒咨询（iiMedia Research）发布的最新研究报告指出，2021年中国移动医疗用户规模预计已达6.9亿人。① 移动医疗市场成长出了“好大夫在线”“春雨医生”“微医”“微糖”等一批社区平台，也推动了其他类别在线健康知识社区的发展，如运动类在线健康知识社区“Keep”与“悦跑圈”等。但是当前在线健康知识社区市场提供的健康信息服务质量良莠不齐，存在平台建设参差不齐、信息安全与用户隐私、监管体系不完善、过度商业化等问题。先前研究指出在线平台的用户贡献度与其信息服务质量呈现显著的正向关联，② 如移动图书馆、网络银行、电子政务平台。③

具体到在线健康知识社区，其用户隐私信息保护度、平台响应性、平台可接触性、信息服务全面性等会显著积极影响社区平台中

① 艾媒咨询（iiMedia Research）. 2015—2024年中国移动医疗用户规模及预测［EB/OL］.［2022-08-21］. https：//www. iimedia. cn/c1061/82107. html.

② Thomas F. The effect of customer participation on e-service quality and satisfaction［C］// Proceedings of the Global Marketing Conference，2018：1245-1247.

③ 陆敬筠，仲伟俊，梅姝娥. 电子公共服务公众参与度的实证分析［J］. 情报科学，2008，26（2）：224-228.

的用户贡献行为。① 其中在线健康知识社区的平台响应度与用户健康信息需求得到反馈的速度显著正向关联，这也意味着健康信息生态链中各个角色用户履行自身责任的速度，如信息生产者提供和回复信息消费者所需健康信息的及时性、信息组织者对健康内容添加标签与描述的速度、信息分解者筛选与序化平台内健康信息的效率、信息传递者采集与转发社区急需健康信息的速度、信息监管者修订与删除健康类谣言的响应速度。而社区平台较慢的响应速度会负面影响用户满意度以及降低用户体验，这不仅会打击用户贡献行为的积极性，还会衍生出用户黏性降低以及用户流失等问题。在线健康知识社区平台的可接触性指代平台与用户之间信息交流的流畅度，社区平台的发展离不开用户的反馈与参与，而畅通的双向交流渠道是用户对社区平台进行积极贡献的基础设施，社区平台的高可接触性会推动用户正面的反馈与参与。用户健康信息需求满足是在线健康知识社区的主要服务目的之一，社区平台信息服务的全面性能够有效增强用户的活跃度，促进用户的平台黏性，进而推动信息消费者与信息消费者等角色用户的贡献行为。同时，在线健康知识社区丰富的健康信息内容是保障平台健康信息质量重要一环。信息生产者通过生成高质量的健康医疗资源、全面的健康类资讯能够提升信息传播者转发与推送的频次，以及信息消费者利用可能性。

除此以外，高质量的服务能够提升信息消费者对于健康信息采纳的概率，具体而言，健康信息的易用性、可用性以及可信度会正向影响信息消费者对于社区平台可持续使用的意愿。社区平台高质量的健康信息服务也能推动平台内部用户绝对数量的增长以及保持用户活跃度，进而使得信息生产者、信息组织者、信息消费者、信息分解者、信息传递者、信息监管者之间能够各司其职并形成良性循环。特别是针对提供付费知识的在线健康知识社区，如问诊咨询类、健康管理类在线健康知识社区，只有保障整个平台的信息质量才能促进信息生产者持续贡献高质量的健康信息以及信息消费者的

① 钱明辉，徐志轩，王珊．基于用户参与的在线健康平台信息服务质量研究［J］．情报学报，2019，38（2）：132-142.

知识付费意愿。① 因此，提升在线健康知识社区的信息服务质量是促进用户贡献行为的关键举措，在线健康知识社区可考虑研发符合自身测评服务的工具，从而发展服务评控体系，以保障在线健康知识社区的信息服务质量。②

5.2.3 健康知识社区制度对用户贡献行为的影响

以好大夫在线、Keep、美柚、微医、微糖等为代表的在线健康知识社区的发展推动着健康知识生产与传播模式的演变，但是在线健康知识社区的制度还在不断的建设与完善过程中。区别于传统社区，在线健康知识社区与用户之间缺乏正式的经济或者法律合同的制约，社区用户的贡献行为不能采用传统社区发布行政指令的模式进行引导，因此在线健康知识社区急需制定相应制度规范与促进用户贡献行为。在线健康知识社区制度主要由信息监管者制定，社区制度的制定能够推动信息监管者与健康信息生态链中其他角色用户的双向互动，这能为信息生产者的信息内容撰写提供便利、及时了解信息消费者的健康信息需求以及信息传播者健康信息转发渠道的障碍。

在线健康知识社区制度主要覆盖健康知识内容的撰写、传播与删除原则，优质健康知识内容筛选规则，用户社区积分与等级规则、绩效考核、社区间合作网络的构建。首先，健康知识内容的撰写、传播与删除原则的制定。健康知识内容的撰写、传播与删除原则能够约束信息生产者、信息传播者与信息组织者的贡献行为。在线健康知识社区各个角色用户需要服从平台制定的原则。如对健康知识的内容、引用文献、图片、视频、分类等方面的标准以及格式进行细致规定，同时规范健康知识内容的修订、内容冲突应对、同

① 张杨燚，彭子健，刘齐凯．问答平台用户付费围观持续参与意愿的影响因素［J］. 图书馆论坛，2018（6）：86-94.

② 邓胜利，赵海平．用户个性特征对网络信息搜寻过程中 选择性信息接触模式的影响研究［J］. 情报科学，2019，37（3）：152-157.

义词编撰等。健康知识内容的撰写、传播与删除原则有效统一了用户贡献行为标准，对于促进在线健康知识社区中的用户贡献行为具有关键作用。① 其次，优质健康知识内容筛选规则的制定。在线健康知识社区通过制定优质健康知识内容筛选规则，能够对平台内部的健康知识内容质量进行区分，区分普通质量的健康知识内容与高质量的健康知识内容。如百度高血压吧对于高质量的健康知识内容进行加精处理、妙健康对于高质量的健康知识内容附加“推荐”标签、Keep 通过筛选平台课程内容以设置课程精选专区。通过对于优质健康知识内容的筛选，能够对信息生产者的贡献进行认可，也为信息传播者的贡献行为提供依据。信息生产者通过高质量健康知识内容的撰写能够获取社区平台内部的认可，进而促进自身在社区平台内部之中的地位以及自我价值的实现。所以优质健康知识内容筛选规则的制定能够促进信息生产者积极贡献高质量的健康知识内容。但是在线健康知识社区筛选优质健康知识内容过程中的公正性与时效性能够提升信息生产者对于社区平台的认同感以及贡献意愿。再者，用户社区积分与等级规则的制定。在线健康知识社区通过积分与等级规则的制定能够鼓励用户进行订阅、关注、转发、评论、点赞以及标签添加等行为。如百度戒烟吧对于用户连续签到、发主题、回复、发投票、投票、主题帖被他人回复等行为会予以经验值奖励，而且通过客户端进行的贡献行为相较于 PC 端获取的经验值更高。但是如果帖子被删除，或被识别为水帖（主要指骗回复、刷帖刷楼等），则该帖之前所产生的加分会被收回，但不会额外扣分。用户的等级会随着经验值的累积而产生变化，不同等级用户具有不同的社区权限，包括等级头衔、免验证码、投诉优先处理、音乐插入、视频插入、语音帖、投票发起、高级表情、涂鸦等。同时，在线健康知识社区应当开展“优秀贡献者”的评选工作，对于贡献与传播优质健康知识内容的行为予以更高的积分奖励。最后，绩效考核制度。绩效考核制度作为线上与线下社区常用

① 许博. 网络百科全书管理机制与公众参与行为研究 [J]. 图书情报知识, 2011, 29 (3): 10-15.

的用户激励手段，也是促进用户贡献行为规范化、持久化和科学化的关键保障。① 高效的绩效考核制度能够加强在线健康知识社区用户贡献行为认定的主观随意性，避免对于用户贡献行为的考核过程流于形式，促进绩效考核工作的长效发展。绩效考核制度的制定能够促进各角色用户更好地履行自身职责，加强对社区的参与以及贡献。此外，社区间合作网络的构建，除了实施相关制度促进在线健康知识社区内健康信息生态链的高效流转外，应当鼓励社区成员与其他社区成员进行互动交流，以加强社区之间健康知识内容的双向互动。如对于问诊咨询类在线健康知识社区，众多医护人员及信息生产者既属于春雨医生、好大夫在线等平台中的用户，也属于微糖、高血压大夫等疾病管理类在线健康知识社区的成员。春雨医生的用户能从微糖等社区获取健康信息，进而对春雨医生健康知识体系的完善做出贡献。

在线健康知识社区的制度建设主要是为了构建整套指导、规范与促进用户贡献行为的管理体系，能够促进用户贡献行为的合理有序进行，进而推动在线健康知识社区健康知识流转效率的提高。在在线健康知识社区的制度建设过程中，不同类别在线健康知识社区应根据自身健康信息生态链特征进行有针对性的制度建设。同时，在线健康知识社区的制度建设也应当鼓励用户参与以保障制度的合理性、客观性以及动态变化性。此外，在线健康知识社区制度的执行主要由信息监管者负责，其直接影响制度的执行成效，因此应当建立信息监管者的资格审核体系、监管体系、责任追查流程以及奖励办法等，以提升信息监管者对于社区制度的执行成效。

5.3 社会维度动机对于用户贡献行为的影响

情境是影响在线健康知识社区中用户贡献行为的核心因素，用

---

① 吕元智．基于用户参与准则的数字图书馆服务绩效评价制度安排研究［J］. 图书情报工作，2014（s1）：1-6.

户所处的社会环境会对用户贡献行为产生影响，本书主要从社会利益维度动机、社会身份维度动机、社会认同维度动机等角度探究社会维度动机对用户贡献的影响。

5.3.1 社会利益维度动机对用户贡献行为的影响

社会利益主要指代在线健康知识社区中的用户通过贡献行为能够获取现实或者虚拟世界中的报酬，通过商品折扣、免费礼物、代金券、现金奖励、虚拟货币等方式影响着健康信息生态链中各个角色用户的贡献行为，在线健康知识社区中所实施的现实或者虚拟世界中的报酬主要由信息监管者制定与施行，如对于运动健康类在线健康知识社区，Keep 会对社区平台中的信息生产者与信息消费者的贡献行为给予卡路里币（平台虚拟货币）奖励，卡路里币可用于在社区平台中的实体货物商城兑换商品；对于健康管理类在线健康知识社区，妙健康中各个角色用户通过每日完全列表中的各类贡献行为，便可以在“健康财富”界面领取妙币，妙币是妙健康社区平台中的线上虚拟货币，可用于用户会员等级提升，也可以作为现金在妙商城购买商品；对于问诊咨询类在线健康知识社区，好大夫在线平台中的信息生产者通过提供健康信息服务能够收取一定的经济报酬，包括图文问诊与一问一答服务，以及心意礼物；对于疾病管理类在线健康知识社区，信息生产者亦可以通过图文问诊、电话会诊、远程会诊等模式获取相应的经济报酬。

在线健康知识社区情境下，社会利益维度动机能从如下方面影响用户贡献行为：首先，给予用户社会利益能够削减用户感受到的隐私风险，进而鼓励用户进行信息披露。其次，受到社会利益维度驱使的用户会为了获得理想的社会利益（如经济补偿等）而进行贡献行为。经济补偿在在线健康知识社区的网络口碑营销（Electronic Word of Mouth，eWoM）与信息交换过程中起着关键作用，能够提升信息传播者对于健康信息传播所带来收益的期望值。再次，现实或者虚拟报酬作为一种社会激励举措，能够定向性地激发用户个体以及群体的主动性、创造力以及活跃度，使得用户个体以及群体对其贡献行为持有正向的心理态度，有助于用户在在线健康知识社区中分享健康知识并开展健康信息服务。此外，现实或者虚拟世界中的报酬能够为用户带来在线健康知识社区参与之外的物质满足感，能够提升用户对于社区平台的信任感与安全感，从而使得各个角色用户在开展贡献行为时主要关注完成质量，以提升社区平台的健康信息服务质量。社会利益通常属于一种在线健康知识社区的外部奖励，对于外部奖励，在线健康知识社区提供的外部奖励是鼓励用户贡献行为的有效措施。通过外部奖励的设置，用户会尽可能参与社区活动并尽最大程度的努力履行自身的义务。如问诊咨询类在线健康知识社区通过有奖知识问答的设定能够鼓励信息生产者积极参与社区特定主题的讨论，贡献描述详实、可理解、有逻辑、紧扣主题与正确的回答内容，回答使用规范化的表达，以提升信息内容的质量。同时，通过更高的收费标准鼓励信息生产者提供更快的预计通话速度。

5.3.2 社会身份维度动机对用户贡献行为的影响

在线健康知识社区中用户的社会身份会对其施加外部压力，外部对于在线健康知识社区中用户所施加的压力能够促进各个角色用户的贡献行为。① 首先，在线健康知识社区用户作为社会成员，社会公众对社区中信息生产者（如医护人员等）的期望会给其带来隐形压力，从而促进信息生产者加强健康信息生产并提升健康信息质量。其次，政府规制作为制度压力的一种，也会对健康信息的流通产生影响，政府部门通过系列健康法律法规的颁布，对在线健康知识社区的运营流程、健康产品以及服务准则的标准进行制定，这为各角色用户的健康信息活动提供了参考依据，并设立了清晰的界限。本书针对政府规制对在线健康知识社区中用户贡献行为的限定

① Stvilia B, Wu S, Lee D J. A framework for researcher participation in Research Information Management Systems [J]. The Journal of Academic Librarianship, 2019, 45 (3): 195-202.

进行了归纳总结，具体如表5-1所示。在对于在线健康知识社区中用户贡献行为的限定/要求措施中，用户个人信息相关措施占比较高。此外，根据《工业和信息化部关于开展APP侵害用户权益专项整治工作的通知》开展的专项整治工作指出薄荷健康、春雨计步器等在线健康知识社区侵害用户权益，具体而言，薄荷健康私自将采集的用户个人信息共享给第三方服务商、春雨计步器的用户难以注销其个人账户、用户不向好大夫在线提供权限便被拒绝使用好大夫在线平台。①

表5-1　政府规制对于用户贡献行为的限定/要求

用户角色	政府规制	来源
信息生产者	鼓励医疗机构通过互联网等信息技术丰富健康信息服务内容，进而拓展线下与线上结合的健康医疗服务模式	《关于促进"互联网+医疗健康"发展的意见》
	规范在线健康知识社区中用户个人信息的采集过程，对在线健康知识社区违规收集、使用用户个人信息、不合理索取用户权限、为用户账号注销设置障碍等问题进行处理	《工业和信息化部关于开展APP侵害用户权益专项整治工作的通知》
	对于在线健康知识社区中个人信息的采集提出了合法性要求、最小化要求，此外还需要用户的授权同意	《信息安全技术 个人信息安全规范》
	在线健康知识社区中信息内容的生产应该保护与尊重知识产权，不能够发布或者制作侵犯其他用户知识产权的信息内容	《移动互联网应用程序信息服务管理规定》

① 工业和信息化部信息通信管理局．关于侵害用户权益行为的APP（第一批）通报［EB/OL］．［2019-12-19］．http：//www.gov.cn/fuwu/2019-12/20/content_5462577.htm.

续表

用户角色	政府规制	来源
信息组织者	构建规范统一的全国性健康医疗标准体系与数据资源目录，涉及医学名词术语、疾病代码和分类等	《关于促进“互联网+医疗健康”发展的意见》
	如果涉及通过显示屏幕或者纸面等展现用户个人信息的，用户个人信息组织者应该对于需要展示的个人信息采用去标识化等方面的处理措施，降低用户个人信息在展示环节的泄露风险	《信息安全技术 个人信息安全规范》
	构建标准化的疾病诊断编码、健康医疗术语、健康应用编码、健康检验规范、健康信息数据传输协议与接口标准体系，推动健康医疗大数据服务与产品流程的规范化	《国务院办公厅关于促进和规范健康医疗大数据应用发展的指导意见》
	健康医疗数字身份管理强化，构建全国统一标识的健康可信数字身份、数据控制访问信息系统、电子实名认证	
信息消费者	加强用户电子健康档案的规范合理使用以及在线查询	《关于促进“互联网+医疗健康”发展的意见》
	对于在线健康知识社区中个人信息的消费进行限定，涉及用户个人信息的访问等	《信息安全技术 个人信息安全规范》
	除了必需的用途之外，用户个人信息的消费应当明确消除用户身份的指向性，防止信息能够精确定位到用户特定的个人	
	当消费用户个人信息时，不能够超过与用户个人信息采集时所声明目的拥有直接或者合理关联的范畴	

续表

用户角色	政府规制	来源
信息消费者	提供完整的在线健康知识社区采集与利用用户个人信息的说明	《移动互联网应用程序信息服务管理规定》
	培育用户的信息消费需求，涉及新兴信息服务业态拓展、信息消费内容丰富等	《国务院关于促进信息消费扩大内需的若干意见》
	强调实现医疗健康重点领域和关键环节的突破，采用健康大数据丰富服务渠道，延伸与拓宽服务内容，以满足用户健康信息需求	《国务院办公厅关于促进和规范健康医疗大数据应用发展的指导意见》
信息分解者	对于在线健康知识社区中个人信息的分解进行限定，涉及用户个人信息的更正与删除等	《信息安全技术个人信息安全规范》
	应该提供用户个人信息更正或者补充的方法	
	下列情境下应该及时删除用户个人信息：违背法律法规采集与利用用户个人信息的；违背与用户个人信息主体的协议采集与利用用户个人信息的	
	对于违反法律法规或者双方的约定采集、利用其用户个人信息的，应该对其用户个人信息进行删除；对于用户个人信息有误的应当及时进行更正与删除	《中华人民共和国网络安全法》

续表

用户角色	政府规制	来源
信息传递者	采用互联网等信息技术实现健康信息内容的共享互通以及上下贯通等	《关于促进“互联网+医疗健康”发展的意见》
	限制在线健康知识社区对于用户个人敏感信息的传输、共享、转让以及公开披露等。此外，还设置了用户个人信息的跨境传输要求	《信息安全技术 个人信息安全规范》
	对于企事业单位兼并、收购或者重组时用户个人信息的转让进行限定	
	强调原则上用户个人信息不得被公开披露，在法律法规授权或者基于合理事由需要公开披露时，设定了用户个人信息披露的界限	
	制定医疗健康大数据流通与开放相关政策	《国务院关于促进信息消费扩大内需的若干意见》
信息监管者	强调在线健康知识社区需要明确责任部门与人员、开展个人信息安全影响评估、培育数据安全能力、进行人员管理和培训，以及开展安全审计等	《信息安全技术 个人信息安全规范》
	健全或者建立在线健康知识社区中的信息内容管理审核机制，对于违规违法信息内容的发布行为，根据具体情境采用警告、更新暂停、功能限制、账号关闭等具体处理措施	《移动互联网应用程序信息服务管理规定》
	对于在线健康知识社区的安全性、真实性以及合法性等方面进行审核，构建信用管理机制	

续表

用户角色	政府规制	来源
信息监管者	增强在线健康知识社区信息消费环境的建设，涉及构建安全可信的信息消费环境的建设、信息安全保障能力的提升、用户个人信息保护正确、信息消费市场秩序规范等	《国务院关于促进信息消费扩大内需的若干意见》
	推动基于互联网的健康信息服务的发展，推动个性化健康管理服务的发展	《“健康中国2030”规划纲要》
	医疗健康大数据保障与开放等法规制度的构建，增强安全与标准体系建设，提升安全技术支撑能力，促进用户个人隐私保护与信息安全	《国务院办公厅关于促进和规范健康医疗大数据应用发展的指导意见》

再次，在线健康知识社区作为公众健康领域的重要组成部分，有大量非营利性健康组织作为社区的组织成员参与其中，非营利性健康组织能够直接或者间接地对在线健康知识社区中用户的贡献行为产生影响，一方面，非营利性健康组织能够通过参与在线健康知识社区的行业标准制定，以规范在线健康知识社区中用户的健康信息行为。如中国健康管理协会与中国质量认证中心签署战略合作协议将第三方认证制度与健康管理服务评价标准纳入包含在线健康知识社区在内的健康服务业中，以推进在线健康知识社区等健康服务新业态的有序规范发展。中国健康管理协会远程健康专业委员会承办的远程健康促进行动——5G时代下的远程健康管理分论坛，聚焦于互联网医院、运动健康等在线健康知识社区领域，进行在线健康知识社区管理经验的交流。另一方面，由于在线健康知识社区发展模式的不断演化，国家机构相关监管不能及时更新，非营利性健康组织对于在线健康知识社区的

社会绩效的监管作用日益凸显。非营利性健康组织能够促进在线健康知识社区制度规范的形成，履行社会对于在线健康知识社区的监督职责，促进社区满足社会的健康信息需求，并提升健康信息服务的可信度。如上海市健康产业发展促进协会、深圳健康产业协会等在规范在线健康知识社区服务、营造和谐的健康市场秩序中起着积极作用，倡导在线健康知识社区规范健康信息服务，辅助政府机构整顿在线健康知识社区的市场经济秩序。然后，境内外投资机构会对在线健康知识社区的社会绩效产生影响。当前在线健康知识社区大多都通过融资以获取社区运营的资金来源，如春雨医生早于 2020 年完成 E 轮融资、好大夫在线于 2017 年完成 D 轮融资，部分在线健康知识社区亦是上市公司，如主打线上健康及医疗服务（家庭医生服务）、用户健康医疗服务、健康互动及健康管理计划以及健康商场的平安好医生。境内外投资机构常将在线健康知识社区是否具备完备的健康信息生态链、是否遵守健康知识产权、是否遵守当地法律法规纳入考量范围。最后，在线健康知识社区之间的相互监督也会对社区的社会绩效产生影响。在线健康知识社区在受到自身健康信息资源与社区服务宗旨限制的同时，也会受到业类同类型在线健康知识社区的影响而采取受到普遍认可的用户贡献行为模式。如预约挂号类在线健康知识社区皆为信息消费者提供快速诊疗服务，运动健康类在线健康知识社区皆允许信息生产者提供私家课与健身视频课程、允许信息组织者标引和描述健康信息以编撰健康百科全书、允许信息传递者加“#”等自然语言符号以特定主题的健康信息的推送、提供用户社交功能（包括关注、转发、评论、点赞以及标签添加等，这涉及信息生产者、信息组织者、信息消费者、信息分解者、信息传递者、信息监管者等各个角色的用户），问诊咨询类在线健康知识社区允许信息组织者标引和描述医护人员等信息生产者的信息（如按照疾病、医院、科室等类别提供医护信息），疾病管理类在线健康知识社区提供信息生产者生产的最新健康信息并按照病理病因分类健康信息。

5.3.3 社会认同维度动机对用户贡献行为的影响

在当前健康信息生态链情境下，社会认同维度主要指代在线健康知识社区中的社团、群组等对于用户贡献的承认与认可。为了体现对于社区成员的认同，在线健康知识社区通常通过一定程度的评选流程对部分社区成员的贡献进行认定，从而进行表彰并授予荣誉等。如对于运动健康类在线健康知识社区，Keep 通过连续训练天、累计训练天、跑步次数、骑行次数、行走次数等来对用户进行认证，从而授予勋章进行奖励；对于问诊咨询类在线健康知识社区，好大夫在线根据平台提供的实际二手数据，综合线上健康信息服务次数、回复时效性、用户满意度、用户口碑评价等多个指标，评选出年度好大夫、青年好大夫、县域好大夫并授予荣誉；对于疾病管理类在线健康知识社区，高血压大夫通过医师执业证、医师资格证、医师职称证等方面的认证从而对成员身份进行认证，通过相关测评进行名医身份认证并向其他用户进行推荐。上述社会认同措施的实施主要是为了鼓励在线健康知识社区中的用户贡献行为，由于健康信息生态链中各个角色用户开展贡献行为会花费较多的时间和精力成本，而信息生产者还会遭遇相应健康知识所有权受侵犯的风险，因此社会层面对于在线健康知识社区中用户贡献的认同是必要的。有研究指出用户贡献行为受到无论是物质还是虚拟层面的社会认同时，用户进行贡献行为的态度便越积极，更倾向于开展健康信息服务并进行健康知识贡献。①

在线健康知识社区中的用户受到群体、社区乃至外部的认同通常源自其完成一系列任务或者长期以及持续的社区贡献。② 在线健

① 杨晨．开放式创新社区创客知识贡献行为及促进策略研究［D］．长春：吉林大学，2019.

② Wang J，Zhang R，Hao J X，Chen X. Motivation factors of knowledge collaboration in virtual communities of practice：A perspective from system dynamics［J］. Journal of Knowledge Management，2019，23（3）：466-488.

康知识社区中的用户为赢得社会认同，需要做出对社区发展或者社区成员有价值的贡献，所以社会认同维度动机多数会推动用户进行健康信息服务，从而积极影响用户的贡献行为。区别于采用强制模式推动用户进行健康知识贡献，社会认同能够激发用户进行主观自愿的健康知识贡献。同时，为赢得社会认同以及荣誉，必然会引发在线健康知识社区中用户之间的竞争行为，而在线健康知识社区中的用户竞争对于促进用户进行健康方面的实践活动具有积极意义。但是在线健康知识社区应当主要避免社会认同维度动机对于用户贡献行为动机所产生的消极影响，如在线健康知识社区成员之间为获取某项荣誉而进行恶性竞争，成员为增加健康信息服务次数而进行大量低质量或者重复性的健康知识贡献。此外，社会认同往往也能为健康信息生态链中的各个角色用户赢得声誉，如好大夫在线中的“年度好大夫”评选能够增加信息生产者在在线健康知识社区中的声望，信息生产者渴望通过自身的健康知识贡献行为得到社区平台的非正式认可并确认自身的业内地位。声誉是用户得以在集体中地位取得和维持的重要资产。用户在在线健康知识社区中的声誉有助于其在健康信息生态链中获取、利用与传播健康知识，如信息生产者可能会优先满足声誉较高的信息消费者的健康信息需求，信息传递者可能会优先向声誉较高的信息消费者传递健康信息，信息监管者在处理社区纠纷时也会以用户在社区中的声誉作为决策依据。①所以本书认为在健康信息生态链中社会认同与用户贡献行为能够双向促进。

5.4 不同维度动机对用户贡献行为影响的实证

为实证分析动机理论框架下的用户在线健康知识社区贡献行

① Wasko M M L, et al. Examining social capital and knowledge contribution in electronic networks of practice [J]. MIS Quarterly, 2005 (1): 35-57.

为，本书以“好大夫在线”问诊咨询类在线健康知识社区为例，探究用户维度动机、社区维度动机、社会维度动机对于用户贡献行为的影响。本书通过编写 Python 程序抓取了“好大夫在线”社区中 10401 名医生的问诊信息，由于医生在健康信息生态链中主要承担的是信息生产者的角色，因此本章数据分析部分主要探究用户维度动机、社区维度动机、社会维度动机对于信息生产者贡献行为的影响。根据好大夫在线的平台特征，问诊咨询类健康知识社区中的用户维度动机被具体化为用户投票、感谢信、心意礼物，社区维度动机被具体化为综合推荐热度，社会维度动机被具体化为服务价格（包括图文问诊价格与一问一答价格）、医生级别、“年度好大夫”荣誉，用户贡献行为被具体化为信息生产者的在线问诊量。具体而言，对于社区维度动机，用户投票、感谢信、心意礼物属于在线健康知识社区中其他角色用户对于信息生产者的支持与认可，因此本书将其划分为用户维度动机，以探究用户维度动机对于信息生产者用户贡献行为的影响。用户投票，指代用户可以针对问诊咨询过程中的治疗效果与服务态度进行打分，能够为其他用户问诊咨询提供借鉴并推动信息生产者提升健康信息的生产质量。感谢信，作为一种礼仪文书，指代用户对关心或者帮助过自身的信息生产者表达衷心感谢的函件。心意礼物，指代用户可以在线支付小额费用，在好大夫网站上购买暖心、鲜花、锦旗等虚拟“心意礼物”，送给为该用户提供过服务的信息生产者，以表达对于信息生产者所提供健康信息的感激之情。用户支付的费用将全部打给相应的信息生产者，用于表达对信息生产者的感谢。同时，信息生产者也能在线浏览到虚拟礼物，收到用户的感谢、祝福和鼓励，从而更好地为其他用户服务。根据好大夫在线平台的实际特征，本书将用户投票、感谢信、心意礼物取值为社区平台中的具体数值；对于社区维度动机，综合推荐热度是信息生产者排名的一个具象化数字体现，在同一个专业领域或疾病的推荐中，信息生产者的热度越高，其排名就越高，综合推荐热度最高为 5.0。由于综合推荐热度是好大夫在线平台内部对于信息生产者的推荐值，因此本书将其归类为社区维度动机，以探究社区维度动机对于信息生产者用户贡献行为的影响。

社会维度动机，主要包含社会利益维度、社会身份维度与社会认同维度。首先是社会利益维度，本书将服务价格划分为社会维度动机中的社会利益维度。服务价格指代在好大夫在线社区平台下信息生产者提供一次健康信息服务的价格，信息生产者服务价格可以反映其提供健康信息服务所能够获取的社会经济利益。本书将服务价格取值为好大夫在线中所提供服务的实际价格。其次是社会身份维度，本书将医生职称划分为社会维度动机中的社会身份维度。医生职称是反映好大夫在线中信息生产者社会身份的关键信息，根据国内的医护体系，本书分别取值为 1（住院医师）、2（主治医师）、3（副主任医师）、4（主任医师）。再者是社会认同维度，荣誉是指好大夫在线社区中的“年度好大夫”评选，“年度好大夫”是基于可靠官方计算体系筛选出的患者心中最认可的“好大夫”。筛选体系如下：服务数、时效性、满意度、口碑、服务质量等。具体而言，《2019 年度好大夫》榜单由中国社科院健康业发展研究中心、健康时报（人民日报社主办）、好大夫在线联合发布，从 21 万名医生中评选出年度好大夫 411 名、青年好大夫 30 名、县域好大夫 3 名。这是在线健康知识社区中用户对于信息生产者认可与信赖的真实体现，也是对信息生产者贡献行为的表彰。① 荣誉值被取值为当选为好大夫在线社区中“年度好大夫”的次数。鉴于荣誉为好大夫在线联合社会上健康类传媒联合设定的奖项，会产生显著的社会效益以及反响，本书因此将其归类为社会维度动机中的社会认同维度，以探究社会维度动机对于信息生产者用户贡献行为的影响。

对于信息生产者的贡献行为，被具体化为好大夫在线平台中医生的在线问诊量，这能真实反映信息生产者所提供健康信息服务的次数。根据皮尔森相关性分析的结果，用户维度动机（用户投票：*Pearson* 相关系数 = 0.715，p = 0.000***；感谢信：*Pearson* 相关系

① 好大夫在线．2020 中国好大夫峰会［EB/OL］.［2020-01-20］. https：//www. haodf. com/dissertation/doctorhonor2019.

数 = 0.678, p = 0.000***；心意礼物：*Pearson* 相关系数 = 0.737, p = 0.000***)、社区维度动机（综合推荐热度：*Pearson* 相关系数 = 0.317, p = 0.000***)、社会维度动机（图文问诊服务价格：*Pearson* 相关系数 = 0.308, p = 0.000***；一问一答服务价格：*Pearson* 相关系数 = 0.282, p = 0.000***；医生级别：*Pearson* 相关系数 = 0.045, p = 0.000***；“年度好大夫”荣誉：*Pearson* 相关系数 = 0.517, p = 0.000***）与信息生产者的贡献行为呈现显著正相关。根据方差分析结果，用户维度动机（用户投票：F = 81.176, p = 0.000***；感谢信：F = 96.297, p = 0.000***；心意礼物：F = 317.879, p = 0.000***)、社区维度动机（综合推荐热度：F = 96.044, p = 0.000***)、社会维度动机（图文问诊服务价格：F = 10.346, p = 0.000***；一问一答服务价格：F = 17.175, p = 0.000***；医生级别：F = 7.988, p = 0.000***；“年度好大夫”荣誉：F = 808.723, p = 0.000***）皆对于信息生产者的贡献行为产生了积极作用。因此，用户、社区、社会维度的动机皆会对信息生产者的贡献行为产生影响，在线健康知识社区可以从用户动机角度进行社区平台设计并采取相应举措激发信息生产者的贡献行为。

表 5-2　**用户、社区以及社会维度动机对于信息生产者贡献行为的影响**

对于信息生产者贡献行为的影响因子		相关性分析		方差检验		结果
		Pearson 相关系数	显著性（双尾）	*F* 值	显著性（双尾）	
用户维度动机	用户投票	0.715	0.000***	81.176	0.000***	显著正向影响
	感谢信	0.678	0.000***	96.297	0.000***	显著正向影响
	心意礼物	0.737	0.000***	317.879	0.000***	显著正向影响
社区维度动机	综合推荐热度	0.317	0.000***	96.044	0.000***	显著正向影响

续表

对于信息生产者贡献行为的影响因子		相关性分析		方差检验		结果
		Pearson 相关系数	显著性（双尾）	*F* 值	显著性（双尾）	
社会维度动机	服务价格（图文问诊）	0.308	0.000***	10.346	0.000***	显著正向影响
	服务价格（一问一答）	0.282	0.000***	17.175	0.000***	显著正向影响
	医生级别	0.045	0.000***	7.988	0.000***	显著正向影响
	“年度好大夫”荣誉	0.517	0.000***	808.723	0.000***	显著正向影响

注：* 表示为 $p<0.05$；** 表示为 $p<0.01$；*** 表示为 $p<0.001$；N.s. 为不显著。

根据研究结论，本书发现用户、社区、社会三个维度动机皆与信息生产者贡献行为紧密关联。首先，对于用户维度动机，先前研究主要关注用户自我维度动机对于自身贡献行为的影响，如自我揭露①、预期收益②、内在兴趣③、关心他人④、知识贡献自我效

① 张大勇，孙晓晨．社交网络用户信息贡献行为影响因素分析［J］．情报科学，2018，36（2）：95-100.

② 张敏，薛云霄，夏宇，张艳．“利己—利众”分析框架下社交学习社区用户知识贡献行为的形成路径［J/OL］．情报理论与实践．http：//kns.cnki.net/kcms/detail/11.1762.g3.20190412.1316.004.html.

③ 杜智涛．网络知识社区中用户“知识化”行为影响因素［J］．图书情报知识，2017（2）：105-119.

④ 侯德林，赵丽平，张星，等．网络视频服务用户内容传播行为意愿实证研究［J］．管理评论，2015，27（11）：86-95.

能①等，较少探究其他用户维度动机对于自身贡献行为的影响。本书扩展了先前研究，主要关注其他用户的投票、感谢信、心意礼物等对于用户贡献行为的影响。而其他用户的投票、感谢信、心意礼物能够对用户起到激励作用，进而促进用户的贡献行为。② 本书也再次印证了在线健康知识社区中用户之间的交互影响作用。

再者，对于社区维度动机，先前研究分析了激励机制这一社区维度动机对于用户贡献行为的影响。③ 本书将激励机制进行了进一步细化，选取综合推荐热度作为社区维度动机，从而证实了综合推荐热度等激励机制对于用户贡献行为的积极影响作用。

最后，对于社会维度动机，本书与先前研究一致，其与用户贡献行为紧密关联。先前研究主要关注归属感④、社会利益⑤、社会认同⑥、社会曝光⑦等对于自身贡献行为的影响，但多使用心理构念来探究社会维度动机与用户贡献行为的关联，较少探究在线健康知识社区中医生级别、“年度好大夫”荣誉等能体现用户社会影响力的实际变量与其贡献行为间的关联。

对于研究方法，先前研究主要基于问卷调查、访谈等方式调查用户、社区、社会维度动机对于信息生产者贡献行为的影响，主要

---

① 万莉，等．虚拟知识社区用户知识贡献行为影响因素研究［J］．情报理论与实践，2015（12）：93-97.

② Hennig-Thurau T, et al. Electronic word-of-mouth via consumer-opinion platforms [J]. Journal of Interactive Marketing, 2004 (1): 38-52.

③ 万莉，等．虚拟知识社区用户知识贡献行为影响因素研究［J］．情报理论与实践，2015（12）：93-97.

④ 徐鹏，张聃．网络问答社区知识分享动机探究——社会交换论的视角［J］．图书情报知识，2018（2）：105-112.

⑤ 侯德林，赵丽平，张星，等．网络视频服务用户内容传播行为意愿实证研究［J］．管理评论，2015，27（11）：86-95.

⑥ Shen K N, Yu A Y, Khalifa M. Knowledge contribution in virtual communities: Accounting for multiple dimensions of social presence through social identity [J]. Behaviour & Information Technology, 2010, 29 (4): 337-348.

⑦ Guan T, et al. Knowledge contribution behavior in online Q&A communities [J]. Computers in Human Behavior, 2018, 81: 137-147.

基于用户的主观数据。①②③ 本书将用户、社区、社会三个维度动机情境化到在线健康知识社区中具体的功能或者服务设置，如感谢信、心意礼物、综合推荐热度、“年度好大夫”荣誉等，将在线健康知识社区中的二手客观数据应用于探究用户、社区、社会维度动机与信息生产者贡献行为之间的关联。此外，先前研究主要探究经验值、财富值、提问数、回答点赞数、回答采纳率等二手数据对于用户贡献行为的影响，④ 本书扩展了先前研究变量，分析了感谢信和心意礼物等用户维度动机、综合推荐热度等社区维度动机、医生级别和荣誉等社会维度动机对于用户贡献行为的影响。本书能够为未来其他在线健康知识社区的用户贡献行为研究以及二手数据分析提供借鉴。

5.5 本章小结

本章主要基于动机理论框架探究了在线健康知识社区中的用户贡献行为，主要从用户维度动机、社区维度动机、社会维度动机分析其对于在线健康知识社区中用户贡献行为的影响，用户维度动机、社区维度动机、社会维度动机被进一步细分，具体分析结果如下：

首先，用户维度动机被进一步划分为健康知识社区成员、用户自身心理机制、用户贡献行为结果。在线健康知识社区中的成员会对其他用户的贡献行为产生显著影响，涉及用户的人格特质、用户间的信任、用户的社会网络特征、承诺与互惠、感知成员支持、外

① 陈君，何梦婷．基于动机视角的虚拟社区即时/持续网络口碑传播研究［J］．情报科学，2017，35（11）：126-131.

② 万莉，等．虚拟知识社区用户知识贡献行为影响因素研究［J］．情报理论与实践，2015（12）：93-97.

③ 张大勇，孙晓晨．社交网络用户信息贡献行为影响因素分析［J］．情报科学，2018，36（2）：95-100.

④ 徐鹏，张聃．网络问答社区知识分享动机探究——社会交换论的视角［J］．图书情报知识，2018（2）：105-112.

部压力、同行认可等；用户自身心理机制也会决定在线健康知识社区中的贡献行为的频次与时间，用户自身心理机制涵盖享受帮助、利他主义、自恋、享乐主义、成就需求、归属需求等；用户贡献行为结果同样会影响其贡献行为的频次与时间，涉及身份改善、感知相对优势提升、自我形象增强、信息价值萃取、归属感增强、或者感知信誉提升等。

其次，社区维度动机被进一步划分为健康知识社区功能、健康知识社区服务、健康知识社区制度。在线健康知识社区中的功能设计属于推动用户贡献行为的外在动机，涉及在线健康知识社区的可用性与易用性、社区纽带构建、健康随访系统、用户隐私保护功能、智能导览功能、个人管理功能等；对于在线健康知识社区服务，用户隐私信息保护度、平台响应性、平台可接触性、信息服务全面性等会显著积极影响社区平台中的用户贡献行为；对于在线健康知识社区制度，主要覆盖健康知识内容的撰写、传播与删除原则，优质健康知识内容筛选规则，用户社区积分与等级规则、绩效考核、社区间合作网络的构建等。

再次，社会维度动机被进一步划分为社会利益维度、社会身份维度、社会认同维度。对于社会利益维度，在线健康知识社区通过商品折扣、免费礼物、代金券、现金奖励、虚拟货币等方式能够积极影响健康信息生态链中各个角色用户的贡献行为；对于社会身份维度，在线健康知识社区中用户的社会身份对于其所施加的压力能够促进各个角色用户的贡献行为；对于社会认同维度，在线健康知识社区中的社团、群组等对于用户贡献的承认与认可，涉及表彰与荣誉授予等，皆会促进健康信息生态链中各个角色用户开展持续的高质量贡献行为。

最后，在此基础上，本章以“好大夫在线”问诊咨询类在线健康知识社区为例，通过编写的 Python 程序抓取了“好大夫在线”社区中信息生产者问诊信息，从实证角度证实了用户维度动机、社区维度动机、社会维度动机在推动在线健康知识社区用户贡献行为中发挥着关键作用，但是需要在线健康知识社区中的运营服务商进行合理的引导，以生成与促进上述积极效应。

6 基于在线健康知识社区贡献行为的用户自我健康促进

基于自我调节理论，可探究健康信息生态链中在线健康知识社区信息平台与信息人（即用户）之间的交互作用，而基于健康信息供给侧结构性理论，健康信息的需求端与供给端相互促进。因此，本书将健康信息内容的生成与利用皆视为对社区的贡献。① 在线健康知识社区中的用户贡献行为，如健康信息搜寻、获取等，会对其自身健康调节能力和行为产生作用，进而延伸出对于用户自我心理与生理健康的促进作用。本书采用问卷调查法调研在线健康知识社区中的用户贡献行为以及其生理与心理健康状况，分析在线健康知识社区用户贡献行为对其自我健康成效的作用。根据用户自我健康促进成效，为后续在线健康知识社区服务的优化模式与策略的探讨提供基础。

6.1 用户—社区交互下的用户自我健康调节

6.1.1 自我调节理论

本章基于自我调节理论（Self-Regulation Theory，SRT）探究外

① 邓胜利，付少雄．健康信息服务的供给侧结构性改革研究［J］．情报科学，2019，37（4）：144-149.

部技术介入对用户自我健康调节能力与行为的影响，进而对其心理与生理健康产生影响。在“互联网+健康医疗”的语境下，基于信息生态链理论，外部技术介入主要指代在线健康知识社区信息平台的介入，信息人通过与在线健康知识社区进行交互会对其自我健康调节能力与行为产生影响，而其中平台质量影响显著。平台质量涵盖信息质量、系统质量和服务质量。①

自我调节理论是心理学界用来阐明将个人的意图转化为行动这一机制的最常用的公认理论。自我调节（Self-Regulation）通常被认为是“自我生成的为实现个人目标而周期性地调整和计划的感觉、想法和行为”②。自我调节是指即使没有及时的外部奖励也可以制定并达成长期目标的能力。③ 值得注意的是，自我调节的能力可以增强用户在行为和能力等方面改变的可能性。具有高度自我调节能力的用户会被认为更善于改善其行为，因为用户随着时间的推移能够更加高效地管理和变更进度。从此意义上讲，自我调节理论是理解用户行为改变的一个视角，适用于解释涉及技术干预以诱导自我调节能力和行为的改变，并产生其他相关后果的现象。④

自我调节理论已在健康医疗领域研究中得到广泛应用。⑤ 先前

---

① Zha X, et al. Slow effects of e-quality on information seeking in virtual communities [J]. Library & Information Science Research, 2015 (1): 68-76.

② Zimmerman B J. Attaining self-regulation: A social-cognitive perspective [M] //Boekaerts M, Pintrich P, Zeidner M (Eds.). Handbook of self-regulation. Orlando, FL: Academic Press, 2000: 13-39.

③ Brown J M. (1988). Self-regulation and the addictive behaviors [M] //Miller W R, Heather N (Eds.). Treating addictive behaviors (2nd ed.). New York: Plenum, 1988: 61-73.

④ Sage A, Roberts C, Geryk L, Sleath B, Tate D, Carpenter D. A self-regulation theory-based Asthma management mobile app for adolescents: A usability assessment [J]. JMIR Human Factors, 2017, 4 (1): e5.

⑤ Sallis J F. Temporal self-regulation theory: A step forward in the evolution of health behaviour models [J]. Health Psychology Review, 2010, 4 (2): 75-78.

自我调节理论的研究主要集中在对不健康行为的管理上,① 以及对健康相关问题的探究上，如慢性疼痛和身体疾病。② 然而，当前自我调节理论也被用于探究健康生活方式的养成，如口腔卫生③、饮食习惯④、膳食补充⑤等。此外，先前研究还强调自我调节理论可应用于健康管理，如身体疾病管理、神经元疾病管理⑥、癌症相关疲劳缓解、药物服用⑦、糖尿病控制⑧、慢性疼痛管理⑨，以及运动相关伤害管理⑩等。因此，现有研究已经揭示了自我调节理论可

① Black N, Mullan B, Sharpe L. Predicting heavy episodic drinking using an extended temporal self-regulation theory [J]. Addictive Behaviors, 2017, 73: 111-118.

② Soror A, Davis F. Using self-regulation theory to inform technology-based behavior change interventions [C] // 47th HICSS, 2014: 3004-3012.

③ Godard A, Dufour T, Jeanne S. Application of self-regulation theory and motivational interview for improving oral hygiene: A randomized controlled trial [J]. Journal of Clinical Periodontology, 2011, 38 (12): 1099-1105.

④ Evans R, Norman P, Webb T L. Using Temporal Self-Regulation Theory to understand healthy and unhealthy eating intentions and behaviour [J]. Appetite, 2017, 116: 357-364.

⑤ Allom V, et al. Understanding supplement use: An application of temporal self-regulation theory [J]. Psychology, Health & Medicine, 2018, 23 (2): 178-188.

⑥ Earll L, Johnston M, Mitchell E. Coping with motor neurone disease—An analysis using self-regulation theory [J]. Palliative Medicine, 1993, 7 (4): 21-30.

⑦ Kucukarslan S N, et al. Using self-regulation theory to examine patient goals, barriers, and facilitators for taking medication [J]. The Patient: Patient-Centered Outcomes Research, 2009, 2 (4): 211-220.

⑧ Scollan-Koliopoulos M, Walker E A, Rapp III K J. Self-regulation theory and the multigenerational legacy of diabetes [J]. The Diabetes Educator, 2011, 37 (5): 669-679.

⑨ Sauer S E, Burris J L, Carlson C R. New directions in the management of chronic pain: Self-regulation theory as a model for integrative clinical psychology practice [J]. Clinical Psychology Review, 2010, 30 (6): 805-814.

⑩ Hagger M S, et al. Injury representations, coping, emotions, and functional outcomes in athletes with sports-related injuries: A test of self-regulation theory [J]. Journal of Applied Social Psychology, 2005 (11): 2345-2374.

被用于研究技术介入对于行为改变的影响①②。随着智能手机的普及以及功能的拓展，移动健康应用程序（如在线健康知识社区等）可被用作技术干预手段来调节用户健康相关的能力与行为。③

基于上述讨论，我们可以得出自我调节理论主要被应用于疾病相关的健康管理上。基于自我调节理论的健康类研究较少关注信息技术（即在线健康知识社区）对促进用户自我健康调节能力与行为的影响。此外，技术对于用户健康干预的相关研究大多是定性研究（如访谈等），现有研究缺乏定量研究。从根本上说，自我调节是用户基于自我指导策略的制定和修改以寻求相关目标实现的一种机制。④ 用户自我调节的过程通常被描述为一个三阶段的过程，⑤已在成年人、青少年和儿童等多个研究群体中得到检验，研究领域覆盖从运动表现到生理与心理健康的保持。⑥

因此，对于在线健康知识社区情境，基于健康信息生态链视角，由在线健康知识社区所引发的用户自我调节行为也可被划分为如下三个阶段：（1）技术干预（在线健康知识社区信息平台→信息人）。在自我调节的第一阶段，在线健康知识社区信息平台通过健康信息的提供，帮助信息人获取健康相关指标与知识，从而制订

---

① Sage A, et al. A self-regulation theory-based Asthma management mobile app for adolescents: A usability assessment [J]. JMIR Human Factors, 2017, 4 (1): e5.

② Soror A, Davis F. Using self-regulation theory to inform technology-based behavior change interventions [C] // 47th Hawaii International Conference on System Sciences. IEEE, 2014: 3004-3012.

③ Granger B B, Bosworth H. Medication adherence: Emerging use of technology [J]. Current Opinion in Cardiology, 2011, 26 (4): 279-287.

④ Sandars J, Cleary T J. Self-regulation theory: Applications to medical education: AMEE Guide No. 58 [J]. Medical Teacher, 2011, 33 (11): 875-886.

⑤ Zimmerman B J. Attaining self-regulation: A social-cognitive perspective [M] //Boekaerts M, Pintrich P, Zeidner M (Eds.). Handbook of self-regulation. Orlando, FL: Academic Press, 2000: 13-39.

⑥ Bandura A. The primacy of self-regulation in health promotion [J]. Applied Psychology, 2005, 54 (2): 245-254.

健康相关目标与计划，以促进自身健康能力与行为的改变。其中在线健康知识社区的质量，涵盖信息质量、功能设置、服务与布局等皆会影响信息人进行健康信息搜寻的成效。(2) 自我调节的能力和行为（在线健康知识社区信息平台←信息人）：在自我调节的第二阶段，信息人会对在线健康知识社区信息平台的技术干预作出反馈，信息人会制定健康相关策略以提升自我的生理与心理健康状况，包括健康信息获取能力增强、在线健康知识社区使用频次和时间的提高、体育锻炼加强等。(3) 健康相关成果（信息人↔信息人）：在自我调节的第三阶段，信息人会根据自身健康状况的改善情况，来判断健康目标是否得以满足，从而作出是否更改健康策略的决定。例如，信息人会判断加强体育锻炼是否最终实现了生理与心理健康状况的改善。

6.1.2 用户自我健康调节能力

在线健康知识社区中用户（即健康信息生态链情境下的信息人）的自我调节过程主要涵盖其自我健康调节能力与行为。具体而言，能力涉及需求的识别、相关健康信息源的明确并利用健康信息源进行相关健康信息检索，以进行健康信息质量以及特定条件下适用性的评价，并且对于健康信息进行分析、理解、利用进而开展合理策略的能力。① 结合本书情境，自我健康调节能力也可被认为是健康信息素养。用户自我健康调节能力与在线健康知识社区用户贡献行为是相互促进并且相辅相成的，具体如图 6-1 所示。

对于健康信息需求的识别，健康信息需求识别指代当用户出现身体症状或者不适使得其对于自身健康现状表现质疑时，明确自身症状或不适的原因以及所需要获取的健康信息类型的能力。面对日趋复杂的健康信息环境，需求受到其所处的个人特征（包括疾病

① Medical Library Association. The Medical Library Association task force on health information literacy [EB/OL]. [2019-11-15]. https://www.mlanet.org/resources/healthlit/define.html.

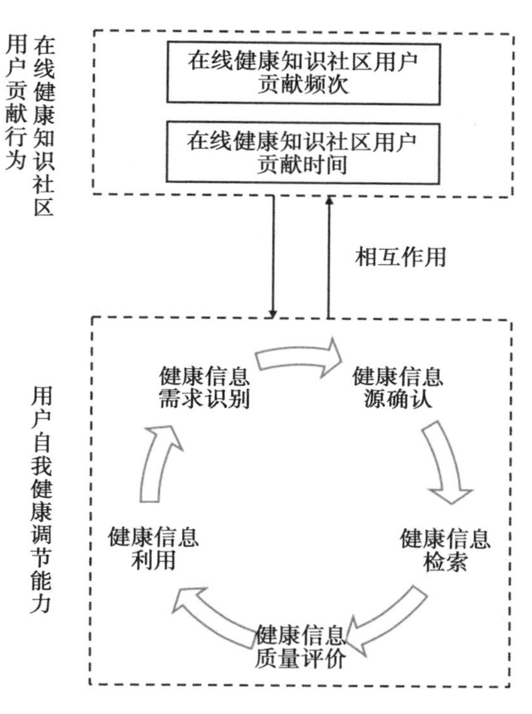

图 6-1 用户贡献行为与健康调节能力间关联

类型、健康状况等）、社会环境、区域环境、亲友家庭等多方面因素的影响。① 此外，基于实证调研，需求涵盖病因、症状、检测、治疗、预后、康复、并发症、预防、费用、社会心理等十个方面。② 为此，用户需要结合自身健康状况，有针对性地进行上述健康信息需求识别。用户可以通过多种渠道进行需求识别，如借助图

① 娄冬，娄策群．基于解释结构方程的老年人信息需求影响因素分析［J］. 图书情报工作，2018，62（7）：88-95.

② 徐一方．消费者健康信息需求模型的构建与应用——以社会化问答社区为例［D］. 上海：华东师范大学，2015.

书馆发展健康意识①、订阅健康公众号、参与线上与线下的健康保健课程等。此外，根据信息需求主体的差异，健康信息需求可划分为一般疾病患者的需求与专业医护人员的需求。而一般疾病患者的需求也涵盖婴幼儿、儿童、青少年、中年人、老年人等各个年龄层的不同健康信息需求。在线健康知识社区也需要针对用户的健康信息需求实施服务。② 立足于符合需求的服务，如根据用户的年龄段进行健康信息主题划分、设置分年龄段的健康信息导航，来帮助用户更好地识别其健康信息需求。

对于健康信息源的明确，健康传播媒介是信息流通基础，而且健康信息传播媒介对于用户的健康信息搜寻行为具有显著的影响作用。随着"互联网+健康医疗"模式的普及，用户的健康信息获取渠道日趋多元化。传统的健康信息源涉及纸质印刷材料（即健康类的图书、杂志、报纸等）、人际网络（即亲友、朋友、同学等）、大众传媒（即电视、广播等）等，③ 当前涉及知识社区、健康门户与网站等。④ 现有研究指出健康信息源会对用户健康信息素养的培育产生影响，⑤ 如何从多元化的健康信息源中获取健康信息是当前的核心议题。可基于信息源的可获得性、质量以及匹配度三个角度对其进行明确：首先，用户应当判断健康信息源的质量，如当前互联网上传播的健康信息质量良莠不齐、缺乏可靠的健康信息来源，应当对健康信息来源的网站质量进行鉴别。其次，用户应当判

---

① 邓胜利，付少雄．公众健康信息素养促进中的图书馆参与：驱动因素、国外实践及思考［J］. 图书情报知识，2018，182（2）：5-13.

② 徐孝婷，赵宇翔，朱庆华．在线健康社区老年用户健康信息需求实证研究［J］. 图书情报工作，2019，63（10）：87-96.

③ Trotter M I，Morgan D W. Patients' use of the Internet for health-related matters：A study of Internet usage in 2000 and 2006［J］. Health Informatics Journal，2008，14（3）：175-181.

④ 邓胜利，付少雄，陈晓宇．信息传播媒介对用户健康信息搜寻的影响研究——基于健康素养和信息检索能力的双重视角［J］. 情报科学，2017，35（4）：129-135.

⑤ 宋士杰，赵宇翔，朱庆华．健康信息获取渠道对健康素养培育的影响——基于城乡异质性视角［J］. 图书与情报，2018，183（5）：42-49.

断健康信息源的可获得性，如果用户需要花费较多的时间或者金钱以获取所需健康信息源，用户应择优选取较易获取且信息质量和匹配度较高的信息源。最后，应核准信息源、需求间的关联度，从而高效利用信息源的价值。

对于健康信息的检索，健康信息的检索能力是用户自我健康调节能力中的核心环节。① 在线健康知识社区情境下，健康信息检索指代用户在同在线健康知识社区进行信息交互之时，为获取其所需健康信息而开展的生理及心理活动。② 而健康信息检索能力指代通过选择适当的健康信息检索工具与方法，精确获取自身所需健康信息的能力。③ 为此，对于健康信息检索能力的培养，首先用户应当培养自身根据特定的健康信息搜寻任务与情境，选择健康信息检索工具（如搜索引擎、数据库等）的能力；其次用户应当学习进行健康信息检索的方法（如检索字段的选择与搭配等），在日常生活中培养自身的检索经验与技巧；④ 最后，用户对检索到的健康信息与其健康信息需求进行匹配的能力，即对检索结果进行判断，分析是否需要进一步优化检索式。

对于健康信息质量的评价，由于互联网的高度开放特性，用户皆可以在各类网络健康信息平台中传播信息，导致信息可靠性良莠不齐，⑤ 包括健康类谣言、伪科学、迷信等各类质量较低乃至有危害的信息。为此，评价能力是合理利用信息的根基。质量的评价主要是对健康信息的可靠性、可信度、易用性、有用性、准确性等方

---

① 付少雄，邓胜利，陈晓宇．国外健康信息素养研究现状与发展动态述评［J］．信息资源管理学报，2016（3）：5-14.

② 李法运．网络用户信息检索行为研究［J］．中国图书馆学报，2003（2）：64-67.

③ 周剑．本科生信息检索能力实证分析［J］．中国图书馆学报，2013（2）：121-129.

④ 吴智兰，王文韬，张帅，等．大学生在线健康信息检索行为特征及模式［J］．图书馆论坛，2019（8）：74-82.

⑤ 莫祖英，马费成．网络环境下信息资源质量控制的博弈分析［J］．情报理论与实践，2012，35（8）：26-30.

面进行甄别的能力。① 例如，用户主要通过健康信息的专业程度与可信赖程度来评价质量。② 国内用户现有评价水平不高，③ 特别是老年人、④ 健康信息素养较低等群体。针对用户健康信息质量评价能力的缺乏，用户首先应当提升对于健康信息的关注度，其次应当对于健康信息的质量持有质疑态度。⑤

对于健康信息的利用，主要指代用户将获取到的健康信息应用于健康问题的水平。服务商应基于用户的健康信息素养水平，开展有针对性的健康信息服务。立足于服务供给端可靠性的提高，需求端用户健康信息利用能力的增强，能够从健康信息生态链角度整体上提升用户健康信息的利用水平。同时，政府健康相关机构（如国家卫生健康委员会等）应构建权威健康信息的发布渠道，从而提升传播健康信息的质量。同时，省、市、县等各个层面开展健康知识的系列讲座以及教育推广活动等。政府互联网相关机构（如国家互联网信息办公室、中共中央网络安全和信息化委员会办公室等）应当开展互联网健康类谣言、伪科学、迷信的系列整改工作，以净化互联网健康空间。此外，应针对用户的特征差异提供有针对性的健康信息服务，如提供面向老年人的信息检索界面。⑥

---

① 李月琳，张秀．大学生社交媒体健康信息甄别能力研究［J］．图书情报知识，2018，181（1）：66-77，43.

② Howland C I, Irving J L, Keley H H. Communication and persuasion: Psychological studies of opinion change [J]. American Sociological Review, 1953, 19 (3): 355-357.

③ 李月琳，张秀，王姗姗．社交媒体健康信息质量研究：基于真伪健康信息特征的分析［J］．情报学报，2018，37（3）：294-304.

④ Huang M, Hansen D, Xie B. Older adults' online health information seeking behavior [C] // Proceedings of the 2012 iConference. ACM, 2012: 338-345.

⑤ 张秀，李月琳．年龄梯度视角下网络用户健康信息甄别能力研究［J］．情报学报，2019，38（8）：838-848.

⑥ Kules B, Xie B. Older adults searching for health information in MedlinePlus—An exploratory study of faceted online search interfaces [C] // ASIS&T, New Orleans, LA, 2011: 1-10.

6.1.3 用户自我健康调节行为

用户的自我健康调节行为指代用户为实现自身的健康目标，来开展的系列线上与线下的健康促进活动。其中，线上自我健康调节行为涉及网络健康信息素养教育的参与、网络健康信息查找（或交流、采纳等）等;① 线下自我健康调节行为涉及体育锻炼、健康课程/讲座的参与、就医行为等各类行为。在线健康知识社区中的用户提问、回答、评论、点赞、转发等贡献行为皆会对用户的自我健康调节能力与行为产生交互影响。同时，无论是线下或是线上的用户自我健康调节行为皆有助于用户自身健康状况的改善以及健康目标的达成，健康信息生态链视角下的用户自我健康调节具体如图6-2 所示。

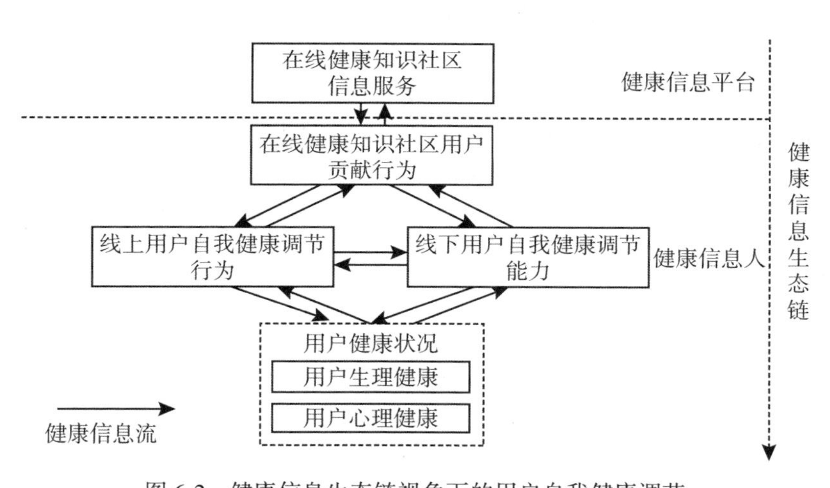

图 6-2 健康信息生态链视角下的用户自我健康调节

对于线上自我健康调节行为，本书主要关注用户在在线健康知

① 彭立伟．大数据时代信息素养教育拓展研究［J］. 图书馆理论与实践，2018，227（9）：85-90.

识社区中的健康信息搜寻与信息服务采纳，这也是在线健康社区中用户贡献行为的一类。首先，健康信息搜寻是健康信息生态链中健康信息流转的重要环节，用户的自我健康调节能力会影响用户的线上查找路径抉择、质量评判以及搜寻态度等。同时，用户自我健康调节能力会提升其对于健康信息的理解能力，进而增强其健康信息需求，以及获取健康信息的主动性。① 此外，用户的人口统计学特征（如学历水平）、认知特征（如认知需求）、健康信息素养皆会影响用户的线上健康信息搜寻过程。② 其次，健康信息服务采纳是健康信息生态链中健康信息利用的重要环节。基于用户结构化访谈与扎根理论，用户的健康信息素养、健康自我效能、感知健康信息质量会作用于风险感知，从而作用于服务采纳。③ 而且服务质量（涉及隐私性、全面性、接触性、响应性）会影响用户的社区参与。④

对于线下自我健康调节行为，在线健康知识社区中的用户贡献行为也能够积极促进用户的线下自我健康调节行为。首先是体育锻炼，体育锻炼是公众健康观从“医疗途径”向“非医疗途径”转换的体现。我国《“健康中国 2030”规划纲要》中强调需要面向公众普及与推广的体育锻炼，增强体育锻炼在公众体质提升、疾病预防等方面的关键角色。⑤ 体育锻炼已在各类人群以及情境中被证明

① 张敏，聂瑞，罗梅芬．健康素养对用户健康信息在线搜索行为的影响分析［J］．图书情报工作，2016（7）：103-109，138.

② 孙丽，曹锦丹．任务执行者特征对网络信息搜寻行为的影响［J］．图书情报工作，2016，60（9）：83-90.

③ 赵蕊菡，陈一．基于扎根理论的网络健康信息多维度风险感知理论模型研究．情报理论与实践［J/OL］．［2019-11-17］．http：//kns.cnki.net/kcms/detail/11.1762.G3.20190831.1317.002.html.

④ 钱明辉，徐志轩，王珊．基于用户参与的在线健康平台信息服务质量研究［J］．情报学报，2019，38（2）：26-36.

⑤ 中共中央、国务院．“健康中国 2030”规划纲要［EB/OL］．［2019-11-16］．http：//www.gov.cn/zhengce/2016-10/25/content_5124174.htm.

能够积极改善用户的健康状况，被调研人群涉及城市居民①、公务员②、青少年③、中小学生④等。其次是健康课程/讲座的参与，通过健康信息素养相关课程与讲座的参与，能够显著提升用户对于自身健康信息需求进行识别，以及明确健康信息源、评价健康信息质量、利用健康信息等方面的能力。⑤ 最后是就医行为，在专业的医疗护理机构进行就医仍是主流的线下健康相关知识获取渠道。健康相关理念和知识会影响用户的线下就医行为。

6.2 自我健康调节对用户自我健康的促进

健康水平受调节能力、行为的影响。具体而言，用户的自我健康调节能力有助于用户更加高效地获取在线健康知识社区中流转的健康信息，而用户的自我健康调节行为，如在线健康知识社区中的用户贡献行为，会促进用户与在线健康知识社区信息平台间的信息交互，进而增强线下与线上的自我健康调节行为，提升用户的健康状况。而用户的健康状况主要涵盖心理与生理健康两个层面。⑥

① 李骁天，车利，纪元，郭世豪，王凯珍．体育锻炼活动、医疗消费与健康满意度——基于京津冀城市居民体育参与的调查研究［J］．武汉体育学院学报，2019，53（7）：34-42.

② 张红霞．公务员群体健康状况及生活习惯的影响因素研究［J］．广州体育学院学报，2019（4）：40-45.

③ 范卉颖，唐炎，张加林，胡月英．我国青少年运动意愿及影响因素研究［J］．中国体育科技，2019，55（06）：35-45，58.

④ 马德浩，季浏．我国中小学生体质健康中存在的问题、致因及其对策［J］．西安体育学院学报，2017（2）：59-65.

⑤ 邓胜利，付少雄．素养教育的新拓展：从信息素养到多元素养［J］．图书馆杂志，2018，37（5）：29-38.

⑥ 付少雄，林艳青．手机使用对用户健康的负面影响研究——以大学生为调查对象［J］．图书情报知识，2019，188（2）：122-131.

6.2.1 自我健康调节对心理健康的促进

用户的心理健康是指向上、阳光、幸福等健康心理维度的综合。① 对于用户的自我健康调节能力，自我健康调节能力的提升可以有效帮助用户缓解抑郁症②、焦虑症、耻辱感③、孤独感、压力、情绪障碍④等。此外，有学者专门提出了心理健康素养的概念，指代帮助用户识别、管理与预防心理有关障碍的知识。⑤ 心理健康素养的培育，即心理方面自我健康调节能力的提升，有助于帮助用户应对抑郁症、精神分裂等心理疾病的症状，从而提升用户的心理健康水平。⑥ 基于此，用户的自我健康调节能力能够在心理健康提升过程中充当重要角色，而健康信息素养相关教育是提升用户自我健康调节能力的关键环节。健康信息素养相关教育能够帮助用户学习压力管理、放松技巧、睡眠卫生、自尊与自信、情绪管理，以及如何根据自身意愿做决定，并认识自身的局限性，这皆有助于

---

① Steptoe A, Deaton A, Stone A A. Subjective wellbeing, health, and ageing [J]. Lancet, 2015, 385 (9968): 640-648.

② 王锦，杨蓉，李丹琳，洪能能，王晨铭，万宇辉，许韶君，陶芳标，张诗晨. 沈阳某校中学生健康素养和视频时间与抑郁症状的关联 [J]. 卫生研究，2019, 48 (5): 765-771.

③ Tully L A, et al. A national child mental health literacy initiative is needed to reduce childhood mental health disorders [J]. Australian & New Zealand Journal of Psychiatry, 2019, 53 (4): 286-290.

④ Knezevic Hocevar D, Sprah L. Innovative mental health literacy programme for preventing and coping with mood disorders [J]. European Journal of Public Health, 2018, 28 (4): 370.

⑤ Jorm A F, Korten A E, Jacomb P A, Christensen H, Rodgers B, Politt P. "Mental health literacy": A survey of the public's ability to recognise mental disorders and their beliefs about the effectiveness of treatment [J]. The Medical Journal of Australia, 1997, 166 (4): 182-186.

⑥ Huang D, Yang L H , Pescosolido B A . Understanding the public's profile of mental health literacy in China: a nationwide study [J]. BMC Psychiatry, 2019, 19 (1): e20.

用户保持良好的心理健康。①

对于用户自我健康调节行为，用户自我健康调节行为开展的主要动机包括良好健康外形的保持、社会形象的提升、社会认同的促进，这皆与用户心理健康紧密关联。具体而言，用户自我健康调节行为（如体育锻炼等）能够有助于提升用户社会交往能力，② 进而显著弱化用户焦虑、抑郁等心理健康风险。同时，在大学生群体中，用户自我健康调节行为的时间与频率能够显著正向影响学生的生活/学习满意感、情感平衡与幸福感。③ 因此，用户自我健康调节行为能够帮助用户收获良好的心理健康成效，帮助用户降低负面情绪并提升正面情绪，进而帮助用户改善其心理健康状况。④

6.2.2　自我健康调节对生理健康的促进

用户的生理健康指代用户社会角色履行、身体活动开展等方面的能力大小，反映在用户的社会角色履行、身体活动开展不会受到生理健康指标、身体疼痛的制约。⑤ 对于用户的自我健康调节能力，自我健康调节能力能够促进用户的自我健康调节行为，进而促进用户生理健康水平的提升。自我健康调节行为在用户自

---

① Bjørnsen H N, et al. The relationship between positive mental health literacy and mental well-being among adolescents: implications for school health services [J]. The Journal of School Nursing, 2019, 35 (2): 107-116.

② 闫克艰，闫丽杰．体育活动对社会交往能力的培养［J］. 长春理工大学学报（社会科学版），2006（6）：120-122.

③ 邱芬，崔德刚，刘同员，杨剑．女大学生的印象管理与锻炼行为和心理健康的关系［J］. 武汉体育学院学报，2014，48（2）：87-92.

④ 熊明生，郭煦澄，周宗奎．锻炼行为、经历、意愿对大学生心理健康的影响［J］. 武汉体育学院学报，2010，45（3）：48-51.

⑤ Greydanus D E, Prat H D, Patel D R. Health promotion: Adolescent well-being [M] //Michalos A. Encyclopedia of Quality of Life and Well-Being Research. Dordrecht, Netherlands: Springer, 2013: 2735-2743.

我健康调节能力和生理健康水平间具有中介作用。① 自我健康调节相关知识的缺乏会导致用户在进行自我健康调节行为时的消极情绪。同时，作为一种非药物治疗模式，用户较强的自我健康调节能力能够为用户生活质量的提升、良好身心健康的维系、疾病预防、康复改善等方面提供切实保障。② 此外，用户较强的自我健康调节能力可以帮助其形成合理健康习惯，以助推其生理健康状况。③

对于用户的自我健康调节行为，在线健康知识社区中的用户贡献行为能够有效推动其自我健康调节行为频次与时间的增加。如体育锻炼等用户自我健康调节行为有助于各类慢性病症出现风险概率的降低，进而提升用户的健康适应与抵御方面的能力，④ 以及用户自我报道健康水平的提高。⑤ 科技的日新月异正在不断变革着用户的日常生活方式，用户由传统的多体力向多静坐生活方式切换。这一转变使得其运动量严重缺乏，并使其健康状况遭受威胁。⑥ 世卫组织发现导致死亡的主要成因中体育锻炼不足位列第四，也是导致慢性病的主要成因。⑦ 其中 6%～10%的 2 型糖尿病、冠心病、结肠癌和乳腺癌是由身体锻炼不足引起的，体育锻炼水平的提升能够

---

① 袁雪晴．两省大学生健康素养现状及与健康行为、健康状况的关系研究［D］. 北京：中国健康教育中心，2019.

② 华珊珊．糖尿病周围神经病变患者健康行为现状及与生活质量相关性研究［D］. 长春：吉林大学，2018.

③ 钱袆晨．健康自我管理行为对老年人健康状况影响的结构方程模型分析——基于福建省的实证研究［D］. 厦门：厦门大学，2018.

④ 孙景权，上官若男，郭辉，谢敏豪．体力活动与多种类型癌症发生风险相关性及其可能机制研究进展［J］. 体育科学，2017，37（9）：74-86.

⑤ 杜发强，王佃娥．基于 logistic 回归分析的我国国民健康满意度致因探究［J］. 体育与科学，2013，34（1）：80-85.

⑥ Katzmarzyk P T, Mason C. The physical activity transition［J］. Journal of Physical Activity & Health, 2009, 6（3）：269-280.

⑦ World Health Organization. Global health risks：Mortality and burden of disease attributable to selected major risk［M］. WHO：Geneva, Switzerland, 2009.

实现人口平均寿命的延长。① 而在线健康知识社区中的用户贡献行为能够显著提升其与在线健康知识社区信息平台的交互，进而促进健康信息生态链中健康信息的获取，推动用户自身的自我健康调节能力的提升与行为的增加。

6.3 研究模型与假设

此研究模型中主要探究了在线健康知识社区信息平台与信息人之间的交互作用。为分析在线健康知识社区信息平台的技术干预对于信息人自我调节能力与行为的影响，本模型将在线健康知识社区信息平台质量作为反映其技术干预的主要变量，并将信息人的健康信息素养、在线健康知识社区用户贡献行为、体育锻炼的频次与时间作为信息平台技术干预的主要结果。此外，本模型将信息人的心理与生理健康状况作为其自我调节能力与行为改变的主要结果，其中生理健康状况主要通过其身体健康来反映，心理健康状况主要通过生活满意度来反映。

6.3.1 技术介入

技术介入主要指代在线健康知识社区信息平台对于信息平台中信息人（即用户）的影响。在线健康知识社区信息平台的质量涵盖了信息质量、系统质量和服务质量。② 信息质量表示由健康信息

① Lee I M, et al. Effect of physical inactivity on major non-communicable diseases worldwide: An analysis of burden of disease and life expectancy [J]. Lancet, 2012, 380: 219-229.

② Gorla N, et al. Organizational impact of system quality, information quality, and service quality [J]. The Journal of Strategic Information Systems, 2010 (3): 207-228.

系统输出信息的质量。① 系统质量表示健康信息系统在处理信息方面的质量，包括对其数据以及软件组件的评估。从本质上讲，健康信息系统质量衡量了该系统在技术上是否合理。服务质量是指用户健康信息服务的期望与他们感知到的健康信息服务表现之间的差异程度。②

在在线健康知识社区的技术干预过程中，在线健康知识社区的质量能够积极地影响用户对于在线健康知识社区的依赖程度，从而增加在在线健康知识社区中进行提问、回答、评论、点赞、转发等贡献行为的频率和时间。由于在线健康知识社区提供了大量的免费健康信息资源，面临大量对其健康信息可靠性的质疑，从而对其在线健康知识社区的使用产生影响。同时，先前研究指出信息系统的整体质量会与其使用呈现正相关关系。③ 高质量的信息系统会增加用户对其的依赖程度，从而正向影响其持续使用。④ 因此，本书假设：

假设 1a：在线健康知识社区质量与在线健康知识社区用户贡献行为呈正相关。

在将健康信息技术干预转化为用户自我调节的能力和行为的过程中，在线健康知识社区的质量起着关键作用。用户的自我调节能力主要通过其健康信息素养来体现。健康信息素养指代用户对于健康信息的需求识别、健康信息源确认，以及健康信息评价、甄别与

---

① DeLone W H, et al. Information systems success: The quest for the dependent variable [J]. Information Systems Research, 1992 (1): 60-95.

② Zha X, et al. Does affinity matter? Slow effects of e-quality on information seeking in virtual communities [J]. Library & Information Science Research, 2015 (1): 68-76.

③ Kim K S, Sin S C J. Selecting quality sources: Bridging the gap between the perception and use of information sources [J]. Journal of Information Science, 2011, 37 (2): 178-188.

④ Lin J C C, Lu H. Towards an understanding of the behavioural intention to use a web site [J]. IJIM, 2000 (3): 197-208.

运用的一系列能力。① 健康信息素养与应对当前日益复杂的健康信息环境所需的认知和社交能力紧密相关。② 在线健康知识社区的健康信息质量低下、信息系统设计不佳以及服务质量下降可能会导致其总体质量较差，进而对于在线健康知识社区对用户健康方面自我调节活动的能力产生负面影响。此外，在现实生活中用户可能无法直接评估在线健康知识社区的健康信息质量。在缺乏可靠证据的情况下，用户很可能无法区分健康相关事实与健康相关评论。③ 取而代之的是用户很可能依赖于间接的质量维度（例如信誉等）来评估或预测在线健康知识的整体质量。④ 即使健康信息的质量较低，用户也可能较易信任特定在线健康知识社区中所提供的健康信息。因此，当在线健康知识程序中的健康信息质量较低时，可能会削弱用户判断健康信息质量的能力。同时，由于在线健康知识社区系统设计的缺陷，用户很可能培养错误的健康信息搜索习惯。而在线健康知识社区不良的用户体验会导致用户无法及时访问到其急需的健康信息。相比之下，高质量的在线健康知识社区能够使用户访问可靠的健康信息进而改善其健康信息素养。因此，本书假设：

假设 1b：在线健康知识社区质量与用户的健康信息素养水平呈正相关。

在线健康知识社区等的卫生技术干预措施可以对用户的自我调节行为产生影响。虽然在线健康知识社区已成为用户健康信息获取

① Medical Library Association. The Medical Library Association task force on health information literacy [EB/OL]. [2019-11-03]. https://www.mlanet.org/resources/healthlit/define.html.

② Niemelä R, et al. A screening tool for assessing everyday health information literacy [J]. Libri, 2012 (2): 125-134.

③ Chua A Y K, Banerjee S. Intentions to trust and share online health rumors: An experiment with medical professionals [J]. Computers in Human Behavior, 2018, 87: 1-9.

④ Stvilia B, Mon L, Yi Y J. A model for online consumer health information quality [J]. JASIST, 2009 (9): 1781-1791.

的主要来源与指南，但是对其质量的担忧始终存在。① 在线健康知识社区的整体质量低下可能会导致其健康信息缺乏可靠性，涉及科学证据不足、问责制缺乏和隐私问题等。②③ 只有切实保障在线健康知识社区的内容和功能，才能有效消除用户的顾虑。从而用户能够高效、安全地使用在线健康知识程序来支持其体育锻炼等健康的自我调节行为。在线健康知识社区的整体质量对于支持用户的体育锻炼至关重要，以证据为基础的高质量健康信息内容能够极大程度上促进用户的体育锻炼。④ 高效的系统导航能够增强用户对于健康医疗的关注，⑤ 从而参与医疗健康相关的保健。⑥ 当前，在线健康知识社区的专业服务越来越受到重视。个性化的在线健康知识社区服务可以通过提供能更好地满足用户需求的健康服务来促进其健康相关结果。⑦ 高质量的在线健康知识社区可以通过高质量信息、个

---

① Grundy Q H, Wang Z, Bero L A. Challenges in assessing mobile health app quality: A systematic review of prevalent and innovative methods [J]. American Journal of Preventive Medicine, 2016, 51 (6): 1051-1059.

② Buijink A W G, et al. Medical apps for smartphones: Lack of evidence undermines quality and safety [J]. BMJ Evidence-Based Medicine, 2013 (3): 90-92.

③ de la Vega R, Miró J. mHealth: A strategic field without a solid scientific soul. a systematic review of pain-related apps [J]. PloS One, 2014, 9 (7): e101312.

④ Schoeppe S, et al. Apps to improve diet, physical activity and sedentary behaviour in children and adolescents: A review of quality, features and behaviour change techniques [J]. International Journal of Behavioral Nutrition and Physical Activity, 2017 (1): 83.

⑤ Bradford J B, Coleman S, Cunningham W. HIV System Navigation: an emerging model to improve HIV care access [J]. AIDS Patient Care and STDs, 2007, 21 (S1): S-49-S-58.

⑥ Schumann C L, et al. Developing a patient navigation program to improve engagement in HIV medical care and viral suppression: A demonstration project protocol [J]. AIDS and Behavior, 2019, 23 (1): 5-13.

⑦ Laird E A, et al. Using Mobile technology to provide personalized reminiscence for people living with dementia and their Carers: Appraisal of outcomes from a quasi-experimental study [J]. JMIR Mental Health, 2018, 5 (3): e57.

性化服务和无缝衔接系统导航的提供促进用户获取更多实用的健康信息。为此，用户对于在线健康知识社区所推荐的体育锻炼的采纳可能会增加。因此，本书假设：

假设 1c：在线健康知识社区的质量与用户的体育锻炼水平呈正相关。

6.3.2 自我调节行为与能力

在线健康知识社区中的用户贡献行为会影响其自我调节能力，例如健康信息素养。当前在线健康知识社区日益被视为用户健康管理的重要组成部分。① 用户期待与在线健康知识社区进行适当的互动以进行健康的自我管理。② 但是缺乏足够健康信息素养的用户难以在复杂健康管理环境中与在线健康相关技术或产品（即在线健康知识程序）进行有效的交互和采纳。③④ 尽管在线健康知识社区的交互性质为用户的使用带来了挑战，但是用户贡献等在线健康知识社区使用行为会有效改善用户的健康信息素养。⑤ 在线健康知识

---

① Ernsting C, et al. Using smartphones and health apps to change and manage health behaviors [J]. Journal of Medical Internet Research, 2017, 19 (4): e101.

② Fagnano M, Halterman J S, Conn K M, Shone L P. Health literacy and sources of health information for caregivers of urban children with asthma [J]. Clinical Pediatrics, 2012, 51 (3): 267-273.

③ Kim S, Syn S Y, Sinn D. Exploratory study of personal health information management using health literacy model [J]. Aslib Journal of Information Management, 2018, 70 (1), 104-122.

④ Zhang X, Yan X, Cao X, Chen H, She J. The role of perceived e-health literacy in users' continuance intention to use mobile healthcare applications: An exploratory empirical study in China [J]. Information Technology for Development, 2018, 24 (2): 198-223.

⑤ Spring H. If you cannot beat them, join them! Using Health 2.0 and popular Internet applications to improve information literacy [J]. Health Information and Libraries Journal, 2011, 28 (2): 148-151.

社区用户贡献行为对于用户信息访问十分关键，且信息获取、吸收是素养提升的重要驱动力。① 同时，在线健康知识社区用户贡献行为可以提高用户的健康意识。② 基于大规模的人口调研，相较于不使用在线健康知识社区的用户，在线健康知识社区的用户通常具有更高的健康信息素养。③ 因此，本书假设：

假设 2a：在线健康知识社区用户贡献行为与用户健康信息素养水平成正比。

贡献行为、自我调节行为（如体育锻炼等）存在相互关联。相较于报纸杂志、网页等传统的健康信息获取渠道，在线健康知识社区用户使用更容易引导体育锻炼等自我健康调节行为。④ 当前用于各类健康预防与管理的在线健康知识社区的门类正在逐渐被细化并以更快的速度被开发。细分的在线健康知识社区能够通过用户自我调节行为的促进来应对其健康风险，而自我健康调节行为常与体育锻炼的监测和体育锻炼计划的制订有关。⑤ 根据测量用户的健康参数并将其与外部健康设备进行配对，在线健康知识社区能够帮助用户制订基于证据的体育锻炼计划。同时，在线健康知识社区中的

---

① Enwald H, Hirvonen N, Huotari M L, Huotari M L. Everyday health information literacy among young men compared with adults with high risk for metabolic syndrome—A cross-sectional population-based study [J]. Journal of Information Science, 2016, 42 (3): 344-355.

② Cho J, Park D, Lee H E. Cognitive factors of using health apps: Systematic analysis of relationships among health consciousness, health information orientation, eHealth literacy, and health app use efficacy [J]. Journal of Medical Internet Research, 2014, 16 (5): e125.

③ Ernsting C, et al. Using smartphones and health apps to change and manage health behaviors: A population-based survey [J]. Journal of Medical Internet Research, 2017, 19 (4): e101.

④ 邓胜利，付少雄，陈晓宇．信息传播媒介对用户健康信息搜寻的影响研究——基于健康素养和信息检索能力的双重视角 [J]. 情报科学, 2017, 35 (4): 129-135.

⑤ Turner-McGrievy G M, et al. Comparison of traditional versus mobile app self-monitoring of physical activity and dietary intake among overweight adults participating in an mHealth weight loss program [J]. JAMIA, 2013 (3): 513-518.

用户贡献能够提升用户增强体育锻炼并采纳体育锻炼计划的意愿。① 此外，先前研究指出在线健康知识社区中的用户贡献能够促进用户更多地参与体育锻炼。②③ 因此，本书假设：

假设 2b：在线健康知识社区用户贡献行为与用户体育锻炼水平呈正相关。

6.3.3 健康相关作用

在线健康知识社区用户贡献行为能够通过提升其自我健康调节的能力与行为，进而对于用户的生理与心理健康产生促进作用。

(1) 生理健康的促进作用

在线健康知识社区路径是规范用户生活方式和激励用户从事更健康生活方式的有效路径。社区采纳可助推用信息查找、运用水平，即健康信息素养，进而达到更加积极的自我调节效果。④ 在健康情境下，用户健康方面的自我调节能力与其健康状况紧密相关。在具备大量非健康行为（如酗酒、熬夜等）负面影响相关知识的情况下，用户会激发出改变其非健康行为的动机。⑤ 虽然健康相关

① Carroll J K, et al. Who uses mobile phone health apps and does use matter? A secondary data analytics approach [J]. Journal of Medical Internet Research, 2017, 19 (4): e125.

② Robbins R, et al. Health app use among US mobile phone users: analysis of trends by chronic disease status [J]. JMIR mHealth and uHealth, 2017, 5 (12): e197.

③ Uhm K E, et al. Effects of exercise intervention in breast cancer patients: Is mobile health (mHealth) with pedometer more effective than conventional program using brochure? [J]. Breast Cancer Research and Treatment, 2017, 161 (3): 443-452.

④ Mosa A S M, Yoo I, Sheets L. A systematic review of healthcare applications for smartphones [J]. BMC Medical Informatics and Decision Making, 2012 (1), e67.

⑤ Enwald H, Hirvonen N, Huotari M L, Korpelainen R. Everyday health information literacy among young men compared with adults with high risk for metabolic syndrome—A cross-sectional population-based study [J]. Journal of Information Science, 2016, 42 (3): 344-355.

知识可以被视为非健康行为转变的前提,① 但相关健康知识的具备并不一定能导致非健康行为的改变。② 具备健康相关知识的用户可能会被动地搜索健康信息，或者倾向于避免健康信息搜索。因此，健康促进者所想要提供的健康信息可能无法到达其目标人群。用户的健康信息素养反映了用户识别需求、查找、运用健康信息水平。用户需素养够高才能通过各类渠道获取和利用健康信息来改善其健康状况,③ 从而更好地管理其健康状况，提升生理健康水平。因此，本书假设：

假设 3a：用户的健康信息素养水平与其生理健康水平呈正相关。

体育锻炼通常被认为是积极的自我健康调节行为，可以带来积极的健康相关结果。日常体育锻炼参与频次和时间的减少被证明能够增加与生活方式有关疾病的风险，例如体重超标、认知能力下降和肌肉骨骼系统退化、过早死亡和各种慢性疾病（肥胖症、糖尿病、高血压、心血管疾病等）。④⑤ 同时，体育锻炼的缺乏被认为

① Bar-Ilan J, Shalom N, Shoham S, Getz I. The role of information in a lifetime process: A model of weight maintenance by women over long time periods [J]. Information Research: An International Electronic Journal, 2006, 11 (4): e263.

② Sligo F X, Jameson A M. The knowledge-behavior gap in use of health information [J]. Journal of the American Society for Information Science, 2000, 51 (9): 858-869.

③ Enwald H, Hirvonen N, Huotari M L, Korpelainen R. Everyday health information literacy among young men compared with adults with high risk for metabolic syndrome—A cross-sectional population-based study [J]. Journal of Information Science, 2016, 42 (3): 344-355.

④ Kohl H W, et al. The pandemic of physical inactivity: Global action for public health [J]. The Lancet, 2012, 380 (9838): 294-305.

⑤ Turner-McGrievy G M, et al. Comparison of traditional versus mobile app self-monitoring of physical activity and dietary intake among overweight adults participating in an mHealth weight loss program [J]. Journal of the American Medical Informatics Association, 2013, 20 (3): 513-518.

是危害健康最主要的因素，造成了大约6%的冠心病、7%的2型糖尿病、10%的结肠癌和乳腺癌以及9%的早期死亡①等。此外，高频率的体育锻炼能够显著减轻用户的焦虑情绪、抑郁症状等。② 因此，本书假设：

假设3b：用户的体育锻炼水平与其生理健康水平呈正相关。

（2）心理健康的促进作用

生活满意度是一个判断性的认知过程，能够有效反映用户的心理健康水平，是用户自我健康调节能力提升产生结果的重要体现。③ 用户通过自己设定的预设标准来评估自己的生活满意度，这些标准的设定因人而异。作为自我调节结果的重要体现，生活满意度在很大程度上能够体现用户的心理健康水平，并且其取决于用户主观评估自身健康水平的能力。用户的健康信息素养主要指其识别需求、寻求、运用健康信息的水平。用户获取、理解和利用健康信息的能力对于其更好的健康自我管理十分重要，并且可以显著改善患者、老年人以及学生等年轻人④的健康管理成效。因此，健康信息素养有关能力的缺乏可能会对心理健康领域方面的生活质量产生

---

① Lee I M, et al. Effect of physical inactivity on major non-communicable diseases worldwide: An analysis of burden of disease and life expectancy [J]. The Lancet, 2012, 380 (9838): 219-229.

② Biddle S J H, Fox K R. The way forward for physical activity and the promotion of psychological well-being [M] //Physical activity and psychological well-being. Routledge, 2003: 166-173.

③ Diener E D, et al. The satisfaction with life scale [J]. Journal of Personality Assessment, 1985 (1): 71-75.

④ Enwald H, Hirvonen N, Huotari M L, Korpelainen R. Everyday health information literacy among young men compared with adults with high risk for metabolic syndrome—A cross-sectional population-based study [J]. Journal of Information Science, 2016, 42 (3): 344-355.

负面影响。① 此外，用户较低的健康信息素养水平与其较低的生活质量密切相关。② 因此，本书假设：

假设 4a：用户的健康信息素养水平与其心理健康水平呈正相关。

用户进行体育锻炼的意愿与其心理健康水平密切相关，例如自我报告的生活质量，并且其被证明可以预测用户的寿命。③ 具体而言，积极参与体育锻炼能促进正面情绪等。同时，体育锻炼可以引发用户情感方面的反应，例如积极精神状态的增强（例如，活力、喜悦和信心等）和精神困扰的减轻（例如，抑郁、感知压力和焦虑等），这同时也可以促进体育锻炼对于用户生活质量的积极影响。④ 对于年轻人而言，促进生活满意度的一种有效方法便是提升用户体育锻炼的水平。⑤ 持续体育锻炼的缺乏可能会导致用户呼吸困难、出汗和肌肉强度降低等，这都会导致用户生活满意度降低，负面影响用户的心理健康水平。⑥ 同时，生活满意度下降与用户的

① Panagioti M, et al. Effect of health literacy on the quality of life of older patients with long-term conditions [J]. Quality of Life Research, 2018, 27 (5): 1257-1268.

② Gonzalez-Chica D A, et al. Effect of health literacy on quality of life amongst patients with ischaemic heart disease in Australian general practice [J]. PloS One, 2016, 11 (3): e0151079.

③ Koivumaa-Honkanen H, et al. Self-reported life satisfaction and 20-year mortality in healthy Finnish adults [J]. American Journal of Epidemiology, 2000, 152 (10): 983-991.

④ Mudrak J, Stochl J, Slepicka P, Elavsky S. Physical activity, self-efficacy, and quality of life in older Czech adults [J]. European Journal of Ageing, 2016, 13 (1): 5-14.

⑤ Pyky R, et al. Effect of tailored, gamified, mobile physical activity intervention on life satisfaction and self-rated health in young adolescent men [J]. Computers in Human Behavior, 2017, 72: 13-22.

⑥ Proctor C L, et al. Youth life satisfaction: A review of the literature [J]. Journal of Happiness Studies, 2009 (5): 583-630.

焦虑、压力和抑郁等负面心理健康状态呈现正相关。① 此外，积极的体育锻炼与用户的积极情绪和心情、更好的压力管理、社交退缩风险的降低、较高的自尊心②呈正向相关。与此同时，体育锻炼已被用作用户心理疾病缓解的辅助疗法。③ 综上所述，积极参与体育锻炼有助于用户总体生活满意度的提高，并改善其心理健康水平。因此，本书假设：

假设 4b：用户的体育锻炼水平与其心理健康水平呈正相关。

依据上述提出的假设，本书根据自我调节理论，面向在线健康知识社区信息平台、信息人自我健康调节能力与行为、信息人生理与心理健康构建了本书的研究模型，具体如图 6-3 所示。

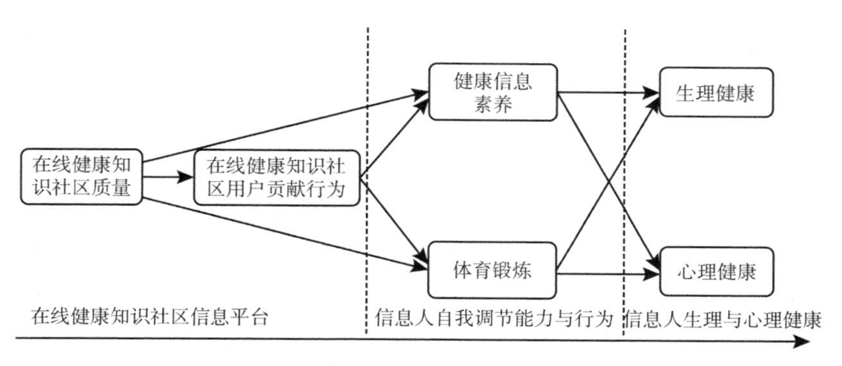

图 6-3 研究模型

① Koivumaa-Honkanen H, et al. Self-reported life satisfaction and 20-year mortality in healthy Finnish adults [J]. American Journal of Epidemiology, 2000, 152 (10): 983-991.

② Richardson C R, et al. Integrating physical activity into mental health services for persons with serious mental illness [J]. Psychiatric Services, 2005, 56 (3): 324-331.

③ Hefferon K, Mallery R, Gay C, Elliott S. "Leave all the troubles of the outside world": A qualitative study on the binary benefits of "Boxercise" for individuals with mental health difficulties [J]. Qualitative Research in Sport, Exercise and Health, 2013, 5 (1): 80-102.

6.4 研究设计

6.4.1 量表设计

本章研究数据的采集主要面向拥有在线健康知识社区贡献行为经验的学生群体。在本书问卷发放过程中，在线健康知识社区主要指代春雨医生、好大夫在线、Keep与美柚等健康应用程序。本书针对学生群体的大规模在线健康知识社区调查问卷得到了高校行政管理部门的支持，旨在获取学生用户群体的在线健康知识社区贡献行为习惯、健康信息素养水平、体育锻炼强度、生理健康状况与心理健康状况。在本书的问卷设计过程中，有关受访者健康状况的相关测量项被设置在问卷的前半部分，在对受访者健康状况进行测量之后，再对受访者的在线健康知识社区贡献行为习惯、健康信息素养水平与体育锻炼强度进行测量。本问卷的设计主要是为了避免受访者所报告的在线健康知识社区用户贡献行为习惯、健康信息素养水平与体育锻炼强度对后续评估其生理健康状况与心理健康状况产生影响。

在问卷调查中，本书将春雨医生、好大夫在线、Keep与美柚等应用程序作为在线健康知识社区的示例，这些移动应用程序的用户量在2016年的第四季度已接近3亿，具有较强的代表性。① 对于本书的问卷测量项，首先，有关在线健康知识社区质量的测量项涵盖信息质量、系统质量和服务质量三个维度。其中信息质量的测量项主要采纳自Zha等设计的量表。② 系统质量的测量项主要采纳

① 艾媒咨询．中国移动医疗健康市场研究报告［EB/OL］.［2019-11-11］. https：//www. iimedia. cn/c400/49397. html.

② Zha X, et al. Does affinity matter? Slow effects of e-quality on information seeking in virtual communities［J］. Library & Information Science Research, 2015（1）: 68-76.

自 Wixom 与 Todd 设计的量表。① 服务质量的测量项最主要采纳自 Zhou 设计的量表。② 其次，有关在线健康知识社区的用户贡献行为的测量项，主要分为两个维度进行测量，涉及在线健康知识社区用户贡献行为的时间与使用频次，③ 涵盖在线健康知识社区中用户的提问、回答、评论、点赞、转发等信息行为。再者，有关用户健康信息素养的测量项源自 Niemelä 等设计的测量量表，④ 其遵循医学图书馆协会对于健康信息素养的定义与解释。⑤ 然后，由于用户的心理健康状况体现在多个维度，本书主要通过生活满意度来反映用户的心理健康状况。生活满意度体现了用户对于其现有生活的满意状况的评估。用户的生活满意度主要基于 Pavot 等设计的测量量表进行测量。⑥ 此外，与先前医疗健康领域的研究一致，单测量项被用于测量用户的生理健康状况。⑦⑧ 最后，用户体育锻炼的时间和频率被用于评估其体育锻炼的强度。⑨ 本书研究模型中的变量测

① Wixom B H, Todd P A. A theoretical integration of user satisfaction and technology acceptance [J]. Information Systems Research, 2005, 16 (1): 85-102.

② Zhou T. Examining the critical success factors of mobile website adoption [J]. Online Information Review, 2011, 35 (4): 636-652.

③ Krebs P, Duncan D T. Health app use among US mobile phone owners: A national survey [J]. JMIR mHealth and uHealth, 2015, 3 (4): e101.

④ Niemelä R, et al. A screening tool for assessing EHIL [J]. Libri, 2012 (2): 125-134.

⑤ Medical Library Association. What is Health Information Literacy? [EB/OL]. [2020-01-08]. http: //www. mlanet. org/resources/healthlit/define. html.

⑥ Pavot W, et al. The satisfaction with life scale and the emerging construct of life satisfaction [J]. Journal of Positive Psychology, 2008 (2): 137-152.

⑦ Coyle C E, Steinman B A, Chen J. Visual acuity and self-reported vision status: Their associations with social isolation in older adults [J]. Journal of Aging and Health, 2017, 29 (1): 128-148.

⑧ Martikainen P, et al. Reliability of perceived health by sex and age [J]. Social Science & Medicine, 1999, 48 (8): 1117-1122.

⑨ Booth M L, et al. The reliability and validity of the physical activity questions in the WHO health behaviour in schoolchildren (HBSC) survey [J]. British Journal of Sports Medicine, 2001 (4): 263-267.

量项具体如表 6-1 所示。

在调研问卷之前，本书对问卷进行了预测试以增强问卷的可读性和表面效度（Face Validity）。前测问卷依据先前预测试阶段受访者的反馈进行了相关修订。在预测试之后，本书进行了调研问卷最终版本的发布，调研问卷在大学官方调研问卷平台进行发放。

表 6-1　　量表设计

属性	测量项	测量方式
在线健康知识社区质量	1. 在线健康知识社区中的健康信息是实时更新的	强烈不同意 1 2 3 4 5 6 7 强烈同意
	2. 在线健康知识社区中的导航是有效的	强烈不同意 1 2 3 4 5 6 7 强烈同意
	3. 在线健康知识社区能够提供专业服务	强烈不同意 1 2 3 4 5 6 7 强烈同意
健康信息素养	1. 我知道从哪里寻求健康信息	强烈不同意 1 2 3 4 5 6 7 强烈同意
	2. 我愿意从各种不同信息源获取信息	强烈不同意 1 2 3 4 5 6 7 强烈同意
	3. 我将健康信息运用于我自己和（或者）与我亲近的人的生活中	强烈不同意 1 2 3 4 5 6 7 强烈同意
心理健康状况（生活满意度）	1. 我的生活在大多数方面接近于我的理想	强烈不同意 1 2 3 4 5 6 7 强烈同意
	2. 我的生活条件很好	强烈不同意 1 2 3 4 5 6 7 强烈同意
	3. 到现在为止，我已经得到了在生活中我想要得到的重要东西	强烈不同意 1 2 3 4 5 6 7 强烈同意

续表

属性	测量项	测量方式
生理健康状况	请问您如何评价您的生理健康状况	A. 较差 B. 一般 C. 很好 D. 我不知道
在线健康知识社区用户贡献行为	1. 使用在线健康知识社区的频率	A. 没有使用 B. 一周不到一次 C. 一周 1~2 次 D. 一周 3~5 次 E. 每天都在使用
	2. 每周使用在线健康知识社区的时间	A. 小于 0.5 小时 B. 0.5~1 小时 C. 1~2 小时 D. 大于 2 小时
体育锻炼	1. 进行锻炼频次	A. 从不 B. 每周 1~2 次 C. 每周 3~5 次 D. 每周 6~7 次
	2. 每天用在锻炼的时间	A. 0.5 小时以内 B. 0.5~1 小时 C. 1~2 小时 D. 大于 2 小时

6.4.2 数据收集

由于高校的官方问卷采集渠道主要面向本科生群体，所以本研究的研究群体主要是针对本科生。本章的调研问卷共收集 6948 份，通过对填写不完整、标准差小于 0.6、完成问卷较快的问卷进行剔除，① 共剩余 6160 份有效问卷进行分析，样本的人口统计学特征见表 6-2。如表 6-2 所示，样本中男性为 3294 名（占比 53.47%），女性为 1678 名（占比 46.53%）；用户年龄为 23 岁的是 1285（占比 20.86%），其次年龄为 22 岁的是 1267 名（占 20.57%），再者年龄为 21 岁的是 1158 名（18.80%）；用户健康水平良好的为 2532 名（占比 41.10%），一般的为 3269 名（占比 53.07%），较

① Goode S, et al. User compensation as a data breach recovery action [J]. MIS Quarterly, 2017 (3): 703-727.

差的为 359 名（占比 5.83%）；大多数受访者健康信息浏览频率为一周少于一次（2270 名，占比 36.85%），其次 1928 名受访者一周浏览 1～2 次健康信息（占比 31.30%）；4916 名受访者（占比 79.81%）报告具有三年以上的互联网经验。此外，模型中变量的描述性统计值如表 6-3 所示。

表 6-2　**人口统计学（N = 6160）**

变量	选项	频次	百分比（%）
性别	男	3294	53.47
	女	2866	46.53
年龄	≤18	131	2.13
	19	631	10.24
	20	979	15.89
	21	1158	18.80
	22	1267	20.57
	23	1285	20.86
	24	541	8.78
	≥25	168	2.73
健康水平	良好	2532	41.10
	一般	3269	53.07
	较差	359	5.83
健康信息浏览频率	一周少于 1 次	2270	36.85
	一周 1~2 次	1928	31.30
	一周 3~5 次	588	9.55
	每天浏览	1374	22.30
互联网使用经验	少于 1 年	566	9.19
	1~2 年	276	4.48
	2~3 年	402	6.52
	3 年以上	4916	79.81

表 6-3 模型中变量的描述性统计值

	平均值（Mean）	方差（S. D.）	最小值（Min.）	最大值（Max.）
在线健康知识社区质量	3.827	1.554	1	7
在线健康知识社区用户贡献行为频率	2.200	1.360	1	5
在线健康知识社区用户贡献行为时间	1.620	0.910	1	4
健康信息素养	4.186	1.377	1	7
体育锻炼频率	2.320	0.737	1	4
体育锻炼时间	1.740	0.747	1	4
生理健康	1.941	0.653	1	3
心理健康	4.181	1.395	1	7

6.4.3 数据分析

（1）信度与效度检验

本研究模型利用 SmartPLS 3.0 和 SPSS 24.0 进行数据分析。根据规范的结构方程模型分析程序，本书对研究模型中的每个潜变量的可靠性与有效性，以及变量之间路径与显著性水平进行了分析。① 对于测量变量的信度检验，主要通过测量组合信度值（Composite Reliability，CR）、平均萃取平方差值（Average Variance

① Gefen D，Rigdon E E，Straub D. Editor's comments：An update and extension to SEM guidelines for administrative and social science research [J]. MIS Quarterly，2011，35（2）：3-14.

Extracted, AVE)，以及 Cronbach's α 系数进行测量。① 如表 6-4 所示，变量的 *Cronbach's α* 系数均大于 0.925，*CR* 均大于 0.944，*AVE* 均大于 0.770，分别高于建议相关值阈值 0.7、0.7 和 0.5，变量的信度表现良好。②③ 表 6-5 显示了本研究模型的关键系数关系。

表 6-4 **反映型变量可靠性**

	最小因子载荷	克朗巴赫系数（*Cronbach's α*）	组合信度（*CR*）	平均萃取方差（*AVE*）
在线健康知识社区质量	0.921	0.969	0.976	0.891
健康信息素养	0.853	0.925	0.944	0.770
心理健康	0.751	0.930	0.948	0.785

表 6-5 **相关系数**

	OHKCQ	*OHKCUCB*	*HIL*	*MH*	*PA*	*PH*
在线健康知识社区质量（*OHKCQ*）	1.000					
在线健康知识社区用户贡献行为（*OHKCUCB*）	0.269	1.000				
健康信息素养（*HIL*）	0.658	0.221	1.000			
心理健康（*MH*）	0.430	0.140	0.519	1.000		

① Campbell D T, Cook T D. Quasi-experimentation [M]. Boston: Houghton Mifflin, 1979.

② Hinton P R, McMurray I, Brownlow C. SPSS Explained [M]. New York: Routledge, 2014.

③ Moss S, et al. Reliability and validity of the PAS-ADD Checklist for detecting psychiatric disorders in adults with intellectual disability [J]. Journal of Intellectual Disability Research, 1998, 42 (2): 173-183.

续表

	OHKCQ	OHKCUCB	HIL	MH	PA	PH
体育锻炼（PA）	0.139	0.251	0.176	0.207	1.000	
生理健康（PH）	0.053	0.053	0.084	0.195	0.180	1.000

注：在线健康知识社区质量（The Quality of Online Health Knowledge Community, OHKCQ）；在线健康知识社区用户贡献行为（User Contribution Behavior in Online Health Knowledge Community, OHKCUCB）；健康信息素养（Health Information Literacy, HIL）；心理健康（Mental Health, MH）；体育锻炼（Physical Activity, PA）；生理健康（Physical Health, PH）。

如表 6-6 所示，依据各个测量项的 T 值，在线健康知识社区使用与体育锻炼两个变量均在 0.001 水平上显著。此外，方差膨胀因子（VIF）的最大值为 1 .713，远低于规定的阈值 5.0，因此各个测量项间不存在严重的多重性问题。① 上述分析本研究模型中的组成型变量是可靠的。

表 6-6　　组成型变量的权重、T 检验及 VIF 值

	测量项	权重	T 值	P 值	VIF
在线健康知识社区使用	（1）在线健康知识社区用户贡献行为频率	0.746	19.477	< 0.001	1.713
	（2）在线健康知识社区用户贡献行为时间	0.340	7.526	< 0.001	1.713
体育锻炼	（1）体育活动的频率	0.642	6.373	< 0.001	1.228
	（2）体育锻炼的时间	0.539	4.970	< 0.001	1.228

（2）假设检验

根据研究模型，首先，本书探究了在线健康知识社区的技术干

① 付少雄，林艳青．手机使用对用户健康的负面影响研究——以大学生为调查对象［J］. 图书情报知识，2019，188（2）：122-131.

预对于用户健康相关调节能力和行为的作用。结果如表 6-7 中所示，首先，对于在线健康知识社区的技术干预，在线健康知识社区的质量会对在线健康知识社区的用户贡献行为产生显著的正向影响（β=0. 269；p<0. 001）。同时，在线健康知识社区的质量也会显著正向影响用户健康方面的自我调节能力与行为，即用户的健康信息素养水平（β=0. 645；p<0. 001）与体育锻炼水平（β=0. 077；p<0. 001）。其次，用户的在线健康知识社区的用户贡献行为也会显著正向影响用户健康方面的自我调节能力与行为，即用户的健康信息素养水平（β=0. 047；p<0. 001）与体育锻炼水平（β=0. 230；p<0. 001）。最后，用户健康方面的自我调节能力与行为会产生健康方面的成效，即生理健康与心理健康两个方面。具体而言，用户的健康信息素养水平会显著正向影响用户的生理健康（β=0. 053；p<0. 001）与心理健康（β=0. 498；p<0. 001）。用户的体育锻炼水平会显著正向影响用户的生理健康（β=0. 172；p<0. 001）与心理健康（β=0. 119；p<0. 001）。

表 6-7　　　　**数据分析结果**

假设		路径系数	T 统计量	结果
H1a	在线健康知识社区质量 → 在线健康知识社区用户贡献行为［+］	0. 269***	22. 006	支持
H1b	在线健康知识社区质量 → 健康信息素养［+］	0. 645***	55. 274	支持
H1c	在线健康知识社区质量 → 体育锻炼［+］	0. 077***	5. 548	支持
H2a	在线健康知识社区用户贡献行为 → 健康信息素养［+］	0. 047***	4. 630	支持
H2b	在线健康知识社区用户贡献行为 → 体育锻炼［+］	0. 230***	17. 101	支持
H3a	健康信息素养 → 生理健康［+］	0. 053***	3. 949	支持

续表

假　设		路径系数	T 统计量	结果
H3b	体育锻炼 → 生理健康［+］	0.172***	12.986	支持
H4a	健康信息素养 → 心理健康［+］	0.498***	36.455	支持
H4b	体育锻炼 → 心理健康［+］	0.119***	9.994	支持
注释：本书模型中的 R^2（已解释方差）分别为（1）在线健康知识社区用户贡献行为：7.2%；（2）健康信息素养：43.5%；（3）体育锻炼：6.9%；（4）生理健康：3.6%；（5）心理健康：28.3%。				

注：n.s. 表示为“不显著”；* 表示为 $p < 0.05$；** 表示为 $p < 0.01$；*** 表示为 $p < 0.001$.

6.4.4　结果与讨论

根据假设检验结果，在健康信息生态链中，在线健康知识社区信息平台的技术介入会通过促进信息人的自我调节能力与行为，进而提升信息人的生理与心理健康。首先，在线健康知识社区质量会正向促进在线健康知识社区中信息人的贡献行为，从而证实了H1a。因此，在线健康知识社区信息平台通过自身健康信息质量的保障能够促进与健康信息生态链中信息人间的信息交互。同时，在线健康知识社区质量会正向促进在线健康知识社区中信息人的健康信息素养与体育锻炼，从而证实了 H1b 与 H1c。在线健康知识社区中信息质量、系统质量和服务质量的提升会促进信息人更好地获取健康信息生态链中流转的健康信息，进而加强信息人的自我健康调节能力与行为。其次，在线健康知识社区的用户贡献行为也会正向促进在线健康知识社区中信息人自我调节能力与行为（即健康信息素养与体育锻炼），从而证实了 H2a 与 H2b。在线健康知识社区用户贡献行为时间与频次的增加会提升信息人在健康信息生态链中的健康信息获取，从而帮助信息人接触到更多的健康知识，如健康信息检索方法与技巧、体育锻炼步骤与课程等。

再者，在线健康知识社区中信息人自我调节能力与行为（即健康信息素养与体育锻炼）会正向促进信息人的生理与心理健康水平，从而证实了 H3a、H3b、H4a 与 H4b。本书研究结论加深了对于健康信息素养在信息时代的重要性。与先前的研究一致,① 健康信息生态链中信息人对于健康信息获取、理解与利用的能力能在很大程度上帮助其满足健康信息需求，从而提升其生理与心理健康水平。此外，信息人的自我健康调节行为（即体育锻炼）能更好地促进其健康水平的提升。② 自我健康调节行为能够有效降低慢性疾病与精神疾病,③ 而且自我健康调节行为的缺乏会引发生理与心理不适进而降低生活满意度。④⑤

6.5 本章小结

厘清健康信息生态链中在线健康知识社区信息平台与用户之间的交互作用是在线健康知识社区服务优化的重要基础。本章从自我调节理论视角出发，开展在线健康知识社区信息平台与用户间的交

---

① Enwald H, Hirvonen N, Huotari M, Korpelainen R. Everyday health information literacy among young men compared with adults with high risk for metabolic syndrome-A cross-sectional population-based study [J]. Journal of Information Science, 2016, 42 (3): 344-355.

② Lee I M, et al. Effect of physical inactivity on major non-communicable diseases worldwide [J]. The Lancet, 2012 (380): 219-229.

③ Knight E, Stuckey M I, Prapavessis H, Petrella R J. Public health guidelines for physical activity: Is there an app for that? [J]. JMIR Mhealth & Uhealth, 2015, 3 (2), e43.

④ Proctor C L, Linley P A, Maltby J. Youth life satisfaction: A review of the literature [J]. Journal of Happiness Studies, 2009, 10 (5): 583-630.

⑤ Pyky R, et al. Effect of tailored, gamified, mobile physical activity intervention on life satisfaction and self-rated health in young adolescent men: A population-based, randomized controlled trial (MOPO study) [J]. Computers in Human Behavior, 2017, 72: 13-22.

互研究。

首先，本章探究了用户—社区交互下的用户自我健康调节，基于自我调节理论，发现自我调节理论已在健康医疗领域研究中得到广泛应用，用于探究不健康行为的管理以及健康生活方式的养成，但是较少有研究基于健康信息技术干预（即在线健康知识社区）对于用户自我健康调节能力与行为的作用。

其次，本章深入分析了用户自我健康调节能力与行为，发现自我健康调节能力主要体现在对于健康信息的需求识别、健康信息源确认，以及健康信息的检索、质量评价与利用，即健康信息素养。自我健康调节行为主要体现在线上面向在线健康知识社区的健康信息搜寻与信息服务采纳，以及线下的体育锻炼、健康课程/讲座参与、求医问药行为等。

再者，本章探讨了在线健康知识社区质量对于在线健康知识社区中用户贡献行为的促进作用，进而分析了在线健康知识社区用户贡献行为对于其自我健康调节能力与行为的积极作用。同时，自我健康调节能力与行为在在线健康知识社区中的用户贡献行为对于用户的生理与心理健康的正向影响中具有中介作用。即在线健康知识社区的用户贡献行为能够通过提升其健康信息素养与体育锻炼水平，从而提高其心理与生理健康水平。

最后，基于针对在线健康知识社区的大规模用户调研，本章构建了研究模型。通过对研究模型进行假设检验，证实了社区质量会促进用户贡献行为的频次与时间。而在线健康知识社区中的用户贡献行为会通过作用于其自我调节能力与行为（即健康信息素养与体育锻炼），进而对于自身的生理与心理健康施加积极作用。

本章的研究工作有助于进一步明晰健康信息生态链中在线健康知识社区信息平台与用户之间的交互作用，以及在线健康知识社区中的用户贡献对于自身健康状况的作用，具有较强的理论与现实意义，能够为后续基于用户贡献行为的在线健康知识社区服务优化提供基础。

7　基于用户贡献行为的在线健康知识社区服务优化

本章内容包括在线健康知识社区服务体系现状、不同健康知识社区的用户贡献行为差异比较、基于用户贡献行为的健康知识社区服务优化路径，以及基于用户贡献行为的健康知识社区服务优化策略。

7.1　在线健康知识社区服务体系现状

为有效优化在线健康知识社区服务，需要先对在线健康知识社区现有服务体系进行内容分析，在此基础上进行现有服务体系测评。为此，本章对在线健康知识社区现有服务体系进行内容分析与测评。

7.1.1　在线健康知识社区的服务内容

本章基于不同角色用户（即信息生产者、信息组织者、信息消费者、信息分解者、信息传递者、信息监管者）的贡献行为差异，对各类在线健康知识社区（即运动健康类、健康管理类、问诊咨询类、预约挂号类、疾病管理类）的现有服务内容进行梳理与归纳。

(1) 运动健康类在线健康知识社区。面向信息生产者用户主要提供运动健康信息发布渠道，信息生产者可以在平台的板块中发布运动健康资讯、文章、话题、课程等。健康资讯板块主要涉及当下最为关注的运动健康议题，如新型冠状肺炎期间居家运动健身策略。健康文章板块主要涉及饮食、减脂、增肌、塑形、操课、孕期、产后、心理、健身房等。健康话题板块主要涉及明星、学生、户外、乐活、跟拍、育儿等日常健康话题。健康课程板块主要涉及健身、跑步、瑜伽、操课、行走、球类等；面向信息消费者用户主要提供运动健康信息获取与利用的渠道，大多数运动健康类在线健康知识社区需要注册（通常需要登记实名制手机或者微信、微博、QQ 等社交媒体）才能访问平台中的健康信息，部分健康信息的获取与利用需要用户注册会员或者付费，如咕咚运动提供的姿势跑法技巧精讲，共 77 节/160 分钟的课程需要付费 99 元进行购买。Keep 提供智能训练计划制定服务，非会员用户需要支付 19 元/月；面向信息传递者用户提供健康知识社区平台内外转发的渠道，可以通过分享键转发到社区平台内或者微信好友、微信朋友圈、微博、QQ、邮箱等；面向信息组织者用户以话题的形式提供健康信息组织模式，通过加“#”的方式发布话题有关的健康信息，社区平台通常将话题进行最热与最新的划分，如 Keep 中“如何有效消灭小肚子?”话题受到 105.7 万的关注；面向信息分解者用户提供自身发布健康信息二次加工以及删除等方面的权限，但是对于平台内部其他用户发布的健康，信息分解者的角色通常由社区平台监管者、板块/群组管理员承担；信息监管者主要由社区平台监管者、板块/群组管理员担任，共同确保社区平台内部健康信息的质量以及平台商品的可靠性等。在线健康知识社区通常提供自营品牌、7 日退换、课程同款商品等服务，部分社区平台还提供线下服务，如小米运动的小米之家、Keep 的 Keepland 健身房与运动潮流服饰 KeepUp 等。

(2) 健康管理类在线健康知识社区。面向信息生产者用户主要提供健康管理信息发布渠道，信息生产者可以在平台的板块中发布饮食养生、健康管理资讯、健康管理活动、健康管理问答等。饮食养生主要涉及低热量主食与水果、高蛋白食品（涉及海鲜类、主食类、豆类、肉蛋类、蔬菜菌藻类等），同时面向孕妇、儿童生长、糖尿病、补血、补钙、高尿酸、高血压、高血脂、口腔溃疡、压力舒缓、美白等不同健康情境提供个性化的饮食指引。健康管理资讯主要涉及当下最为关注的健康议题，如新冠肺炎症状与防治、新冠疫情信息等。健康管理活动涉及瘦身、外卖、低糖、烹饪等多种主题。健康管理问答涉及专业名词解答（如骨量等）、运动热量消耗、合理饮食管理等；面向信息消费者用户主要提供日常健康状况记录服务，涉及运动量、饮食、血压、血糖、体温、睡眠、心率、体重、体围、生理期等方面的记录。同时，还为信息消费者提供注意力、睡眠、焦虑、抑郁、压力知觉、健康素养、气虚体质、气郁体质等方面的评估。此外，健康管理类在线健康知识社区部分健康信息的获取与利用需要用户注册会员或者付费，如薄荷健康为付费会员（即 Easy 会员）提供更全面和个性化的健康测评、健康方案、每日食谱、一周小结、饮食记录，提及不限次数的拍照热量识别与配料表解读等。薄荷健康提供各类体检服务，涉及基因检测、商务职场专享体检套餐等；面向信息传递者用户提供健康食谱、运动营养、健康资讯等健康知识社区平台内外的传播渠道，如微信、微信朋友圈、QQ、QQ 空间、新浪微博、短信等；面向信息组织者用户以话题的形式提供健康管理信息组织模式，即加“#”的方式发布话题，如有品社区的近期话题“三餐打卡”“健康好习惯养成”“7 天不吃糖挑战”等。美柚的热门话题“抗疫大招：室内运动会”“早餐吃什么”“生活小窍门”等；面向信息分解者用户提供自身发布健康信息二次加工以及删除等方面的权限，但不能编辑其他用户发布的健康信息；信息监管者亦由社区平台监管者、板块/群组管理员担任。同时，还提供在线健康知识社区中商城的质量监管，如妙健康提供健康类实体产品的“七天无理由退货”政策，但是虚拟商品除外。

（3）问诊咨询类在线健康知识社区。面向信息生产者用户主要提供问诊咨询服务的渠道。信息生产者能够以文字、图片、电话、微信等方式提供问诊咨询服务，涉及健康类科普信息（如睡眠、母婴、美容、两性、营养、两性等）、健康类问诊信息（妇科、儿科、内科、产科、外科、中医科、骨伤科、眼科、营养科、整形美容科等）等；面向信息消费者用户能够以疾病、药品、症状、医生、检查等为主题进行问诊咨询，信息消费者能够通过接诊时长、响应时长、处方服务提供费用、诊疗方案次数等选择所需健康信息服务。同时，信息消费者能对信息生产者所提供健康信息的质量、可靠性以及有效性等进行打分与评价，并可就先前评论进行追评。此外，问诊咨询类在线健康知识社区亦提供付费类的问诊咨询服务，如春雨热卖等。但是在特殊时期也组织大规模的义诊服务，如在新冠疫情期间，春雨医生、平安好医生、好大夫在线皆针对呼吸内科、感染科等进行免费咨询服务；面向信息传递者用户主要提供问诊咨询服务、医护话题、健康产品、防护手册、健康科普内容等健康知识社区平台内外的传播渠道，如微信、微信朋友圈、QQ、QQ 空间、新浪微博、短信等；面向信息组织者用户主要提供以用户症状或者科室提供的健康知识分类等，如根据用户症状的健康信息归类，涉及全身、皮肤、头部、咽颈部、胸部、腹部、生殖部、骨盆、四肢、腰背部等各类型症状。根据科室划分的疾病知识汇总，涉及儿科学、妇产科学、内科、外科、骨外科、口腔科学、康复医学科、运动医学科、营养科等，形式涵盖视频、语音、图文等；面向信息分解者用户主要提供自身评论信息、发布健康知识等删除与编辑等；信息监管者主要由社区平台监管者担任，提供医护人员身份信息核查、健康知识与产品质量核查等。此外，问诊咨询类在线健康知识社区还专门开辟了辟谣专题，如春雨医生等。

（4）预约挂号类在线健康知识社区。面向信息生产者用户主要提供医护信息的发布等，主要涉及所属医院科室等；面向信息消费者用户主要提供就诊卡充值、医生排班、医院布局、特色科室、医患互动、价格公示（涉及医院项目、就诊项目）、医院咨询、体检报告、医院简介、停诊通知、住院缴费、住院满意度、护士陪诊、理赔、网络门诊、服务满意度评价等服务。信息消费者可以根据医院距离、医院类型、综合患者好评排行榜、医生评价与预约量、擅长方向等选择就诊医院和医生。此外，预约挂号类在线健康知识社区也提供预约挂号的增值服务，如趣医院提供就诊流程科学/定制化规划、护士全程一对一就医陪诊、协助预约指定/特定专家挂号等，微医提供付费会员制服务（涉及号源实时提醒、云药房会员价、保险方案规划、家庭诊所、专属客服热线等）；面向信息传递者用户主要提供医院科室、科室医生等预约挂号类健康知识社区平台内外的传播渠道，如微信、微信朋友圈、QQ空间、新浪微博等；面向信息组织者用户主要由预约挂号类在线健康知识社区平台担任，主要依据地域位置提供预约挂号类信息；面向信息分解者用户主要提供面向医护人员发布健康状态二次加工以及删除等方面的权限，但不能编辑其他医护人员发布的健康状态；信息监管者主要社区平台监管者担任，主要核实预约挂号类医院地域信息与医护人员身份信息的准确性、时效性与可靠性等。

（5）疾病管理类在线健康知识社区。面向信息生产者用户主要提供各类专业疾病（如高血压、糖尿病、癫痫、肾病、呼吸慢病、关节康复等）健康信息的提供。同时，针对特定疾病类型，提供用药知识、用药提醒、自测工具、医护信息、疾病案例、疾病杂志、疾病线上与线下活动、疾病预防等健康信息服务；面向信息消费者用户主要提供相应疾病用户的社交圈，涉及用户动态、话题、圈子、健康问答等，用户能够发布状态与评论。信息消费者可以根据特定疾病医生已经提供的健康信息服务数、粉丝数、擅长内容、职称，以及所属医疗机构等选择健康信息服务。同时，信息消费者还可以根据疾病管理类在线知识社区内提供的健康信息评分进行评分、评价等。此外，疾病管理类在线健康知识社区提供疾病相关药物的在线购买；面向信息传递者用户主要提供疾病治疗与预防等方面健康知识社区平台内外的传播渠道，如微信、微信朋友圈、QQ、QQ空间、新浪微博等；面向信息组织者用户提供以药物名、疾病名为分类的药物查询，用户还可以在社交圈内通过标签添加等方式实现话题归类；面向信息分解者用户主要提供发布健康知识、动态、话题、圈子等提供再编辑与删除等权限；信息监管者由社区

平台监管者、板块/群组管理员担任，主要审核健康社区平台内健康知识的时效性与可靠性，以及用户社交圈内发布信息的质量等，即动态、话题、圈子、健康问答内的信息是否属实或者为谣言等。社区平台监管者可以在对医护人员资质进行审核后，提供加“V”等专业认证。

表 7-1 在线健康知识社区服务内容归纳

在线健康知识社区类别	健康信息服务内容（特色）
运动健康类	运动健康课程、运动健身技巧、智能训练计划制定、运动健康自营品牌服务等
健康管理类	健康管理食品、健康管理食谱、健康饮食指引、食物卡路里计算等
问诊咨询类	文字、图片、电话、微信等在线实时问诊咨询服务
预约挂号类	就诊流程科学/定制化规划、护士全程一对一就医陪诊、协助预约指定/特定专家挂号等
疾病管理类	特定疾病患者社区、特定疾病知识问答、特定疾病相关医护信息等

7.1.2 在线健康知识社区的服务体系测评

基于对上述各类在线健康知识社区所提供健康信息服务进行的内容分析，现有在线健康知识社区虽然提供有相应特色健康信息服务内容，但是也面临有各种类型风险，涉及用户隐私风险、用户健康风险、健康信息质量风险、信息系统质量风险等。①

① 赵蕊菡，陈一．基于扎根理论的网络健康信息多维度风险感知理论模型研究．情报理论与实践［J/OL］．［2019-11-17］．http：//kns. cnki. net/kcms/detail/11. 1762. G3. 20190831. 1317. 002. html.

首先，用户隐私风险。在线健康知识社区用户隐私防范能力指代社区中个人信息的控制程度，涉及路径管控、时间把控等。隐私风险防范的关键领域之一即个人信息，其指代可用于识别自然人的身份类资料。① 知识社区制定的隐私保护政策对于个人信息的界定存在差异，如悦跑圈界定为反映自然人的各类资料；微医社区主要涉及个人信息涵盖的姓名、家庭位置、联系渠道、资金信息、征信信息等。现有各类在线健康知识社区部分设置有单独的用户隐私保护声明或者协议，或在社区的“网络服务协议”“社区服务及许可协议”中阐述用户隐私保护政策。但是仍然存在个人隐私泄露风险，主要涉及采集非必要个人信息、未授权的个人信息采集。② 此外，薄荷健康、春雨计步器等在线健康知识社区还涉及用户账号难以注销、强制提供用户权限等用户隐私侵犯问题。③ 除去个人信息，用户疾病信息与浏览信息是在线健康知识社区隐私风险防范的重点，其中疾病信息涉及用户生理健康水平、心理健康状况、诊疗记录、用药记录等，浏览信息涉及社区平台检索信息、网页浏览信息等。大多数在线健康知识社区未在用户条款/协议中明确指出如何防止上述信息的泄露。此外，本书对各类在线健康知识社区的个人信息采集与利用情况进行了历时一年的追踪调，2020 年 2 月调研结果如表 7-2 所示。相较于 1 年前，各类在线健康知识社区用户隐私保护政策中对于个人信息采集与利用方面政策的规范度皆有较大提升，其中运动健康类在线健康知识社区对于个人信息采集与利

① 全国信息安全标委会．《信息安全技术 个人信息安全规范》［EB/OL］．［2019-09-11］．http：//www. cesi. cn/202003/6213. html.

② 中国质量新闻网．中消协发布《App 个人信息泄露情况调查报告》［EB/OL］．［2020-02-15］．http：//www. cqn. com. cn/pp/content/2018-08/29/content_6213791. htm.

③ 工业和信息化部信息通信管理局．关于侵害用户权益行为的 APP（第一批）通报［EB/OL］．［2020-02-15］．http：//www. gov. cn/fuwu/2019-12/20/content_5462577. htm.

用的政策最为规范①。

表 7-2　　　　**在线健康知识社区个人信息获取、利用**

APP		个人信息等定义阐述	界定个人信息采集的用处，其他用处要获取二次许可	面向个人信息的防护诺言	告知个人信息获取需遵循必须、合理，同时需界定规则	界定现有以及其他服务的数据
问诊咨询	春雨医生	✓	✓	✓		✓
	好大夫在线		✓	✓	✓	✓
	平安好医生		✓	✓	✓	✓
	健康之路	✓	✓	✓	✓	✓
预约挂号	微医	✓	✓	✓	✓	✓
	健康 160	✓	✓	✓	✓	✓
	趣医院		✓	✓	✓	✓
	翼健康	✓	✓	✓	✓	✓
疾病管理	微糖		✓	✓		✓
	抗癌卫士	✓	✓	✓		✓
	高血压大夫		✓	✓	✓	✓
	肝友汇	✓	✓	✓	✓	
健康管理	妙健康	✓	✓	✓		✓
	美柚		✓	✓		✓
	薄荷健康	✓	✓	✓	✓	✓
	有品		✓	✓		

① 付少雄，赵安琪．健康 APP 用户隐私保护政策调查分析——以《信息安全技术 个人信息安全规范》为框架［J］. 图书馆论坛，2019，39（12）：109-118.

续表

APP		个人信息等定义阐述	界定个人信息采集的用处，其他用处要获取二次许可	面向个人信息的防护诺言	告知个人信息获取需遵循必须、合理，同时需界定规则	界定现有以及其他服务的数据
运动健康	Keep	✓	✓	✓	✓	✓
	悦动圈	✓	✓	✓	✓	✓
	小米运动	✓	✓	✓	✓	✓
	咕咚运动	✓	✓	✓	✓	✓

其次，用户健康风险。经过对在线健康知识社区的网络调研，部分社区平台在为信息消费者提供健康指引或者开展健康活动时，缺少对于健康指引或者健康活动中所存在潜在健康风险的防范。而防范信息消费者健康风险是组成在线健康知识社区服务安全体系中的关键一环。风险防范主要面向信息消费者与社区平台两个维度。首先，面向信息消费者，应该提示健康指引或者活动中所存在的潜在健康风险，以及提供合理的操作指南。如在发起线上跑量挑战活动，应充分考虑日常跑步中所存在的健康风险，为信息消费者提供跑步相关指南。Keep 在发起线上跑量挑战活动时，在活动主页提供跑步相关饮食、热身、跑姿、跑后拉伸、呼吸模式、课程等方面的指引。其次，面向社区平台，在提示潜在健康风险以及提供合理操作指南的基础上，应主动为信息消费者提供健康指引或者活动的用户协议。综合各类在线健康知识社区所制定的协议，用户协议主要涉及如下方面：一是提示用户能够明晰并遵守在线健康知识社区为健康指引或者活动所制定的各项规定、规则、章程、要求以及采用的紧急举措。二是提示用户需要在身体健康的状态下完成健康指引或者活动中的内容，以及影响完成健康指引或者活动中内容的疾病或者潜在疾病，而且已经为健康指引或者活动中内容的完成做好了预热与准备工作，或者提示用户参与医疗机构的检查，以证明自

身健康并适合完成健康指引或者活动中的内容。三是提升用户需要为健康指引或者活动中内容完成过程中的安全负责，以提示用户健康意识。四是提示用户为健康指引或者活动中的风险做谨慎全面的评估，承担由此产生的风险，并免除社区的赔偿以及法律连带责任等。五是提升用户需要亲自或者由监护人阅读并理解用户协议内容。

对于健康信息质量风险。健康信息质量风险涵盖健康信息来源风险、健康谣言传播等。对于健康信息来源风险，在线健康知识社区中的健康资讯、文章、话题、课程等如若改编或者来源于互联网或者其他在线健康知识社区，应首先对来源的可靠性与信息质量进行充分的评估，其次强调健康内容的转载主要是为让更多信息消费者获取健康信息，版权应归属原作者所有，内容仅供读者参阅，付费内容应及时支付相关费用。然后，在线健康知识社区应加强对于在线健康知识社区中信息生产者的资质审查工作，确保信息生产者在专业领域的知识水准，以保障社区健康信息生态链中流转健康信息的可靠性。同时，社区也应当加强信息消费者的健康信息素养，提升其对于健康信息获取、选择以及利用的能力；对于健康谣言传播，健康管理类与问诊咨询类在线健康知识社区多加强了对于健康类谣言的辟谣力度，如春雨医生开辟了辟谣专区。运动健康类、预约挂号类、疾病管理类在线健康知识社区应该增加对于相关健康类谣言的辟谣举措。特别是疾病管理类在线健康知识社区，应当增强在用户动态、话题、圈子、健康问答内传播健康类谣言的辟谣力度。在线健康知识社区可基于网络谣言预测模型，结合健康类谣言的情境特征、文本特征、实体/非实体特征对于用户信任与转发谣言的影响，进行有针对性的辟谣，网络谣言预测模型结构图如图7-1所示。①②

---

① 邓胜利，付少雄．社交媒体附加信息对用户信任与分享健康类谣言的影响分析［J］. 情报科学，2018，36（3）：51-57.

② 邓胜利，付少雄．网络谣言特征分析与预测模型设计：基于用户信任视角［J］. 情报科学，2017，35（11）：8-12.

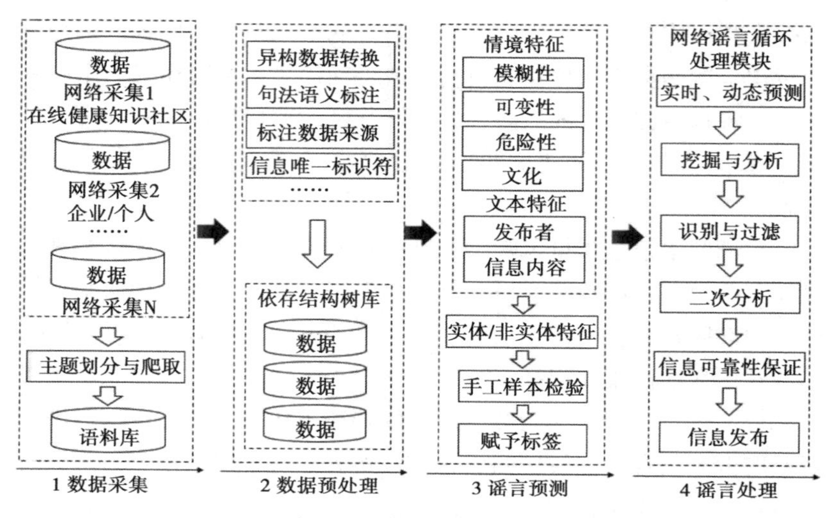

图 7-1　网络谣言预测模型

对于信息系统质量风险。在线健康知识社区的信息系统质量维度主要涉及信息系统兼容性、信息系统人机界面简洁度、信息系统功能丰富度、信息系统反馈实时性、系统信息组织清晰度、信息系统安全度、信息系统检索路径清晰度、信息系统检索准确度、信息系统检索快捷性、信息系统检索路径丰富度、信息系统界面友好性等。① 经过对于各类在线健康知识社区的调研，社区平台内健康信息检索的路径清晰度、准确度与快捷性较强。多数在线健康知识社区检索路径较为丰富，如薄荷健康在社区内部的每个子界面皆设置有检索框；肝友汇在首页、头条、肝友圈、商城界面皆设置有检索框；健康 160 在首页、问医生、商城界面皆设置有检索框；微医（挂号网）在主页、消息、会员、健康号界面提供医院、医生、药品、就诊人、疾病科普等方面的检索。但是部分在线健康知识社区检索路径较为单一，如趣医院仅提供主

① 刘冰，张文珏．基于用户视角的网络健康信息服务质量评价体系构建研究［J］. 情报科学，2019，37（12）：40-46.

界面设置的分类检索、妙健康仅在商城界面提供检索界面。同时，大多数在线健康知识社区的信息系统界面较为友好，但也存在人机界面简洁度较低、系统弹窗等问题。再次，部分疾病管理类在线健康知识社区存在用户交互界面较差、信息系统功能较为单一等问题。此外，大多数在线健康知识社区在系统中设有线上商城，但是线上商城存在商品质量参差不齐等问题，社区平台应当增强对于商城线上商品的监管力度。

7.2 不同健康知识社区的用户贡献行为差异比较

为对不同在线健康知识社区的用户贡献行为差异进行跨平台比较，本书首先对不同在线健康知识社区的用户贡献行为特征进行阐析，进而对不同在线健康知识社区的用户贡献行为活跃度进行比较分析。

7.2.1 不同平台中用户贡献行为的特征阐析

由于在线健康知识社区平台类别的不同，运动健康类、健康管理类、问诊咨询类、预约挂号类、疾病管理类在线健康知识社区主要提供的健康信息内容具有差异，健康信息生态链中不同角色用户的贡献行为特征也有所差别。

(1) 信息生产者。运动健康类在线健康知识社区中信息生产者生产的主要是运动健康类的相关课程、文章等，如健身、跑步、瑜伽、操课、行走、球类等；健康管理类在线健康知识社区中信息生产者生产的主要是饮食、健康管理相关的健康信息内容，涉及低卡路里、高蛋白含量、低脂肪含量等食品；问诊咨询类在线健康知识社区中的信息生产者主要生产疾病诊断与防护、健康科普等方面的问诊咨询信息；预约挂号类在线健康知识社区中信息生产者主要提供线下与线上交互的健康信息内容，主要是线下医院号源的实时更新；疾病管理类在线健康知识社区中信息生产者主要生产特定种类疾病的治疗与用药信息。

（2）信息组织者。运动健康类在线健康知识社区中信息组织者针对运动健康类健康信息内容的特征，将其按照时间长短、卡路里消耗高低、锻炼部位、锻炼目标、锻炼难度、锻炼器械、锻炼特色等进行划分。其中锻炼部位涵盖全身、胸部、腹部、腿部、臀部、背部、肩部、手臂、腰部、颈部等，锻炼目标涵盖减脂、塑形、增肌、健康保持、瑜伽柔韧、热身准备、恢复放松、动作教学、体态形体改善、运动表现提升、兴趣运动教学，锻炼难度涵盖零基础、初学、进阶、强化、挑战等，器械涵盖无器械、小哑铃、弹力带、跳绳、健身球、弹力绳、泡沫轴、坐姿单车、TRX、壶铃等，锻炼特色涵盖学生专属、产后恢复、小型场地、生理期等；健康管理类在线健康知识社区中部分信息组织者针对健康目标、食品类型组织、进食时间。其中健康目标涵盖减肥、增肌、儿童生长、补血、补钙、美白等，如在妙健康中信息组织者将减肥知识组织为饮食、运动、体态、原理、揭秘、心理等。按食品类型组织为水果类、主食类、水果类、主食类、海鲜类、豆类等。按进食时间主要有早餐、午餐、晚餐、加餐等组织健康信息，如妙健康。同时，部分信息组织者按照社交圈、问答、活动、知识、健身、饮食、专栏等组织健康管理知识；问诊咨询类在线健康知识社区中信息组织者按照问诊方式、问诊速度、问诊科室等提供疾病诊断与防护方面的问诊咨询信息。按问诊方式便根据图文、电话、远程视频等组织问诊咨询信息，按问诊速度即根据普通问诊与急速问诊（如好大夫在线的十分钟接诊等，春雨医生的十分钟电话接诊、60 秒图文急诊等）等组织问诊咨询信息。按问诊科室即根据儿科、妇产科、骨科、皮肤科、呼吸内科、神经内科、心内科等组织问诊咨询信息，这也是大多数问诊咨询类在线健康知识社区采纳的健康信息内容组织方法。健康科普等方面的问诊咨询信息各个在线健康知识社区组织方法各异，如春雨医生社区的信息组织者按照生活、睡眠、男性、女性、母婴等方面组织健康科普内容。平安好医生按照测试、瘦身、祛湿、睡眠养生等方面组织健康科普内容；预约挂号类

在线健康知识社区中信息组织者按照服务类型、医院地理位置分布、医院级别、医院类型等组织健康信息内容；疾病管理类在线健康知识社区中信息组织者主要根据特定种类疾病的医护信息、用药信息、预后管理等组织健康信息内容。

（3）信息消费者。运动健康类在线健康知识社区中信息消费者基于自身健康信息需求类型，按照信息组织者的健康信息内容划分，选择特定的健康信息内容进行选择、获取、鉴别与利用；健康管理类在线健康知识社区中信息消费者基于自身健康管理需求类型，按照信息组织者的健康管理信息内容划分，选择特定的健康管理信息进行选择、获取、鉴别与利用；问诊咨询类在线健康知识社区中信息消费者根据自身问诊咨询的类型以及紧急程度选择合适的问诊方式、速度以及科室等；预约挂号类在线健康知识社区中信息消费者主要根据自身所处地域、疾病类型选取所需预约挂号的医院以及科室；疾病管理类在线健康知识社区中信息消费者主要根据疾病类型、症状、措施（预防、治疗、预后等）等选择所需健康信息内容进行获取、检索与利用。

（4）信息传递者。运动健康类在线健康知识社区中信息传递者根据信息消费者的健康信息需求分布差异，及时将需求量较大的健康信息内容进行传递并提升相关健康信息的曝光度，以提升健康信息内容在健康信息生态链中的流转与利用率；健康管理类在线健康知识社区中信息传递者主要负责传递当下最受关注或者需求量最大的健康管理信息，同时负责在线健康知识社区内外健康管理信息内容的传递；问诊咨询类在线健康知识社区中信息传递者主要负责传递当下流行疾病有关的疾病预防措施；预约挂号类在线健康知识社区中信息传递者主要负责将线下医院实时的号源信息及时更新到线上平台；疾病管理类在线健康知识社区中信息传递者主要负责传递当前疾病最新的医护资源、治疗措施、预防措施、预后措施的及时更新。

（5）信息分解者。运动健康类在线健康知识社区中信息分解者主要对健康信息生态链中流转的健康信息内容进行加工与整序，以提升健康信息内容的质量，促进信息消费者的运动健康成效；健康管理类在线健康知识社区中信息分解者主要负责提高社区平台内部健康管理信息内容质量，通过整合和删除社区平台内的无关或者重复信息，以降低社区平台的信息冗余；问诊咨询类在线健康知识社区中信息分解者主要通过加工与挑选问诊咨询信息，以提升社区内的问诊率；预约挂号类在线健康知识社区中信息分解者主要辅助过期医院号源信息的及时下线，同时辅助信息监管者进行协同管理；疾病管理类在线健康知识社区中信息分解者主要致力于更好地整合社区平台内的疾病信息内容。

（6）信息监管者。运动健康类在线健康知识社区中信息监管者主要针对不实、虚假运动健康信息内容进行辟谣与删除等，其中不实健康信息内容主要指代课程、文章等宣传的运动健康成效与实际情况不符等；健康管理类在线健康知识社区中信息监管者主要负责对于社区平台内健康管理信息内容的勘误与纠正等；问诊咨询类在线健康知识社区中信息监管者主要负责入驻问诊咨询类在线健康知识社区医护人员的资格审查，并保障问诊咨询服务的可靠性；预约挂号类在线健康知识社区中信息监管者对于预约挂号类在线健康知识社区的监管更为严格，如需要线下问诊单才能获取自身问诊信息等，同时核实医院号源信息的可靠性；疾病管理类在线健康知识社区中信息监管者负责审核疾病信息的质量，并防止病友圈中虚假与不实疾病信息的传播。

7.2.2 不同平台中用户活跃度的比较

不同在线健康知识社区平台类别以及生产的健康信息内容，导致了在线健康知识社区平台的受众群体具有较大差异，从而使得社区平台的活跃度具有显著区别。本书对不同类别在线健康知识社区的用户活跃度进行调研分析，并探究其用户活跃度保持与增强的因素。

首先，问诊咨询类在线健康知识社区。平安好医生截至 2021 年 12 月用户总注册量达到 4.2 亿人，累计咨询量超 12.7 亿次。好大夫在线截至 2022 年 7 月，好大夫在线已累计收录了国内 10182

家正规医院中的 89 万名医生信息，其中 24 万名医生在平台上进行了实名注册，服务了超过 7900 万名患者。春雨医生平台截至 2022 年 5 月底拥有 66 万名公立医院医生为患者提供服务，已累计服务超过 4 亿人次。健康之路截至 2019 年 12 月链接 1300 多家三甲医院、8000 余家基层医疗机构、80 余万名医生，累计服务患者 5 亿人次。问诊咨询类在线健康知识社区用户活跃度的提升离不开其功能设置与线下布局。对于功能设置，如平安好医生致力于通过“AI+移动医疗”打造健康医疗生态平台，旨在为每位用户提供一份健康管理计划、为每位用户提供一个数字健康档案、为每个家庭提供一位家庭医生。健康之路致力于创建以疗效付费（Pay For Cure）为社区平台经营模式，以疾病疗法（Therapeutics）为社区平台经营核心。此外，问诊咨询类在线健康知识社区重视与线下医疗机构的合作，如截至 2021 年 12 月，平安好医生已积累来自 20 个科室超 4.8 万名内外部医生团队及营养师、健身教练、心理咨询师，并已合作超 1100 名外部名医。此外，合作医院超 3600 家（其中三甲医院占比约 50%），合作药店数达 20.2 万家，合作健康机构数达 9.6 万家，累计服务上百家大型的万人规模企业；健康之路不断与地方政府加强合作，2016 年参与打造互联网+分级诊疗“宜昌模式”，打破了原本市、县、乡三级诊疗机构之间信息互不联通的孤岛现象。2017 年与江西省上饶市建立战略合作关系，上饶市医疗健康大数据中心正式落地实施。同年，打造“厦门 i 健康”家庭医生签约服务平台，推出“线上长处方续方”服务上线，慢性病患者足不出户即可续方续药。

其次，运动健康类在线健康知识社区。其用户量以及月活跃用户量最大，其中 2019 年 Keep 的月活跃用户量超过 1500 万人，而悦动圈、小米运动、咕咚运动的月活跃用户量皆超过超过 600 万人。① 运动健康类在线健康知识社区的普及首先源于公众健康意识的不断提升，根据《全民健身计划（2016—2020）》，每周锻炼一

① 艾媒咨询．运动健身类 APP 排行榜［EB/OL］．［2020-02-16］．https：//www.iimedia.cn/c900/64629.html.

次以上的用户群体到 2020 年会达到 7 亿，每周锻炼三次以上的用户会达到 4. 35 亿。① 而运动健康类在线健康知识社区的推广能够降低用户运动健身的认知成本，这也符合该类社区的功能设置与社区理念。对于社区功能设置，运动健康类在线健康知识社区合理的功能设置也有效促进了该类社区的用户普及，运动健康类在线健康知识社区主要集运动健身、健康管理、社交互动、健康资讯、运动分享、运动活动、奖励体系等。如运动健身功能主要为用户提供模式化、工具化的运动健康规划。运动活动主要面向节假日、特点以及品牌联名等上线运动健康活动。而运动分享功能主要面向社交驱动的理论，促进了用户运动健身信息在朋友圈的传播，对于分享功能增加了数据、滤镜、美颜、贴纸等设置，进而实现了运动健康类在线健康知识社区内外的宣传与推广。同时，运动健康类在线健康知识社区还面向不同年龄层的用户开发有针对性的功能。如 Keep 针对学生用户群假期高使用频次、入学阶段低使用频次的现象，上线零噪声运动系列，减少了寝室运动的噪声，有效促进了学生用户群体的活跃度。此外，运动健康类在线健康知识社区为促进用户的可持续性运动，设置奖励体系。如 Keep 经过大数据分析指出有超过 1. 1 亿的用户制定有瘦身目标，但是其中仅有 13%的用户减脂成功，通过奖牌体系的制定鼓励用户持续运动。悦动圈通过鼓励用户完成每日挑战赛来获取红包，以促进用户持续运动，提升用户黏性；对于社区理念，如咕咚运动的社区理念“碎片化、社交化与游戏化”、悦动圈的社区理念“多一点运动，多一点健康”、Keep 的社区理念“自律给我自由”。这皆有助于运动健康类在线健康知识社区在公众日常生活中的普及，助推用户培养健康的生活模式以及运动习惯。相较于其他类型在线健康知识社区，运动健康类在线健康知识社区更为重视产品营销传播，社区平台承担信息传播者的角色，如 Keep 通过拍摄的宣传片《自律给我自由》，实现了约 2000 万用户量的增长。

---

① 国务院．《全民健身计划（2016—2020）》[EB/OL]．[2020-02-16]．http：//www.gov.cn/xinwen/2016-06/23/content_5084638.htm.

再者，健康管理类在线健康知识社区。妙健康用户量截至2019年12月超7800万，美柚于2021年用户量超过3亿，薄荷健康拥有近6000万注册用户。健康管理类在线健康知识社区以大健康领域消费为核心增长点，其用户量的增强主要源于国内公众不断提升的健康管理意识。对于功能设置，健康管理类在线健康知识社区旨在基于健康大数据、AI技术为用户提供个性化的健康测评以及健康管理服务。如妙健康主打智能健康干预、健康风险评估。其中智能健康干预综合体检数据、智能可穿戴设备、用户自评数据，测出健康风险指数。而健康风险评估面向健康信息孤岛现象，实现用户健康数据的互联互通，并推出“AI健康管理师”，推动用户各类健康指标以及健康信息素养的提升；美柚专注于为女性提供健康管理服务，社区功能围绕女性经期、备孕、孕期和辣妈等整个生命周期，实现了社区交流、孕育科普与垂直电商等全覆盖的健康管理线上服务；薄荷健康以“健康食品消费”为理念，打造“Easy Fun、Easy Ace、Easy S”系列食物，进行了全健康场景的健康产品开发；有品社区旨在与智能硬件产品深度结合，拥有了S1、S1 Pro、S3、S3 Lite等多款智能硬件产品线，面向用户差异化的健康信息需求进行综合布局，有效提升了用户的活跃度和黏性。

然后，对于预约挂号类在线健康知识社区，根据最新数据，微医社区平台覆盖了全国30个省市的24万名医生、2700多家重点医院，构建了线下与线上相结合、专科与全科相结合的健康信息生态链，用户实名注册数超过1.6亿人，累计服务超过5.8亿人。健康160覆盖了全国超过200座城市、超过50万人医生、超过7000家医院，日均服务用户超过300万人次，用户实名注册数超过1.6亿人，累计服务近5亿人。趣医院累积覆盖二级以上公立医院超过2000家，三级医院比例超过50%。翼健康的用户群体地域性较强，主要覆盖了广东、湖北、广西、吉林等省份的超过8万名医生所提供预约挂号服务。预约挂号类在线健康知识社区旨在实现医疗健康资源与患者健康信息需求的精准匹配，通过与政府、医护人士、医疗机构、药企、金融机构、险企的合作，以打造“互联网+”情境下的健康信息生态链，创新预约挂号健康服务体系。如微医打造健康维护组织（Health Maintenance Organization，HMO）平台，综合医药、医疗、保险资源，整合健康管理服务、健康医疗供应网络、健康医疗保障网络，提升整个微医健康信息生态链的健康信息服务效率。健康160以公立大型医院为核心，助推医院业务流程的优化，用户就医体验的提升，提供预约挂号、支付、专科随访、数字检查报告单等健康信息服务。趣医院专注于“互联网+”健康医疗服务体系的创新，作为与医院深度衔接的统一健康医疗平台，以创建可持续发展的健康信息生态。

最后，对于疾病管理类在线健康知识社区，相关社区平台披露数据较少。疾病管理类在线健康知识社区主要针对特定疾病的患者用户或者亲属，根据最新数据，微糖月活跃量用户接近7万、抗癌卫士用户量近百万、肝友汇覆盖有数千位二甲以上公立医院肝病医生提供健康医疗服务，高血压大夫覆盖医院超过60家、医生超过5000人、患者超过10万人。疾病管理类在线健康知识社区主要依托“互联网+”健康医疗在垂直领域的细分发展，健康医疗产业链发展更为明晰，功能设置更有指向性。如微糖面向糖尿病患者，为用户提供个性化的血糖控制策略，通过综合分析用户的饮食、用药、运动、医生管理等，结合专业糖尿病知识的整合与提供，帮助用户实现血糖科学控制；抗癌卫士作为面向癌症患者的垂直平台，旨在提供癌症预防、癌症知识、癌症治疗、癌症预后等专业知识，主要设置有抗癌广场病友互助、名医在线讲堂、患者心得日记分享、抗癌管家、私人医生等；肝友汇为肝病患者提供图文在线咨询、肝病健康知识、肝病日志管理、肝友社区交流等功能，为用户提供综合的肝病有关健康信息服务；高血压大夫患者版旨在面向用户打造智能血压管理社区，功能涵盖私人健康主管医生、智能血压管理、智能用药管理、血压趋势图等，可为用户提供高血压信息记录、审查、同步、提醒与利用的健康信息生态链闭环。

7.3 基于用户贡献行为的健康知识社区服务优化路径

基于用户贡献行为的在线健康知识社区服务优化路径涉及基于行为特征与规律的精准信息服务、基于贡献行为动机的社区信息推送、基于贡献行为成效的社区服务改进三个方面。

7.3.1 基于行为特征与规律的精准信息服务

在线健康知识社区中不同角色用户的行为特征与规律是实现健康信息生态链精准服务的前置因素。探明用户行为特征与规律是推动精准服务的必要条件，而信息生态链视角为深入探究用户贡献的行为与规律提供了新的思路，即从信息生产、信息组织、信息分解、信息传递、信息消费角度对于在线健康知识社区中的用户贡献行为的特征与规律进行有针对性的剖析。在分析在线健康知识社区中用户撰写、发布、回复、修订、标引、整序、转发和删除等用户贡献行为的特征的基础上，进一步探究用户的合作与竞争行为，明晰在线健康信息生态链中用户间的合作与竞争网络。在采集用户行为特征与规律的基础上，能够实现对于健康信息生态链中用户健康信息需求的综合分析，采用知识图谱等方法探究社区用户群体存在的潜在健康需求，进而为在线健康知识社区中的功能设置和精准健康服务措施提供基础。

通过分析用户健康信息需求，对于健康信息系统进行深入评估。分析现有在线健康知识社区健康信息系统与用户健康信息需求之间的差距，以制定精准健康服务举措。如对于用户需求量较大的健康信息，社区平台应该着力于开发相关匹配功能，这是保障在线健康知识社区用户量以及活跃度的基础，也是维持健康信息生态链中健康信息高效流转的核心。同时，在线健康知识社区还可以通过链接设置、信息推送、功能关联等实现用户健康信息需求的嫁接和满足。再者，还可结合社交媒体、新媒体、健康可穿戴设备等提供的用户行为与健康辅助数据，基于用户生成内容（User-Generated Content，UGC），构建用户行为数据库。再者，基于在线健康知识社区中的用户生成内容，搭建面向用户贡献行为的潜在用户特征集，进而快速识别健康信息服务情境下的潜在用户。① 在此基础上，通过精准健康信息服务措施的开展对用户健康信息行为进行调节，如在线健康知识社区功能设置、社区界面功能布局优化、个性化健康信息推送等。基于用户贡献行为数据采集、需求分析、系统评估、服务措施以及行为调节能够构建健康信息生态链精准服务长效机制的构建，健康信息生态链精准服务闭环如图 7-2 所示。

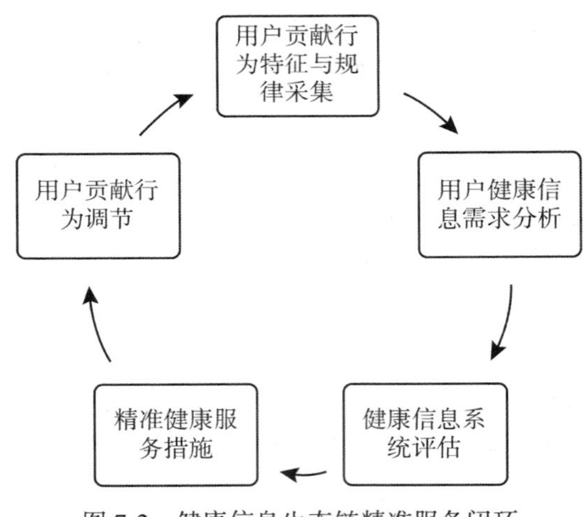

图 7-2　健康信息生态链精准服务闭环

7.3.2　基于用户贡献行为的社区信息推荐

在线健康知识社区健康信息推送是信息过载与冗余的有效解决

① 蒋翠清，宋凯伦，丁勇，刘尧．基于用户生成内容的潜在客户识别方法［J］．数据分析与知识发现，2018，2（3）：1-8.

路径，通过明晰用户贡献行为偏好，社区平台的推送系统可以开展精准推送，进而缓解社区中健康信息过载与冗余的问题。① 因此本书基于用户贡献行为视角探究在线健康知识社区的信息推送，其中社区信息推送涵盖健康产品、健康资讯、健康课程、健康计划等。首先，基于用户贡献行为，可以通过分析用户评论对用户贡献行为进行建模。具体而言，可通过用户评论内容中的关注点提取对用户偏好、需求进行描述。可利用词向量、词图算法面向用户设计兴趣模型，其中词向量能够抽取用户评论的表达特征、词图算法能够对词项进行关键性排序，进而基于用户对健康信息内容的关注点、兴趣点等进行社区信息推送。此外，面向不同在线健康知识社区信息推荐机制差异，还可抽取用户评论内容中的评价词、主题信息、特征词等，采用评分模型、词项模型、特征模型等对用户评论进行建模。其次，在线健康知识社区还可通过用户对于不同类别健康信息内容的偏好波动特点，借助神经网络构建面向用户的健康信息不同类别偏好演化趋势模型，进而基于特征提取对用户偏好的健康信息内容进行预测，为基于用户贡献行为的社区信息推荐提供基础。现有面向用户偏好的时序预测模型主要涉及神经网络、概率依赖、隐式反馈等。再者，在线健康知识社区用户个人、用户群体的画像也是社区信息推荐的实现路径之一。通过整合用户贡献行为衍生的各种数据，涉及用户健康属性、用户贡献行为属性、用户社交属性等，以构建语义标签并实现标签之间的关联，进而实现用户健康信息内容的精准推送。

用户进行贡献行为所延伸出的社交网络也是在线健康知识社区信息推荐的关键要素，社交网络中用户的社会关系、信任关系、影响力等皆有助于优化在线健康知识社区中的信息推荐算法。在线健康知识社区中的用户社会互动会影响其对于信息推荐的时效性以及准确度感知，进而影响用户对于推荐信息的采纳和满意度。而在健康大数据情境下，在线健康知识社区中信息推荐的时效性与准确度

① 聂卉．结合词向量和词图算法的用户兴趣建模研究［J］．数据分析与知识发现，2019，12（36）：30-40.

存在互相约束的情况，社区信息推荐算法应当在时效性与准确度之间取得平衡；同时，在线健康知识社区可以利用协同过滤算法开展基于用户贡献行为的社区信息推荐，其算法核心主要基于用户对于在线健康知识社区中的浏览行为、评论行为、评分行为、购买行为、标注行为等，进行用户贡献行为的偏好预测，以进行面向用户贡献行为偏好的社区信息推荐。而在线健康知识社区还可以根据用户对于健康信息内容的评价以及内容质量修正社区信息推荐的协同过滤算法；此外，面向问诊咨询类、预约挂号类、疾病管理类在线健康知识社区，基于用户贡献行为进行信息生产者（即医生等）的推荐是社区信息推荐的重要组成部分。如在线健康知识社区可以基于词向量进行医患间文本相似性的计算，从而获取面向健康咨询内容信息的信息生产者评分。在此基础上，通过因子分析探究信息消费者（即患者、患者亲友等）在开展信息生产者选择时的影响因素，进而获取面向信息消费者决策机理的信息生产者评分，最终通过上述两类评分进行在线健康知识社区中的信息生产者信息推荐。① 除上述在线健康知识社区信息推荐方式，还可以基于内容相似性、协同过滤、结合情境等方式进行在线健康知识社区的信息推荐以及优化。

7.3.3 基于用户贡献行为的社区服务改善

社区中健康信息服务的改善需要探究用户贡献行为与在线健康知识社区中健康信息服务质量的相关影响关系。先前研究已经证明了用户贡献行为与在线信息服务的显著双向影响关系。② 用户贡献行为对于在线健康知识社区信息服务质量的影响作用，主要体现在

① 叶佳鑫，熊回香，蒋武轩．一种融合患者咨询文本与决策机理的医生推荐算法．数据分析与知识发现［J/OL］．［2020-02-21］．http：//kns. cnki. net/kcms/detail/10. 1478. G2. 20190909. 1515. 016. html.

② Fotiadis T. The effect of customer participation on e-service quality and satisfaction［C］//2018 Global Marketing Conference at Tokyo，2018：1245-1247.

隐私性、接触性、效率、全面性、响应性、易用性等多个方面。①其中用户隐私的保护度通常被视为在线健康知识社区健康信息服务提供的前置因素，指代在线健康知识社区用户能否自主有选择性地屏蔽个人隐私信息，以及是否在用户协议中涵盖用户个人隐私保护措施等；平台的可接触性主要强调用户和在线健康知识社区运营方之间能否进行高效的信息交互。具体而言，指代在线健康知识社区是否就信息服务质量为用户提供有反馈渠道，用户能否就信息服务质量进行评价；服务效率是信息服务质量的关键性考核指标，特别是对于健康信息服务，用户对于健康信息服务的时效性要求较高。在线健康知识社区信息服务效率主要强调用户能否及时从平台海量健康信息中获取所需健康信息，以满足其健康信息需求。在线健康知识社区服务效率主要依赖于整个健康信息生态链的健康信息流转效率，信息生产者能否及时发布健康信息、信息组织者能否合理序化健康信息内容、信息传递者能否及时转发推送健康信息、信息监管者能否及时删除冗余或有误健康信息等。

服务全面性强调在线健康知识社区涵盖的健康信息服务可否实现用户各类基础性健康信息需求的满足，主要涉及医护资料、机构资料、疾控资源、药品资料等。服务全面性的保障能够促进社区平台用户量的提升，以及用户黏性的提高；服务响应性强调在线健康知识社区在满足用户健康信息需求以及处理用户反馈的及时性，主要涉及社区平台对用户检索响应时间、社区平台处理用户咨询的响应时间等。在线健康知识社区的信息服务响应性是保障用户体验的基础，会对用户贡献行为的频次与时间产生显著影响；服务易用性强调用户在利用在线健康知识社区时的难易度，涉及在线健康知识社区中的功能是否得以优化，涵盖社区平台的信息推荐、地图等智能化导航等。在线健康知识社区在增强平台服务全面性的同时，也增强了服务获取困难。服务简便程度可通过影响用户满意度，进而与用户贡献行为进行关联。

① 钱明辉，徐志轩，王珊．基于用户参与的在线健康平台信息服务质量研究［J］．情报学报，2019，38（2）：132-142.

现有研究也为在线健康知识社区中信息服务质量提供了可操作的评价指标体系①②，在线健康知识社区可通过计算用户贡献行为与健康信息服务质量评价指标之间的影响关系来进行健康信息服务体系的定向优化。具体而言，对于与用户贡献行为呈现负相关的健康信息服务质量评价指标，应引起在线健康知识社区开发者的着重关注，并采取专项举措进行社区健康信息服务质量的定向优化。同时，根据第六章的理论与实证分析结果，在线健康知识社区中的用户贡献行为会正向影响其自我健康调节能力、行为，并正向作用于健康水平。行为对生理与心理健康影响成效，能够为在线健康知识社区的服务改善提供指导性的建议。

7.4 基于用户贡献行为的健康知识社区服务优化策略

基于用户贡献行为的健康知识社区服务优化策略主要涉及基于用户贡献行为的服务内容拓展、基于用户贡献行为的服务模式重构、基于用户贡献行为的服务管理推进三个方面。

7.4.1 基于用户贡献行为的服务内容拓展

面向贡献行为频次较高或时间较长的功能进行筛选，从而进行重点研发开发新内容。在线健康知识社区一方面应该巩固自身在特定垂直细分领域的优势，对现有健康信息服务内容进行挖掘，另一方面应当积极进行新健康信息服务内容的拓展，以寻找在线健康知识社区新的用户增长点。

① 刘冰，张文珏．基于用户视角的网络健康信息服务质量评价体系构建研究［J］. 情报科学，2019 37（12）：40-46.

② 邓胜利，赵海平．用户视角下网络健康信息质量评价标准框架构建研究［J］. 图书情报工作，2017，61（21）：30-39.

（1）垂直细分领域服务的巩固与挖掘。对于社区在垂直细分领域的优势服务内容，以及用户贡献行为频次较高或时间较长的健康信息服务内容，在线健康知识社区应该着力于强化所涉及的平台功能，并采用社区活动、信息专题、版面增加等举措以实现用户日益增长的健康信息需求的满足，以进一步扩大自身在垂直细分领域的积淀与优势。具体而言，悦跑圈应深耕社交型跑步社区；薄荷健康应专注于瘦身减脂领域；春雨医生应聚焦于在线医疗健康咨询服务；微糖着重于糖尿病管理社区等。

在对用户贡献行为频次与时间进行分析时，应当关注用户的性别、年龄层、城乡地域、职业类别、社区平台使用年限等人口统计学特征，以及用户在线健康知识社区使用时间与频次，进行有针对性的健康信息服务内容拓展。在对农村用户、老年用户等群体拓展健康信息服务内容时，考虑到相关群体从总体上来看用户健康信息素养水平相对较低，在线健康知识社区应提供符合其健康信息搜寻或使用习惯的检索界面等。如 Keep 社区根据 2019 年社区用户制作的《国民运动生活大赏》，用户平均每周锻炼 4.64 次，每次锻炼约 20 分钟，最爱运动的城市包括北京市、上海市、广州市、成都市、深圳市，晚上 8 点到 9 点是用户健身的高峰期（占比达 34.9%），运动花费年龄段分别是“90 后”“00 后”与“80 后”。而男性用户最喜欢的运动单品为 Keep 手环、双面加长健身垫、即食鸡胸肉，女生为 Keep 手环、双面加长健身垫、智能体脂秤。用户画像的提供为 Keep 社区在运动健身这一垂直细分领域服务的巩固与挖掘提供了支撑，如结合年轻用户属性，Keep 在运动消费品的推出过程中尤其强调设计年轻化等。

（2）健康信息服务内容的创新。在线健康知识社区在巩固自身在特定垂直细分领域优势的基础上，也应不断拓展新的服务领域，以寻求新的用户增长点。在线健康知识社区在健康信息服务内容创新的过程中，应着重于把握当前的技术发展趋势。如在线健康知识社区在基于用户贡献行为数据的同时，应结合智能硬件产品数据，为用户提供更为精准的健康信息服务，以实现社区服务内容的深入拓展。结合健康监测管理硬件，通过大数据核心算法的开发，可以对用户生理数据进行挖掘。在此基础上，结合在线健康知识社区中用户行为数据，可实现用户线下与线上数据的结合，进而为用户提供更为精准的健康信息分析与服务。在线健康知识社区已逐步开展与健康监测管理硬件的结合以实现健康信息服务内容的拓展，如有品社区、薄荷健康与智能体脂秤的结合；Keep App 与 Keep 研发的手环、跑步机、体脂秤、健走机、智能动感单车等相结合；悦动圈与手环、手表、跑步机等相结合。但是当前主要集中在运动健康类与健康管理类在线健康知识社区进行健康监测管理硬件相关的服务拓展工作，未来问诊咨询类、预约挂号类、疾病管理类在线健康知识社区可以根据其在垂直细分领域的特点，有针对性地在社区平台内增设健康智能硬件产品接口，以获取用户线下真实健康数据，为社区精准健康信息服务的开展与突破提供支撑。

7.4.2 基于用户贡献行为的服务模式重构

在社区服务内容拓展的基础上，应进一步重构在线健康知识社区服务模式，进而创新社区平台健康信息服务体系，提升健康信息服务质量，增强社区平台用户黏性。本书主要从大数据与 AI 技术的应用、政府政策的深度融合、供给侧结构性改革这三方面进行在线健康知识社区健康服务模式的重构。

（1）大数据与 AI 技术的应用。数据密集型科学范式作为科学研究的第四范式，能够高效利用数据对信息现象进行解读并用以解决实际问题①。结合健康大数据，能够有效对用户健康状况进行分析，用以制定切实可行的健康解决方案，提升用户健康水平。在线健康知识社区应该综合平台上的医疗卫生、健康管理、医药、饮食、保险、用户等多个领域的健康大数据，推动构建以健康为核心、以用户为中心、以健康大数据为纽带的健康信息生态链闭环。

① 邓胜利，付少雄．计算科学与信息科学融合下的图书情报学科建设——基于德雷塞尔大学计算与信息学院实践［J］. 情报资料工作，2019，40（3）：80-87.

健康大数据也是在线健康知识社区健康信息服务的基础，根据妙健康提出的“健康行为管理5步法”，即信息采集、数据分析、解决方案、健康干预以及增值服务。在线健康知识社区应该采集健康信息生态链中各个角色用户的贡献行为数据，通过对贡献行为大数据的分析，拟定面向各个角色用户的健康解决方案，针对各个角色用户开展有针对性的健康干预并提供健康信息增值服务。而智能可穿戴设备的普及能够有效结合用户各个方面的健康数据，如妙健康基于“妙+”平台实现了用户血压、血糖、血氧等健康数据的关联。同时，在线健康知识社区已逐步开展健康大数据的研发与应用工作，如春雨医生成立健康大数据联合实验室。此外，AI技术已逐渐发展成熟并得以实际应用。在线健康知识社区应该基于用户贡献行为的数据开展健康AI领域的开发与训练，既能实现社区用户隐私和数据安全体系的优化，又能结合用户贡献行为实现社区功能的完善。在线健康知识社区也已尝试结合AI技术创新健康信息服务，如平安好医生开发AI辅助诊疗系统为社区用户提供全天候的挂号、转诊、咨询、购药、1小时送药等一站式健康服务。妙健康推出“AI健康管理师”，能够促进用户健康信息素养的提升，以及用户健康动态的持续监测与反馈。

（2）政府政策的深度融合。为促进公众健康水平，促进国内健康医疗事业发展，国家制定了《“健康中国2030”规划纲要》《中华人民共和国基本医疗卫生与健康促进法》《全民健身计划（2016—2020）》，其中也强调了在线健康知识社区在完善国家健康信息服务体系，提升公众健康信息素养中的关键作用。政府健康类政策的制定为在线健康知识社区的发展以及服务创新提供了良好的政策环境。在国家与政府的健康类政策框架内建设在线健康知识社区，能够更好地满足来自政府信息监管者的健康信息监管，利用政府提供的资源重构健康信息生态链。在线健康知识社区已尝试与政府部门进行合作，以创新社区平台健康信息服务体系，提升健康信息资源利用率。如好大夫在线在宁夏建设有银川智慧互联网试点医院，还设有“家庭医生签约后服务”“远程专家门诊”等平台。微医为响应省、市、县三级地方政府三医联动改革的政策，创建“三医联”平台，通过打通医药、医疗、医保实现与用户的三医联动，促进了健康信息服务体系的服务成效。春雨医生积极响应国家互联网+扶贫的政策，作为我国“互联网+”扶贫推进组中的首批理事成员，深入参与“互联网+健康扶贫”这一细分领域，首批完成“互联网+”医疗服务平台，并得到三级等保认证。

（3）供给侧结构性改革。健康信息服务供给侧结构性改革的驱动因素如图 7-3 所示，主要涵盖健康信息内容改变、健康信息媒介丰富以及用户健康信息搜寻意愿的增强。① 对于健康信息内容改变，在线健康知识社区用户中个性化健康信息需求比例的提高，在线健康知识社区应减少低端或无效健康信息供给，如重复健康信息，提升用户个性化健康信息获取的渠道，如面向不同年龄层、不同疾病、不同健康信息素养水平、不同职业、不同性别等提供有针对性的健康信息获取指导。同时，在线健康知识社区应该切实保障健康信息生态链中流转健康信息的可靠性，避免虚假健康信息在低健康信息素养人群中的传播，预防“魏则西事件”的再度发生；对于健康信息媒介丰富，用户健康信息的搜寻呈现出从 PC 端向移动端转移，从传统媒体向新媒体转移的趋势。借助新媒体端开展服务既能扩大健康信息传播渠道，也能进一步提升健康信息生态链的资源利用率。现有在线健康知识社区多重视移动端社区的开发与维护，但是部分在线健康知识社区在新媒体端存在功能单一等问题，如相较于同类疾病管理类在线健康知识社区，如微糖、高血压大夫、肝友汇提供疾病管理咨询、公开课程、病例、用药方案、异常解决方案、饮食运动方案、耗材购买等，抗癌卫士微信公众号主要针对商品搜索与订单查询，功能亟须进行丰富与完善；对于用户健康信息搜寻意愿的增强，主要依赖于健康信息生态链所处环境以及所利用技术的演化与发展，如健康可穿戴设备技术的普及能够实现用户健康数据的实时获取，有助于在线健康知识社区更精准用户健康策略的制定。因此，在线健康知识社区应与健康可穿戴设备、无

① 邓胜利，付少雄．健康信息服务的供给侧结构性改革研究［J］．情报科学，2019，37（4）：144-149.

线传感网络、增强现实、多媒体等端口进行充分对接。

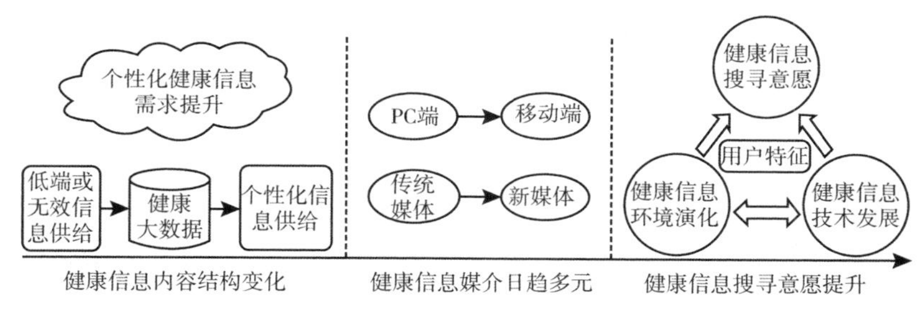

图 7-3　健康信息服务供给侧结构性改革的驱动因素

7.4.3　基于用户贡献行为的服务管理推进

基于用户贡献行为的服务管理推进首先可利用在线健康知识社区生成的健康科学数据。信息生态链中用户贡献行为生成的大量健康科学数据，通过数据密集型研究以开发其潜藏价值，进而深入挖掘用户贡献行为的动态演化规律，可为在线健康知识社区的信息服务改进与推进提供数据支撑。在线健康知识社区中的健康科学数据主要指代健康统计数据、用户临床数据以及用户个人数据等原始数据以及相应的衍生数据。为实现在线健康知识社区中健康科学数据的高效利用，可基于健康科学数据管理流程对其进行规范化管理，主要涉及健康科学数据的收集和评价、存储和序化、分享和利用、管理模式这四类维度，具体如图 7-4 所示。① 对于健康科学数据的收集和评价主要指代在线健康知识社区采集信息生产者生成的健康信息，以供信息分解者与信息监管者进行评价与选择。在此基础上，由信息组织者进行标引、描述与转换，对于可共享与利用的健康科学数据进行存储。最终，通过信息传递者的健康科学数据推送

① 赵安琪，付少雄，冯亚飞．国外健康科学数据管理实践及启示［J］．图书情报知识，2020（1）：105-114.

供信息消费者进行再利用。如薄荷健康深耕健康减脂领域，从2007年以来进行健康减脂相关科学数据的累积，为其电商以及付费信息服务等商业化的推进提供了支撑。

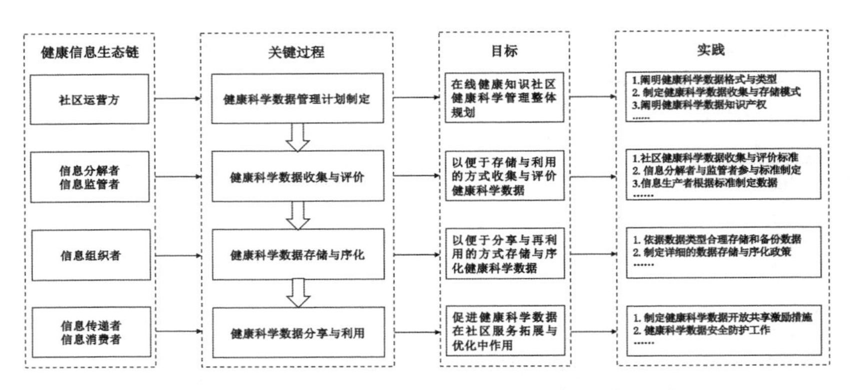

图 7-4 在线健康知识社区科学数据管理流程图

在实现健康科学数据管理的基础上，在线健康知识社区应该根据用户贡献行为制定匹配的用户激励体系，如薄荷健康虽然在健康减脂瘦身这一垂直领域拥有深厚的经验，但是由于缺乏合理用户激励机制，与同类在线健康知识社区无论是用户活跃度还是用户量皆具有一定的差距。在线健康知识社区的激励举措主要涉及用户徽章、等级、积分、荣誉、财富值、权限解锁、经验值、实体奖励等。合理的社区激励体系作为外部激励动机，是对于用户贡献行为的认可，能够激发用户持续贡献意愿以及贡献行为。如 Keep 于2017年10月上线全新的用户激励体系，涉及运动等级（涵盖健身、跑步、骑行、行走等）与运动徽章等，为后续 Keep 商业化（如智能训练付费计划等）变现提供了基础；美柚用户签到等用户贡献行为可以获取社区货币即柚币，柚币可用于抽奖、兑取商品、兑换皮肤等，激励措施有效提升了用户黏性与活跃度。

同时，在线健康知识社区还可基于用户贡献行为合理优化变现渠道，社区变现可以区分为线上与线下渠道。首先是线上变现渠道，在线健康知识社区应强调根据用户群体行为属性拓宽变现渠道。如 Keep 根据用户对于课程视频以及个性化健康训练计划的需求，推出内容付费（以课程视频模式对训练内容进行系统讲解）与智能训练计划（根据用户生理健康指标与日常运动频次制定），以实现用户流量变现。但部分在线健康知识社区未有效根据用户行为属性制定用户流量变现策略，如美柚的商城即柚子街商品种类覆盖范围较广、品类较多，未有效针对女性用户群体，较易造成商城用户流失；其次是线下变现渠道，在线健康知识社区可以根据用户贡献行为分布情况推进线下变现渠道的发展。如 Keep 经营线下健身房 Keepland，并将线上课程进行线下移植。同时，在各大商城推出自营跑步机、服饰等运动健康产品；有品将在线健康知识社区与线下实体产品紧密结合，社区建设围绕线下实体产品的用户开展，有力推进了线下实体产品的销售。

此外，由于不同在线健康知识社区的服务模式的区别，进而引申出用户贡献行为活跃度的差异，受到资本市场的关注与投资力度也有所差异。在线健康知识社区应以用户为中心，根据各类型社区用户贡献行为频次与时间的差异，推动其在各自垂直细分领域的建设，增强用户量以及活跃度。用户量以及活跃度是获取资本市场投资的关键因素，而资本市场投资的获取能够有效促进在线健康知识社区健康信息服务的进一步发展。如 Keep 于 2021 年平均月活跃用户数达 3440 万，拟冲刺港股 IPO。融资资金加快了在线健康知识社区线下与线上健康信息服务生态的构建；妙健康于 2019 年用户量突破 7800 万，并获 C 轮融资 5 亿元。融资资金有助于妙健康加快推进以高频健康管理场景为社区核心的“健、医、药、保”健康信息服务闭环。

7.5 本章小结

在分析在线健康知识社区中用户贡献行为的特征与规律，明晰用户贡献行为动机以及动机对于用户贡献行为影响的基础上，能够进一步面向用户贡献行为对于在线健康知识社区的信息服务进行优化。

首先，本章对于在线健康知识社区的现有服务模型进行了分析与测评，对于社区服务体系的分析主要基于不同用户角色对各类在线健康知识社区的现有服务内容进行总结，归纳各类在线健康知识社区健康信息服务内容的特色。在此基础上，对于在线健康知识社区所面临的各类型风险进行深入分析，这能够为在线健康知识社区的风险防范提供参考。

其次，本章基于用户贡献行为对于在线健康知识社区进行了跨平台比较。基于健康信息生态链视角，分析了信息监管者等各角色用户在各类在线健康知识社区中的贡献行为差异。同时，本章对于不同种类在线健康知识社区中的用户活跃度进行比较，这能够为在线健康知识社区的用户量以及用户黏性的增强提供借鉴。

然后，本章基于用户贡献行为探究了在线健康知识社区的信息服务优化路径。在分析用户贡献行为特征与规律的基础上，对用户健康信息需求进行分析，进而对现有健康信息系统开展评估，实施精准的健康服务举措以调节用户贡献行为。同时，通过明晰用户贡献行为的偏好，开展在线健康知识社区的精准信息推送。此外，通过探究用户贡献、服务质量间作用，可定向提升平台健康服务架构。

再者，本章基于用户贡献行为制定了在线健康知识社区的信息服务优化策略。通过分析在线健康知识社区中用户贡献行为的时间与频次，以拓展社区平台现有服务内容，实现社区平台新的用户增长点。在此基础上，结合大数据与AI技术的应用、政府政策的深度融合、供给侧结构性改革为在线健康知识社区健康服务模式的重构提供有针对性的建议。同时，基于用户贡献行为的服务管理推进，涵盖在线健康知识社区健康科学数据管理、用户激励体系优化、线上与线下变现渠道、资本市场融资等。

在利用健康信息生态链视角对用户贡献行为进行理论和实践分析的基础上，本章的研究工作有助于进一步探究如何基于用户贡献行为实现在线健康知识社区的服务优化，具有较强的现实意义。本章能够为各类型在线健康知识社区的服务优化策略制定提供可操作性借鉴与参考。

8 总结与展望

“健康中国2030”战略规划的制定推动了“互联网+健康”服务的可持续发展，在线健康知识社区已逐渐成为用户健康知识检索、获取、传递与利用的核心平台。在线健康知识社区中用户健康信息的生成、组织、分解、分享与消费等贡献行为在社区平台、健康信息和用户之间构成了网络健康信息生态链。为此，本书基于信息生态链视角探究在线健康知识社区中的用户贡献行为。通过将信息生态链理论应用于探究在线健康知识社区中的用户贡献行为，本书深化了基于在线健康情境的信息生态链理论，拓展了在线社区用户贡献行为动机的理论视角，丰富了面向用户健康行为的信息资源管理理论。同时，本书研究结论能够促进用户健康知识的贡献率，提升用户健康知识的利用率，加强在线健康知识社区的治理。但是本书研究也存在一定的局限性，研究结论可为后续信息生态链与在线健康知识社区研究提供借鉴与参考。

8.1 全书总结

本书首先基于信息生态链视角，探究在线健康知识社区的信息生态链结构，进而剖析在线健康知识社区中用户贡献行为的特征与规律。在此基础上，采用信息生态链理论进一步分析在线健康知识社区的用户贡献行为动机。由此深入探究用户维度动机、社区维度动机、社会维度动机对于用户贡献行为的影响。其次，分析在线健康知识社区中的用户贡献行为对于其健康状况的影响作用。最后，在深入剖析用户贡献行为的基础上，基于用户贡献行为对于在线健康知识社区的服务进行优化。

本书在绪论部分阐述了研究背景，明确了研究的理论与现实意义，梳理了国内外相关研究并进行述评，涵盖信息生态链理论及相关研究、在线健康社区用户行为研究、在线社区用户贡献行为的动机研究、在线社区用户贡献行为的影响因素研究。本书进而强调了现有在线健康知识社区用户行为研究的局限性，指出基于信息生态链视角探究在线健康知识社区中用户贡献行为的可行性以及必要性。在此基础上，确立本书的研究框架，梳理研究思路并确立研究方法，进而指出本书的研究创新点。

为更好地基于信息生态链视角对于在线健康知识社区中的用户贡献行为进行研究，本书对在线健康知识社区情境下信息生态链理论基础进行了分析。首先，本书逐一分析了在线健康知识社区中的信息人、信息、信息平台等信息生态链组成要素。进而探究在线健康知识社区组成要素与知识服务之间的交互作用，厘清了社区组成要素之间的网络结构，分析了要素网络结构与在线健康知识社区知识服务之间的关联。在此基础上，探究了在线健康知识社区的用户服务原则。最后，本书分析了交互作用下的健康信息生态链价值创造，涉及健康信息生态链的共生发展与价值共创模式。

在梳理在线健康知识社区的信息生态链结构的基础上，本书基于信息生态链视角探究用户贡献行为的特征与规律。首先，本书对于在线健康知识社区中信息生产者、信息组织者、信息消费者、信息分解者、信息传递者与信息监管者的贡献行为特征进行了总结。其次，本书分析了在线健康知识社区中的用户贡献行为规律，通过阐明在线健康知识社区中的合作与竞争行为概念，进而分析在线健康知识社区用户间的合作与竞争行为。在此基础上，通过总结用户贡献行为特征与规律，构建用户贡献行为特征与规律框架。最后，以“好大夫在线”与“Endomondo”为例，对在线健康知识社区中用户贡献行为特征与规律进行实证研究。

对于行为动机的探究有助于深入探究在线健康知识社区中的用户贡献行为。首先，本书阐析了用户动机理论，进一步梳理了用户贡献行为类型。然后，本书基于健康信息功能生态位对于用户贡献行为动机进行分析，涵盖用户贡献行为动机界定与动机划分。在此基础上，本书基于健康信息生态链视角进行用户贡献行为动机模型的设计。为此，本书先进行了相关动机模型的梳理，进而构建了健康信息生态链视角下用户贡献行为动机模型。用户贡献行为动机模型设计基于用户画像与平台功能刻画需求，指出需求在引发用户贡献行为动机中的关键作用。本书在此基础上进一步分析了健康信息生态链中不同角色用户的贡献行为动机，进而探究由用户贡献行为动机所引发的用户贡献行为。

在明晰信息生态链视角下在线健康知识社区用户贡献行为动机，本书进一步探究动机理论框架下贡献行为，便是阐明用户、社区、社会角度动机对行为的作用。用户维度动机涵盖健康知识社区成员、用户自身心理机制、用户贡献行为结果对于用户贡献行为的影响，社区维度动机涵盖健康知识社区功能、健康知识社区服务、健康知识社区制度对于用户贡献行为的影响，社会维度动机涵盖社会利益维度动机、社会身份维度动机、社会认同维度动机对于用户贡献行为的影响。在此基础上，本书以“好大夫在线”问诊咨询类在线健康知识社区为例，探究用户维度动机、社区维度动机、社会维度动机对于用户贡献行为的影响。

在对于用户贡献行为进行深入分析的基础上，本书进一步基于自我调节理论，探究健康信息生态链中在线健康知识社区信息平台与用户之间的交互作用。首先，本书分析了在线健康知识社区质量对于用户贡献行为的影响，进而探究用户贡献行为对于其自身健康调节能力和行为的影响。然后，本书分析了用户自我健康调节能力和行为对于用户心理与生理健康的促进。在此基础上，本书提出了相应的研究模型，通过大规模问卷的采集，采用结构方程模型对于研究模型中的假设关系进行了验证。

经过上述分析与论证，本书已经对用户贡献行为的前置因素、特征与规律以及用户贡献行为成效进行了全面的分析与论证。在此基础上，本书基于用户贡献行为对于在线健康知识社区服务进行进一步优化。首先，本书探究在线健康知识社区现有服务模式，涉及在线健康知识社区服务体系分析、在线健康知识社区的现有服务体系测评。其次，本书通过阐析平台差异下用户贡献行为特征、比较平台差异下用户活跃度，进而基于用户贡献行为对在线健康知识社区进行跨平台比较。在此基础上，本书基于用户贡献行为探究在线健康知识社区的服务优化路径，涵盖基于行为特征与规律的精准信息服务、社区信息推荐、社区服务改善。最后，本书基于用户贡献行为探究了在线健康知识社区的服务优化策略，主要涵盖基于用户贡献行为的服务内容拓展、服务模式重构、服务管理推进。

8.2 研究不足

信息生态链视角下的在线健康知识社区用户贡献行为研究涉及图书情报学、健康信息学、用户行为学、社会心理学、系统科学等多个学科领域。研究既涉及相关学科的理论层面，也涉及实践层面。在理论层面，应当立足于相关学科现有的成熟理论，将其应用于在线健康知识社区的健康场景中，分析其用户贡献行为群体演化机制；在实践层面，通过明晰用户贡献行为的特征与规律，以为在线健康知识社区的服务优化提供支撑。本书研究涉及社区信息生态链结构、用户行为特征与规律、用户贡献行为动机、行为的健康影响作用、在线健康知识社区服务优化等多个方面，但本书仍然存在一定的局限性，具体如下：

（1）研究方法的局限性。本书研究方法主要通过问卷调查与实验法进行数据分析，研究数据的采集主要通过问卷以及在线健康知识社区二手数据抓取。数据分析主要采用结构方程模型、方差分析等方法，未来可结合仿真实验探究在线健康知识社区中用户贡献行为的特征与规律等。同时，在探究在线健康知识社区用户贡献行为对其生理与心理健康的影响分析过程中，用户生理与心理健康的测量皆来自于其主观的问卷项选择，未结合用户真实的生理与心理

健康数据进行分析，可能会对研究结论的可靠性产生一定影响。同时，在线健康知识社区用户贡献行为的测量主要基于用户在线知识社区的使用频次与时间，未针对信息生产者、信息组织者、信息传递者、信息消费者与信息监管者的贡献行为进行细化。未来研究可以基于信息生态链视角，探究不同角色信息人对于各自生理与心理健康状况的影响。此外，在对在线健康知识社区中的用户贡献行为特征与规律进行分析的过程中，本书仅选取了问诊咨询类与运动健康类在线健康知识社区进行数据抓取与分析，未对所有类别在线健康知识社区进行实证研究，未来研究可以对健康管理类、预约挂号类、疾病管理类在线健康知识社区进行实证分析。

（2）研究视角的局限性。本书研究以信息生态链理论为视角探究在线健康知识社区中的用户贡献行为研究。信息生态链理论主要基于对在线健康知识社区中的用户角色进行分类与识别，进而探究不同角色用户之间的交互作用机理。然而，由于在线健康知识社区中用户贡献行为较为复杂，同一用户往往承担着不同的信息生态链角色，用户在在线健康知识社区中可能既承担信息生产者的角色，也承担信息消费者与信息传递者的角色。如对于运动健身类在线健康知识社区，用户可能发布自身健身技巧充当信息生产者角色，同时也获取与转发其他用户的健身技巧，承担信息消费者与信息传递者的角色。因此，本书仅以用户贡献行为为切入点，通过将用户贡献行为情景化到在线健康知识社区中，以探究信息生产、信息组织、信息传递、信息分解、信息消费与信息监管等用户贡献行为的特征与规律，以及各类用户贡献行为之间的关系。未来研究能够以用户个体为视角，探究用户个体中信息生产、信息组织、信息传递、信息分解、信息消费与信息监管等用户贡献行为之间的交互作用。如分析用户自身信息消费行为对于其信息生产、信息组织、信息传递、信息分解与信息监管等用户贡献行为的影响。

（3）其他局限性。对于研究理论，本书研究主要立足于信息生态链理论、用户动机理论以及自我调节理论，未来研究可以图书情报学、健康信息学、用户行为学、社会心理学、系统科学等学科领域的理论，如社会资本理论、演化博弈理论、信息流理论等，多视角探究在线健康知识社区中的用户贡献行为；对于行为动机研究，本书主要采用数据抓取的方法探究动机理论框架下的用户在线健康知识社区贡献行为，动机数据分析皆为客观数据，未结合用户主观数据；对于在线健康知识社区研究，由于篇幅限制，仅对各类在线健康知识社区中的用户贡献行为进行了定性研究，未对所有类别的在线健康知识社区进行数据抓取进行定量分析。同时，本书仅选取部分视角探究在线健康知识社区的服务优化，由于现有在线健康知识社区在各自细分领域的不断发展，相关举措并不一定能完全适用于各个类型在线健康知识社区。在线健康知识社区的服务优化应当结合自身服务特色与用户群体分布，选择匹配的措施进行服务优化。

8.3 研究展望

在对于本书研究不足进行归纳总结的基础上，本书对于信息生态链视角下在线健康知识社区用户贡献行为的未来研究方向进行展望。在线健康知识社区作为“互联网+健康医疗”情境下用户健康信息搜寻的主要渠道，其用户相关理论与实践亟须进行深入探究。本书主要依托于信息生态链视角对于在线健康知识社区用户贡献行为特征、规律与动机进行研究，从而分析用户贡献行为对于心理与生理健康的影响，进而探究在线健康知识社区的服务优化。基于当前研究局限性，本书在信息生态链结构、用户贡献行为特征与规律、用户贡献行为动机、用户贡献行为成效、在线健康知识社区服务优化，皆需要进行进一步的探究，以提升研究结论的可靠性以及普适性。在此基础上，未来研究能够从如下几方面进行：

（1）研究框架的改进。为进一步优化与完善本书的研究结论，未来研究可以对本书的研究框架进行深入优化：首先，对于在线健康知识社区的信息生态链结构探究，可以采用社会网络分析的方法分析用户—平台—环境之间的网络结构；其次，对于用户贡献行为除了基于信息生态链对于不同用户角色行为进行分类，后续研究还可以尝试不同的分类方法，如区分为主动贡献行为与反应贡献行为；同时，对于在线健康知识社区中的用户贡献行为，本书研究框架主要关注用户贡献行为的截面数据，对于用户的可持续贡献行为关注较少。在后续研究框架中可以结合用户纵向数据，利用相关统计分析模型，如潜增长模型（Latent Growth Model，LGM）等，以增强用户的可持续性贡献行为的相关研究；此外，对于行为动机研究，未来研究可以结合用户主观数据探究动机理论框架下的用户在线健康知识社区贡献行为，如结合表4-1梳理的动机维度以及对应的量表，采用问卷调查与用户访谈法分析用户维度动机、社区维度动机、社会维度动机对于用户贡献行为的影响。

（2）研究方法的优化。在未来调研问卷发放的过程中，应着力于拓宽问卷来源渠道，以采集更为全面与丰富的用户样本，增强研究结论的可靠性以及普适性。同时，本书对于在线健康知识社区中用户贡献行为的相关研究中，主要采用方差分析、T检验与相关性分析等探究在线健康知识社区中的用户贡献行为特征与规律，以及用户、社区以及社会维度动机对于信息生产者贡献行为的影响。本书当前研究未对于用户贡献行为特征与规律，以及动机对于用户贡献行为的影响开展进一步的深入分析，后续研究能够基于用户访谈等方法对于相关动因进行更为深层次的探究。同时，未来研究还可以利用定性比较分析（Qualitative Comparative Analysis，QCA）方法探究多种因素组合对于在线健康知识社区用户贡献行为的影响。① 此外，本书主要结合自陈式问卷调研（Self-Report Survey）开展结构方程模型构建等，但是共同方法偏差（Common Method Bias）会对自陈式问卷调研的研究结论产生影响。后续研究能够面向在线健康知识社区用户贡献行为情境进行问卷调查与实验设计，以增强用户数据的可靠性与可信度。而对于在线健康知识社区的服务优化，可以结合案例进行定性分析。

（3）研究对象的拓展。在对于在线健康知识社区用户贡献行

① 邓胜利，付少雄．定性比较分析（QCA）在图书情报学中的应用［J］．情报理论与实践，2017，40（12）：23-28.

为的研究中，研究对象主要集中于青年以及学生群体，未来研究可以检验研究结论在其他年龄段（如少儿、中年、老年等）或者其他职业（是否为医疗护理职业、健身教练等）用户群体中的普适性。同时，在线健康知识社区中的用户群体来自国内各个民族，其日常生活环境与习惯、文化结构、健康信息素养等皆具有差异性，对于健康信息搜寻的认知也存在区别，而现有研究则较少探究来自不同民族、年龄、职业以及性别人群的用户在在线健康知识社区中用户贡献行为的差异。未来研究可以结合用户的人口统计学特征差异探究其在线健康知识社区中的用户贡献行为，包括直接影响与间接影响。此外，在对于研究群体进行拓展之时，可结合真实临床情境下的医疗护理用户或者患者的贡献行为以及生理与心理数据，探究其在问诊咨询类、预约挂号类与疾病管理类在线健康知识社区中的用户贡献行为。

参考文献

1. 邓胜利．新一代互联网环境下网络用户信息交互行为［M］. 中国社会科学出版社，2014.
2. 娄策群，等．信息生态系统理论及其应用研究［M］. 北京：中国社会科学出版社，2014.
3. Brown J M. Self-regulation and the addictive behaviors［M］// Miller W R，Heather N（Eds.）. Treating addictive behaviors（2nd ed.）. New York：Plenum，1988：61-73.
4. Biddle S J H，Fox K R. The way forward for physical activity and the promotion of psychological well-being［M］//Physical activity and psychological well-being. New York：Routledge，2003：166-173.
5. Campbell D T，Cook T D. Quasi-experimentation：Design & analysis issues for field settings［M］. Boston：Houghton Mifflin，1979.
6. Deci E L，Ryan R M. Intrinsic motivation［M］. John Wiley & Sons，Inc. 2010.
7. Greydanus D E，Prat H D，Patel D R. Health promotion：Adolescent well-being［M］. Michalos A. Encyclopedia of Quality of Life and Well-Being Research. Dordrecht，Netherlands：Springer，2013：2735-2743.
8. Hinton P R，McMurray I，Brownlow C. SPSS explained［M］. New York：Routledge，2014.
9. Mowbray M. Designing online learning communities to encourage

cooperation [M] //User-centered design of online learning communities. IGI Global, 2007: 102-121.

10. McClelland D C, et al. Century psychology series [M]. Connecticut, USA: East Norwalk, CT, 1953.

11. Smith A, Stewart D. An inquiry into the nature and causes of the wealth of nations [M]. Homewood, Ill: Irwin, 1963.

12. Schiffman L G, et al. Consumer behavior [M]. Upper Saddle River, USA: Prentice Hall, 2000.

13. Kohn A. No contest: The case against competition [M]. Houghton Mifflin Harcourt, 1992: 34-72.

14. World Health Organization. Global health risks: Mortality and burden of disease attributable to selected major risk [M]. WHO: Geneva, Switzerland, 2009.

15. Zimmerman B J. Attaining self-regulation: A social-cognitive perspective [M]. In M. Boekaerts, P. Pintrich, & M. Zeidner (Eds.), Handbook of self-regulation. Orlando, FL: Academic Press. 2000: 13-39.

16. 全国信息安全标委会. 国家标准 GB/T35273-2017《信息安全技术 个人信息安全规范》[EB/OL]. [2019-09-11]. http: //www. cesi. cn/202003/6213. html.

17. 艾媒咨询. 中国移动医疗健康市场研究报告 [EB/OL]. [2019-10-28]. http: //www. iimedia. cn/49397. html.

18. 健康中国行动推进委员会. 健康中国行动 (2019—2030年) [EB/OL]. [2018-10-28]. http: //www. gov. cn/xinwen/2019-07/15/content_5409694. htm.

19. 中国互联网信息中心.《第 44 次中国互联网络发展状况统计报告》[EB/OL]. [2019-11-03]. http: //www. cac. gov. cn/2019-08/30/c_1124938750. htm.

20. 中国质量新闻网. 中消协发布《App 个人信息泄露情况调查报告》[EB/OL]. [2019-11-05]. http: //www. cqn. com. cn/pp/content/2018-08/29/content_6213791. htm.

21. 全国人大常委会．中华人民共和国网络安全法［EB/OL］．［2019-11-10］．http：//www. npc. gov. cn/zgrdw/npc/lfzt/rlyw/2016-07/05/content_1993588. htm.

22. 国家互联网信息办公室．数据安全管理办法（征求意见稿）［EB/OL］．［2019-11-10］．http：//www. gov. cn/xinwen/2019-05/28/content_5395524. htm.

23. 国家互联网信息办公室．《个人信息出境安全评估办法（征求意见稿）》［EB/OL］．［2019-11-10］．http：//www. gov. cn/xinwen/2019-06/13/content_5399812. htm.

24. 国家互联网信息办公室．《儿童个人信息网络保护规定（征求意见稿）》［EB/OL］．［2019-11-10］．http：//www. cac. gov. cn/2019-05/31/c_1124568048. htm.

25. 比达咨询（BigData-Research）．2019 年第 1 季度中国移动医疗市场研究报告［EB/OL］．［2020-01-23］．http：//www. bigdata-research. cn/content/201905/964. html.

26. 工业和信息化部信息通信管理局．关于侵害用户权益行为的APP（第一批）通报［EB/OL］．［2019-12-19］．http：//www. gov. cn/fuwu/2019-12/20/content_5462577. htm.

27. 好大夫在线．2020 中国好大夫峰会［EB/OL］．［2020-01-20］．https：//www. haodf. com/dissertation/doctorhonor2019.

28. 中共中央、国务院．“健康中国 2030”规划纲要［EB/OL］．［2019-11-16］．http：//www. gov. cn/zhengce/2016-10/25/content_5124174. htm.

29. 中国质量新闻网．中消协发布《App 个人信息泄露情况调查报告》［EB/OL］．［2020-02-15］．http：//www. cqn. com. cn/pp/content/2018-08/29/content_6213791. htm.

30. 艾媒咨询．运动健身类 APP 排行榜［EB/OL］．［2020-02-16］．https：//www. iimedia. cn/c900/64629. html.

31. 国务院．《全民健身计划（2016—2020）》［EB/OL］．［2020-02-16］．http：//www. gov. cn/xinwen/2016-06/23/content _ 5084638. htm.

32. Capurro R. Towards an Information Ecology. [EB/OL]. [2019-08-10]. http://www.capurro.de/nordinf.htm.
33. Malhotra Y. Information Ecology and Knowledge Management [EB/OL]. [2019-08-10]. https://pdfs.semanticscholar.org/7d97/3b9c3a4f0caa338c689a60f3c492c903bd1b.pdf.
34. Medical Library Association. The Medical Library Association task force on health information literacy [EB/OL]. [2019-11-03]. https://www.mlanet.org/resources/healthlit/define.html.
35. Medical Library Association. What Is Health Information Literacy? [EB/OL]. [2020-01-08]. http://www.mlanet.org/resources/healthlit/define.html.
36. 郭顺利. 社会化问答社区用户生成答案知识聚合及服务研究 [D]. 长春：吉林大学，2018.
37. 杜鹏. 高技术虚拟产业集群成员间合作与竞争机制研究 [D]. 哈尔滨：哈尔滨理工大学，2010.
38. 宋晓龙. 在线健康社区的病患用户社交关系及竞争行为研究 [D]. 哈尔滨：哈尔滨工业大学，2015.
39. 张晓晖. 在线问答社区用户社交网络特征对其知识贡献数量的影响研究 [D]. 济南：山东大学，2019.
40. 杨晨. 开放式创新社区创客知识贡献行为及促进策略研究 [D]. 长春：吉林大学，2019.
41. 徐一方. 消费者健康信息需求模型的构建与应用——以社会化问答社区为例 [D]. 上海：华东师范大学，2015.
42. 袁雪晴. 两省大学生健康素养现状及与健康行为、健康状况的关系研究 [D]. 北京：中国健康教育中心，2019.
43. 华珊珊. 糖尿病周围神经病变患者健康行为现状及与生活质量相关性研究 [D]. 长春：吉林大学，2018.
44. 钱祎晨. 健康自我管理行为对老年人健康状况影响的结构方程模型分析——基于福建省的实证研究 [D]. 厦门：厦门大学，2018.
45. 张旭. 网络信息生态链形成机理及管理策略研究 [D]. 长春：

吉林大学，2011.

46. Arazy O, Gellatly I, Brainin E, Nov O. Motivation to share knowledge using wiki technology and the moderating effect of role perceptions [J]. Journal of the Association for Information Science and Technology, 2016 (10): 2362-2378.
47. Asiri E, et al. Sharing sensitive health information through social media in the Arab world [J]. International Journal for Quality in Health Care, 2016 (1): 68-74.
48. Arakji R, Benbunan-Fich R, Koufaris M. Exploring contributions of public resources in social bookmarking systems [J]. Decision Support Systems, 2009, 47 (3): 245-253.
49. Allom V, et al. Understanding supplement use: an application of temporal self-regulation theory [J]. Psychology, Health & Medicine, 2018, 23 (2): 178-188.
50. Bandura A. The primacy of self-regulation in health promotion [J]. Applied Psychology, 2005, 54 (2): 245-254.
51. Bateman P J, et al. Research note-the impact of community commitment on participation in online communities [J]. Information Systems Research, 2011 (2): 841-854.
52. Barrett M, Oborn E, Orlikowski W. Creating value in online communities: The sociomaterial configuring of strategy, platform, and stakeholder engagement [J]. Information Systems Research, 2016, 27 (4): 704-723.
53. Bar-Ilan J, Shalom N, Shoham S, Getz I. The role of information in a lifetime process: A model of weight maintenance by women over long time periods [J]. Information Research: An International Electronic Journal, 2006, 11 (4): e263.
54. Black N, Mullan B, Sharpe L. Predicting heavy episodic drinking using an extended temporal self-regulation theory [J]. Addictive Behaviors, 2017, 73: 111-118.
55. Burgin M, Zhong Y. Information ecology in the context of general

ecology [J]. Information, 2018 (3): e57.
56. Buijink A W G, Visser B J, Marshall L. Medical apps for smartphones: lack of evidence undermines quality and safety [J]. BMJ Evidence-Based Medicine, 2013, 18 (3): 90-92.
57. Bitner M J, Booms B H, Mohr L A. Critical service encounters: The employee's viewpoint [J]. Journal of Marketing, 1994, 58 (4): 95-106.
58. Bradford J B, Coleman S, Cunningham W. HIV System Navigation: an emerging model to improve HIV care access [J]. AIDS Patient Care and STDs, 2007, 21 (S1): S49-S58.
59. Bettencourt L A. Customer voluntary performance: Customers as partners in service delivery [J]. Journal of Retailing, 1997, 73 (3): 383-406.
60. Booth M L, Okely A D, Chey T, Bauman A. The reliability and validity of the physical activity questions in the WHO health behaviour in schoolchildren (HBSC) survey: A population study [J]. British Journal of Sports Medicine, 2001, 35 (4): 263-267.
61. Bjørnsen H N, et al. The relationship between positive mental health literacy and mental well-being among adolescents: Implications for school health services [J]. The Journal of School Nursing, 2019, 35 (2): 107-116.
62. Carroll J K, et al. Who uses mobile phone health apps and does use matter? A secondary data analytics approach [J]. Journal of Medical Internet Research, 2017, 19 (4): e125.
63. Crook B, Love B. Examining the light and dark of an online young adult cancer support community [J]. Qualitative Health Research, 2017, 27 (6): 938-948.
64. Clemensen J, Danbjørg D B, Syse M D, et al. The rise of patient 3.0: The impact of social media [C] //EH 2016. Portugal: IADIS Press, 2016: 139-148.

65. Cocosila M. Role of user a priori attitude in the acceptance of mobile health: An empirical investigation [J]. Electronic Markets, 2013, 23 (1): 15-27.

66. Coyle C E, Steinman B A, Chen J. Visual acuity and self-reported vision status: Their associations with social isolation in older adults [J]. Journal of Aging and Health, 2017, 29 (1): 128-148.

67. Coulson N S. Sharing, supporting and sobriety [J]. Journal of Substance Use, 2014 (1): 176-180.

68. Chen C J, Hung S W. To give or to receive? Factors influencing members' knowledge sharing and community promotion in professional virtual communities [J]. Information & Management, 2010, 47 (4): 226-236.

69. Choi B C F, Jiang Z, Xiao B, et al. Embarrassing exposures in online social networks: An integrated perspective of privacy invasion and relationship bonding [J]. Information Systems Research, 2015, 26 (4): 675-694.

70. Cho J, Park D, Lee H E. Cognitive factors of using health apps: Systematic analysis of relationships among health consciousness, health information orientation, eHealth literacy, and health app use efficacy [J]. Journal of Medical Internet Research, 2014, 16 (5): e125.

71. Chang H H, et al. Social capital and individual motivations on knowledge sharing [J]. Information & Management, 2011 (1): 9-18.

72. Cheung C M, et al. What drives consumers to spread electronic word of mouth in online consumer-opinion platforms [J]. Decision Support Systems, 2012 (1): 218-225.

73. Chen Y, Harper F M, Konstan J, Li S X. Social comparisons and contributions to online communities [J]. American Economic Review, 2010, 100 (4): 1358-1398.

74. Cropanzano R, et al. Social exchange theory [J]. Journal of

Management, 2005 (6): 874-900.

75. Chen L, Baird A, Straub D. Why do participants continue to contribute? [J]. Decision Support Systems, 2019, 118: 21-32.

76. Church E M, Thambusamy R. Competition and Information Deception in Online Social Networks [J]. Journal of Computer Information Systems, 2018, 58 (3): 274-281.

77. Chua A Y K, Banerjee S. Intentions to trust and share online health rumors: An experiment with medical professionals [J]. Computers in Human Behavior, 2018, 87: 1-9.

78. Dodson S. Interacting with Heterogeneous Information Ecologies: Challenges and Opportunities for Students in Diverse and Distributed Learning Environments [C] //Proceedings of the 2019 Conference on Human Information Interaction and Retrieval. ACM, 2019: 445-448.

79. DeWall C N, Twenge J M, Bushman B, Im C, Williams K. A little acceptance goes a long way: Applying social impact theory to the rejection-aggression link [J]. Social Psychological and Personality Science, 2010, 1 (2): 168-174.

80. Diener E D, et al. The satisfaction with life scale [J]. Journal of Personality Assessment, 1985 (1): 71-75.

81. DeLone W H, et al. Information systems success: The quest for the dependent variable [J]. Information Systems Research, 1992 (1): 60-95.

82. de la Vega R, Miró J. mHealth: a strategic field without a solid scientific soul, a systematic review of pain-related apps [J]. PloS One, 2014, 9 (7): e101312.

83. Ernsting C, et al. Using smartphones and health apps to change and manage health behaviors [J]. Journal of Medical Internet Research, 2017, 19 (4): e101.

84. Ergün E, Avcı Ü. Knowledge Sharing Self-Efficacy, Motivation and Sense of Community as Predictors of Knowledge Receiving and

Giving Behaviors [J]. Journal of Educational Technology & Society, 2018, 21 (3): 60-73.

85. Enwald H, Hirvonen N, Huotari M L, Korpelainen R. Everyday health information literacy among young men compared with adults with high risk for metabolic syndrome—a cross-sectional population-based study [J]. Journal of Information Science, 2016, 42 (3): 344-355.

86. Ebner W, Leimeister J M, Krcmar H. Community engineering for innovations: The ideas competition as a method to nurture a virtual community for innovations [J]. R&D Management, 2009, 39 (4): 342-356.

87. Earll L, Johnston M, Mitchell E. Coping with motor neurone disease—An analysis using self-regulation theory [J]. Palliative Medicine, 1993, 7 (4): 21-30.

88. Evans R, Norman P, Webb T L. Using Temporal Self-Regulation Theory to understand healthy and unhealthy eating intentions and behaviour [J]. Appetite, 2017, 116: 357-364.

89. Fagnano M, Halterman J S, Conn K M, Shone L P. Health literacy and sources of health information for caregivers of urban children with asthma [J]. Clinical Pediatrics, 2012, 51 (3): 267-273.

90. Festinger L. A theory of social comparison processes [J]. Human relations, 1954, 7 (2): 117-140.

91. Forman C, et al. Examining the relationship between reviews and sales [J]. Information Systems Research, 2008 (3): 291-313.

92. Flanagin A J, Metzger M J. Internet use in the contemporary media environment [J]. Human Communication Research, 2001, 27 (1): 153-181.

93. Fu F, Chen X, Liu L, & & Wang L. Social dilemmas in an online social network: The structure and evolution of cooperation [J]. Physics Letters A, 2007, 371 (1-2): 58-64.

94. Fotiadis T. The effect of customer participation on e-service quality

and satisfaction [C] //2018 Global Marketing Conference at Tokyo, 2018: 1245-1247.

95. Fisher J D, et al. Changing AIDS-risk behavior [J]. Psychological Bulletin, 1992 (3): 455-474.

96. Greene J A, Choudhry N K, Kilabuk E, et al. Online social networking by patients with diabetes: a qualitative evaluation of communication with Facebook [J]. Journal of General Internal Medicine, 2011, 26 (3): 287-292.

97. Granger B B, Bosworth H. Medication adherence: Emerging use of technology [J]. Current Opinion in Cardiology, 2011, 26 (4): 279-287.

98. Grundy Q H, Wang Z, Bero L A. Challenges in assessing mobile health app quality: A systematic review of prevalent and innovative methods [J]. American Journal of Preventive Medicine, 2016, 51 (6): 1051-1059.

99. Guan T, et al. Knowledge contribution behavior in online Q&A communities [J]. Computers in Human Behavior, 2018, 81: 137-147.

100. Gonzalez-Chica D A, et al. Effect of health literacy on quality of life amongst patients with ischaemic heart disease in Australian general practice [J]. PloS one, 2016, 11 (3): e0151079.

101. Godard A, Dufour T, Jeanne S. Application of self-regulation theory and motivational interview for improving oral hygiene: a randomized controlled trial [J]. Journal of Clinical Periodontology, 2011, 38 (12): 1099-1105.

102. Gorla N, et al. Organizational impact of system quality, information quality, and service quality [J]. The Journal of Strategic Information Systems, 2010 (3): 207-228.

103. Goode S, et al. User compensation as a data breach recovery action [J]. MIS Quarterly, 2017 (3): 703-727.

104. Gefen D, Rigdon E E, Straub D. Editor's comments: an update

and extension to SEM guidelines for administrative and social science research [J]. MIS Quarterly, 2011, 35 (2): 3-14.

105. Hausken K. Cooperation and between-group competition [J]. Journal of Economic Behavior & Organization, 2000, 42 (3): 417-425.

106. Hashim K F, et al. The mediating role of trust and commitment on members' continuous knowledge sharing intention [J]. International Journal of Information Management, 2015 (2): 145-151.

107. Han J Y, Shah D V, Kim E, et al. Empathic exchanges in online cancer support groups: distinguishing message expression and reception effects [J]. Health Communication, 2011, 26 (2): 185-197.

108. Hagger M S, Chatzisarantis N L D, Griffin M, et al. Injury Representations, Coping, Emotions, and Functional Outcomes in Athletes with Sports-Related Injuries: A Test of Self-Regulation Theory [J]. Journal of Applied Social Psychology, 2005, 35 (11): 2345-2374.

109. Harper F M, Li S X, Chen Y, et al. Social comparisons to motivate contributions to an online community [C] // International Conference on persuasive technology. Berlin, Heidelberg: Springer, 2007: 148-159.

110. Hefferon K, Mallery R, Gay C, Elliott S. 'Leave all the troubles of the outside world': a qualitative study on the binary benefits of 'Boxercise' for individuals with mental health difficulties [J]. Qualitative Research in Sport, Exercise and Health, 2013, 5 (1): 80-102.

111. Hossain M A. Assessing m-health success in Bangladesh: An empirical investigation using IS success models [J]. Journal of Enterprise Information Management, 2016, 29 (5): 774-796.

112. Househ M. Sharing sensitive personal health information through

Facebook [J]. Studies in Health Technology and Informatics, 2011, 169: 616-620.

113. Howland C I, Irving J L, Keley H H. Communication and persuasion: Psychological studies of opinion change [J]. American Sociological Review, 1953, 19 (3): 355-357.

114. Hennig-Thurau T, et al. Electronic word-of-mouth via consumer-opinion platforms [J]. Journal of Interactive Marketing, 2004 (1): 38-52.

115. Hwang Y, Lin H, Shin D. Knowledge system commitment and knowledge sharing intention: The role of personal information management motivation [J]. International Journal of Information Management, 2018, 39: 220-227.

116. Huang P, Tafti A R, Mithas S. Platform sponsor's investments and user contributions in knowledge communities: The role of knowledge seeding [J]. MIS Quarterly, 2018, 42 (1): 213-240.

117. Huang M, Hansen D, Xie B. Older adults' online health information seeking behavior [C] // Proceedings of the 2012 iConference. ACM, 2012: 338-345.

118. Huang D, Yang L H, Pescosolido B A. Understanding the public's profile of mental health literacy in China: a nationwide study [J]. BMC Psychiatry, 2019, 19 (1): e20.

119. Hinz O, Spann M, Hann I. Prestige Goods and Social Status in Virtual Worlds [C] //International Conference on Information Systems. St. Louis: AIS Electronic Library, 2010: 1-14.

120. Imlawi J, et al. Understanding the satisfaction and continuance intention of knowledge contribution [J]. Informatics for Health and Social Care, 2019: 1-17.

121. Jin X L, et al. Why users keep answering questions in online question answering communities [J]. IJIM, 2013 (1): 93-104.

122. Jin X L, Cheung C M K, Lee M K O, & Chen H P. How to keep members using the information in a computer-supported social

network [J]. Computers in Human Behavior, 2009, 25 (5): 1172-1181.

123. Johnson D W, et al. An educational psychology success story [J]. Educational Researcher, 2009 (5): 365-379.

124. Johnson J E. Self-regulation theory and coping with physical illness [J]. Research in Nursing & Health, 1999, 22 (6): 435-448.

125. Jorm A F, Korten A E, Jacomb P A, Christensen H, Rodgers B, Politt P. "Mental health literacy": A survey of the public's ability to recognise mental disorders and their beliefs about the effectiveness of treatment [J]. The Medical Journal of Australia, 1997, 166 (4): 182-186.

126. Jin J, et al. Why users contribute knowledge to online communities [J]. Information & Management, 2015 (7): 840-849.

127. Katzmarzyk P T, Mason C. The Physical Activity Transition [J]. Journal of Physical Activity & Health, 2009, 6 (3): 269-280.

128. Kang O Y. Information Ecology and Cognitive Justice: Core Value and Methodological Principles of Information Ecology [C] // International Society for Information Studies, 2017 (1): 148-152.

129. Kumi R, et al. Knowledge sharing behavior in online discussion communities [J]. Knowledge and Process Management, 2019, 26 (2): 110-122.

130. Kules B, Xie B. Older adults searching for health information in MedlinePlus—an exploratory study of faceted online search interfaces [C] // ASIS&T, New Orleans, LA, 2011: 1-10.

131. Kucukarslan S N, et al. Using self-regulation theory to examine patient goals, barriers, and facilitators for taking medication [J]. The Patient: Patient-Centered Outcomes Research, 2009, 2 (4): 211-220.

132. Korfiatis N, Zicari R, Lytras M D. Gender effects and cooperation

styles in the Facebook community: A quasi-experimental assessment [J]. Computers in Human Behavior, 2015, 48: 44-50.

133. Koivumaa-Honkanen H, Honkanen R, Viinamäki H, Heikkilä K, Kaprio J, Koskenvuo M. Self-reported life satisfaction and 20-year mortality in healthy Finnish adults [J]. American Journal of Epidemiology, 2000, 152 (10): 983-991.

134. Kohl H W, et al. The pandemic of physical inactivity: global action for public health [J]. The Lancet, 2012, 380 (9838): 294-305.

135. Knezevic Hocevar D, Sprah L. Innovative mental health literacy programme for preventing and coping with mood disorders [J]. European Journal of Public Health, 2018, 28 (4): 370.

136. Knight E, Stuckey M I, Prapavessis H, et al. Public health guidelines for physical activity: is there an app for that? A review of android and apple app stores [J]. JMIR mHealth and uHealth, 2015, 3 (2): e43.

137. Koufaris M. Applying the technology acceptance model and flow theory to online consumer behavior [J]. Information Systems Research, 2002, 13 (2): 205-223.

138. Kujur F, Singh S. Antecedents of relationship between customer and organization developed through social networking sites [J]. Management Research Review, 2019, 42 (1): 2-24.

139. Kuang L, Huang N, Hong Y, Yan Z. Spillover Effects of Financial Incentives on Non-Incentivized User Engagement: Evidence from an Online Knowledge Exchange Platform [J]. Journal of Management Information Systems, 2019 (1): 289-320.

140. Kim K S, Sin S C J. Selecting quality sources: Bridging the gap between the perception and use of information sources [J]. Journal of Information Science, 2011, 37 (2): 178-188.

141. Kim S, Syn S Y, Sinn D. Exploratory study of personal health

information management using health literacy model [J]. Aslib Journal of Information Management, 2018, 70 (1): 104-122.

142. Knight E, Stuckey M I, Prapavessis H, Petrella R J. Public health guidelines for physical activity: is there an app for that? A review of android and apple app stores [J]. JMIR mHealth and uHealth, 2015, 3 (2): e43.

143. Koivumaa-Honkanen H, Honkanen R, Viinamäki H, Heikkilä K, Kaprio J, Koskenvuo M. Self-reported life satisfaction and 20-year mortality in healthy Finnish adults [J]. American Journal of Epidemiology, 2000, 152 (10): 983-991.

144. Krebs P, Duncan D T. Health app use among US mobile phone owners: A national survey [J]. JMIR mHealth and uHealth, 2015, 3 (4): e101.

145. Laird E A, et al. Using Mobile technology to provide personalized reminiscence for people living with dementia and their Carers: Appraisal of outcomes from a quasi-experimental study [J]. JMIR Mental Health, 2018, 5 (3): e57.

146. Leshed G. Posters, lurkers, and in between [C] //Las Vegas: HIC, 2005.

147. Lewontin R C. Evolution and the theory of games [J]. Journal of Theoretical Biology, 1961 (3): 382-403.

148. Lee I M, et al. Effect of physical inactivity on major non-communicable diseases worldwide [J]. Lancet, 2012, 380: 219-229.

149. Liu R L. A passage extractor for classification of disease aspect information [J]. JASIST, 2013, 64 (11): 2265-2277.

150. Lin M J J et al. Fostering the determinants of knowledge sharing in professional virtual communities [J]. Computers in Human Behavior, 2009 (4): 929-939.

151. Lin J C C, Lu H. Towards an understanding of the behavioural intention to use a web site [J]. IJIM, 2000 (3): 197-208.

152. Luarn P, et al. Why people check in to SNS [J]. International Journal of Electronic Commerce, 2015 (4): 21-46.

153. Lung-Guang N. Decision-making determinants of students participating in MOOCs: Merging the theory of planned behavior and self-regulated learning model [J]. Computers & Education, 2019, 134: 50-62.

154. Liu H, et al. A model for consumer knowledge contribution behaviorl [J]. Information Technology and Management, 2014 (4): 255-270.

155. Medina L F. The analytical foundations of collective action theory: A survey of some recent developments [J]. Annual Review of Political Science, 2013, 16 (1): 259-283.

156. Monroy-Hernández A, & Hill B M. Cooperation and Attribution in an Online Community of Young Creators [C] // CSCW. Savannah, Georgia: ACM, 2010: 469-470.

157. Majchrzak A, et al. The impact of shaping on knowledge reuse for organizational improvement with wikis [J]. MIS Quarterly, 2013 (2): 455-469.

158. Martikainen P, et al. Reliability of perceived health by sex and age [J]. Social Science & Medicine, 1999, 48 (8): 1117-1122.

159. McKay F H, Cheng C, Wright A, Shill J, Stephens H, Uccellini M. Evaluating mobile phone applications for health behaviour change: A systematic review [J]. Journal of Telemedicine and Telecare, 2018, 24 (1): 22-30.

160. Moqri M, Mei X, Qiu L, Bandyopadhyay S. Effect of "Following" on Contributions to Open Source Communities [J]. JMIS, 2018, 35 (4): 1188-1217.

161. Mosa A S M, Yoo I, Sheets L. A systematic review of healthcare applications for smartphones [J]. BMC Medical Informatics and Decision Making, 12 (1), e67.

162. Moss S, et al. Reliability and validity of the PAS-ADD Checklist

for detecting psychiatric disorders in adults with intellectual disability [J]. Journal of Intellectual Disability Research, 1998, 42 (2): 173-183.

163. Munzel A, H. Kunz W. Creators, multipliers, and lurkers: Who contributes and who benefits at online review sites [J]. Journal of Service Management, 2014, 25 (1): 49-74.

164. Mudrak J, Stochl J, Slepicka P, Elavsky S. Physical activity, self-efficacy, and quality of life in older Czech adults [J]. European Journal of Ageing, 2016, 13 (1): 5-14.

165. Mahr D, et al. Virtual Lead User Communities [J]. Research Policy, 2012 (1): 167-177.

166. Nardi B A. Information ecologies reference & user services quarterly [M]. Chicago: Fall, 1998 (4): 49-50.

167. Niemelä R, et al. A screening tool for assessing EHIL [J]. Libri, 2012 (2): 125-134.

168. Nguyen T M, Nham T P, Froese F J, Malik A. Motivation and knowledge sharing: A meta-analysis of main and moderating effects [J]. Journal of Knowledge Management, 2019, 23 (5), 998-1016.

169. Pai P, et al. Reciprocity norms and information-sharing behavior in online consumption communities [J]. Information & Management, 2016 (1): 38-52.

170. Panagioti M, et al. Effect of health literacy on the quality of life of older patients with long-term conditions [J]. Quality of Life Research, 2018, 27 (5): 1257-1268.

171. Payne A F, Storbacka K, Frow P. Managing the cocreation of value [J]. Journal of the Academy of Marketing Science, 2008 (1): 83-96.

172. Payne K F B, Wharrad H, Watts K. Smartphone and medical related App use among medical students and junior doctors in the United Kingdom (UK): A regional survey [J]. BMC Medical

Informatics and Decision Making, 2012, 12 (1): e121.

173. Pavot W, et al. The satisfaction with life scale and the emerging construct of life satisfaction [J]. Journal of Positive Psychology, 2008 (2): 137-152.

174. Pfeil U, Zaphiris P, Ang C S. Cultural differences in collaborative authoring of Wikipedia [J]. Journal of Computer-Mediated Communication, 2006, 12 (1): 88-113.

175. Pian W, Khoo C S G, Chang Y K. The criteria people use in relevance decisions on health information [J]. Journal of Medical Internet Research, 2016 (6): e136.

176. Paulus P B, Larey T S, Putman V L, Leggett K L, Roland E J. Social influence processing in computer brainstorming [J]. Basic and Applied Social Psychology, 1996, 18 (1): 3-14.

177. Pulford B D, Colman A M, Lawrence C L, Krockow E M. Reasons for cooperating in repeated interactions: Social value orientations, fuzzy traces, reciprocity, and activity bias [J]. Decision, 2017, 4 (2): 102-122.

178. Proctor C L, et al. Youth life satisfaction: A review of the literature [J]. Journal of Happiness Studies, 2009 (5): 583-630.

179. Pyky R, et al. Effect of tailored, gamified, mobile physical activity intervention on life satisfaction and self-rated health in young adolescent men [J]. Computers in Human Behavior, 2017, 72: 13-22.

180. Qin M, Liang S. User recognition mechanism and user contribution behavior in enterprise-hosted online product innovation communities: Based on prosocial behavior theory [J]. Nankai Business Review International, 2019, 10 (1): 17-41.

181. Reuille K M. Using self-regulation theory to develop an intervention for cancer-related fatigue [J]. Clinical Nurse Specialist, 2002, 16 (6): 312-319.

182. Ren Y, Harper F M, Drenner S, Terveen L, Kiesler S, Riedl J, Kraut R E. Building member attachment in online communities [J]. MIS Quarterly, 2012 (3): 841-864.

183. Robilard J M, Johnson T W, Henesey C, et al. Aging 2.0: Health information about dementia on Twiter [J]. Plos One, 2013, 8 (7): e69861.

184. Robbins R, et al. Health app use among US mobile phone users: analysis of trends by chronic disease status [J]. JMIR mHealth and uHealth, 2017, 5 (12): e197.

185. Roy M C, Gauvin S, Limayem M. Electronic group brainstorming: The role of feedback on productivity [J]. Small Group Research, 1996, 27 (2): 215-247.

186. Roberts J A, et al. Understanding the motivations, participation, and performance of open source software developers [J]. Management Science, 2006 (7): 984-999.

187. Richardson C R, et al. Integrating physical activity into mental health services for persons with serious mental illness [J]. Psychiatric Services, 2005, 56 (3): 324-331.

188. Sage A, et al. A self-regulation theory-based Asthma management mobile app for adolescents: A usability assessment [J]. JMIR Human Factors, 2017, 4 (1): e5.

189. Sauer S E, Burris J L, Carlson C R. New directions in the management of chronic pain: self-regulation theory as a model for integrative clinical psychology practice [J]. Clinical Psychology Review, 2010, 30 (6): 805-814.

190. Sallis J F. Temporal self-regulation theory: A step forward in the evolution of health behaviour models [J]. Health Psychology Review, 2010, 4 (2): 75-78.

191. Salehan M, Kim D J, Kim C. Use of online social networking services from a theoretical perspective of the motivation-participation-performance framework [J]. JAIS, 2017 (2):

141-172.

192. Sandars J, Cleary T J. Self-regulation theory: Applications to medical education: AMEE Guide No. 58 [J]. Medical Teacher, 2011, 33 (11): 875-886.

193. Scollan-Koliopoulos M, Walker E A, Rapp III K J. Self-regulation theory and the multigenerational legacy of diabetes [J]. The Diabetes Educator, 2011, 37 (5): 669-679.

194. Schoeppe S, et al. Apps to improve diet, physical activity and sedentary behaviour in children and adolescents: a review of quality, features and behaviour change techniques [J]. International Journal of Behavioral Nutrition and Physical Activity, 2017 (1): 83.

195. Stvilia B, Wu S, Lee D J. A framework for researcher participation in Research Information Management Systems [J]. The Journal of Academic Librarianship, 2019, 45 (3): 195-202.

196. Stvilia B, Mon L, Yi Y J. A model for online consumer health information quality [J]. JASIST, 2009 (9): 1781-1791.

197. Shen K N, Yu A Y, Khalifa M. Knowledge contribution in virtual communities: accounting for multiple dimensions of social presence through social identity [J]. Behaviour & Information Technology, 2010, 29 (4): 337-348.

198. Schumann C L, et al. Developing a patient navigation program to improve engagement in HIV medical care and viral suppression: a demonstration project protocol [J]. AIDS and Behavior, 2019, 23 (1): 5-13.

199. Soror A, Davis F. Using self-regulation theory to inform technology-based behavior change interventions [C] // 47thHICSS, 2014: 3004-3012.

200. Suh A, et al. How gamification of an enterprise collaboration system increases knowledge contribution [J]. Journal of Knowledge Management, 2017 (2): 416-431.

201. Sullivanbolyai S, Johnson K, Cullen K, Hamm T, Bisordi J, Blaney K, et al. Tried and true: self-regulation theory as a guiding framework for teaching parents diabetes education using human patient simulation [J]. Advances in Nursing Science, 2014, 37 (4): 340-349.

202. Siemsen E, et al. How motivation, opportunity, and ability drive knowledge sharing [J]. Journal of Operations Management, 2008 (3): 426-445.

203. Steptoe A, Deaton A, Stone A A. Subjective Wellbeing, Health, and Ageing [J]. Lancet, 2015, 385 (9968): 640-648.

204. Spring H. If you cannot beat them, join them! Using Health 2. 0 and popular Internet applications to improve information literacy [J]. Health Information and Libraries Journal, 2011, 28 (2): 148-151.

205. Sligo F X, Jameson A M. The knowledge—behavior gap in use of health information [J]. Journal of the American Society for Information Science, 2000, 51 (9): 858-869.

206. Teng C I. Drivers of interdependence and network convergence in social networks in virtual communities [J]. Electronic Commerce Research & Applications, 2015, 14 (3) : 204-212.

207. Trotter M I, Morgan D W. Patients' use of the Internet for health-related matters: A study of Internet usage in 2000 and 2006 [J]. Health Informatics Journal, 2008, 14 (3): 175-181.

208. Tverdokhlib O S. Information ecology as one of priorities in the modern state information policy [J]. Marketing and Management of Innovations, 2018 (1): 362-370.

209. Tong Y, et al. An empirical study of information contribution to online feedback systems [J]. Information & Management, 2013 (7): 562-570.

210. Tully L A, et al. A national child mental health literacy initiative is needed to reduce childhood mental health disorders [J].

Australian & New Zealand Journal of Psychiatry, 2019, 53 (4): 286-290.

211. Thomas F. The effect of customer participation on e-service quality and satisfaction [C] // Proceedings of the Global Marketing Conference, 2018: 1245-1247.

212. Turner-McGrievy G M, et al. Comparison of traditional versus mobile app self-monitoring of physical activity and dietary intake among overweight adults participating in an mHealth weight loss program [J]. JAMIA, 2013 (3): 513-518.

213. Uhm K E, et al. Effects of exercise intervention in breast cancer patients: is mobile health (mHealth) with pedometer more effective than conventional program using brochure? [J]. Breast Cancer Research and Treatment, 2017, 161 (3): 443-452.

214. Vasiliou C et al. Understanding collaborative learning activities in an information ecology [J]. Computers in Human Behavior, 2014, 41: 544-553.

215. Vaala S E, Lee J M, Hood K K, Mulvaney S A. Sharing and helping: Predictors of adolescents' willingness to share diabetes personal health information with peers [J]. Journal of the American Medical Informatics Association, 2017, 25 (2): 135-141.

216. Van Lange P A M, De Bruin E, Otten W, Joireman J A. Development of prosocial, individualistic, competitive orientations: theory and preliminary evidence [J]. Journal of personality and social psychology, 1997, 73 (4): 733-746.

217. Wang X, Yang M, Li J, Wang N X. Factors of mobile library user behavioral intention from the perspective of information ecology [J]. The Electronic Library, 2018, 36 (4): 705-720.

218. Wang X, Guo Y, Yang M, et al. Information ecology research: Past, present, and future [J]. Information Technology and Management, 2017, 18 (1): 27-39.

219. Wang J, Zhang R, Hao J X, Chen X. Motivation factors of knowledge collaboration in virtual communities of practice: a perspective from system dynamics [J]. Journal of Knowledge Management, 2019, 23 (3): 466-488.

220. Wang X, Lin X, Spencer M K. Exploring the effects of extrinsic motivation on consumer behaviors in social commerce: Revealing consumers' perceptions of social commerce benefits [J]. International Journal of Information Management, 2019, 45: 163-175.

221. Wasko M M L, et al. Examining social capital and knowledge contribution in electronic networks of practice [J]. MIS Quarterly, 2005 (1): 35-57.

222. Wixom B H, Todd P A. A theoretical integration of user satisfaction and technology acceptance [J]. Information Systems Research, 2005, 16 (1): 85-102.

223. Wood J V. Theory and research concerning social comparisons of personal attributes [J]. Psychological Bulletin, 1989, 106 (2): 231-248.

224. Xu X, et al. Business network information ecological chain [J]. Internet Research, 2016 (2): 446-459.

225. Yuan R, Zhao L, Wang W. Cooperation and competition dynamics in an online game community [C] // International Conference on Online Communities and Social Computing. Berlin, Heidelberg: Springer, 2007: 475-484.

226. Zhang X, Fang Y, He W, Zhang Y X, Liu X M. Epistemic motivation, task reflexivity, and knowledge contribution behavior on team wikis: A cross-level moderation model [J]. JASIST, 2019, 70 (5): 448-461.

227. Zha X, et al. Does affinity matter? Slow effects of e-quality on information seeking in virtual communities [J]. Library & Information Science Research, 2015 (1): 68-76.

228. Zhang X, Yan X, Cao X, Chen H, She J. The role of perceived e-health literacy in users' continuance intention to use mobile healthcare applications: An exploratory empirical study in China [J]. Information Technology for Development, 2018, 24 (2): 198-223.
229. Zhou T. Examining the critical success factors of mobile website adoption [J]. Online Information Review, 2011, 35 (4): 636-652.
230. 范哲，张乾．MOA 视角下的问答网站用户贡献行为研究 [J]. 图书与情报，2015 (5): 123-132.
231. 冷晓彦，马捷．网络信息生态环境评价与优化研究 [J]. 情报理论与实践，2011，34 (5): 10-14.
232. 娄策群，周承聪．信息生态链：概念、本质和类型 [J]. 图书情报工作，2007，51 (9): 29-32.
233. 王文秀，陈果，岑咏华．面向网络社区知识交流与共享的用户关系图谱构建与可视化研究 [J]. 情报科学，2017，35 (11): 57-62.
234. 刘雨农，等．虚拟知识社区的社会网络结构及影响因素 [J]. 图书情报工作，2018 (4): 89-96.
235. 杨雪梅，李信，沈丽宁．用户体验视角下 APP 评价指标体系构建 [J]. 数字图书馆论坛，2017 (2): 61-68.
236. 齐云飞，等．信息生态链视角下社会化问答用户的信息交互行为研究 [J]. 情报理论与实践，2018 (12): 5-11.
237. 王微，王晰巍，贾若男，郭勇．信息生态视角下微信公众号生态性评价指标及实证研究 [J]. 情报科学，2019，37 (6): 157-162.
238. 钱丹丹．微博信息生态系统构建机理 [J]. 情报科学，2016，34 (9): 45-48.
239. 康蠡．国内信息生态链研究综述 [J]. 情报杂志，2016，35 (12): 88-91.
240. 吕鲲，等．复杂网络视角下网络信息生态链的演化过程研究［J］. 图书情报工作，2016（16）：128-136.
241. 栾春玉，等．网络信息生态链组成要素及相互关系［J］. 情报科学，2014（11）：30-35.
242. 张海涛，等．基于价值网络的商务网络信息生态链价值协同创造机理研究［J］. 情报理论与实践，2018（9）：25-30.
243. 马捷，等．基于系统动力学的社会网络信息生态链运行机制与优化策略研究［J］. 图书情报工作，2016（4）：12-20.
244. 卢小宾，等．大数据对政务网络信息生态链研究的影响分析［J］. 情报科学，2017（11）：3-7.
245. 陈君，何梦婷．基于动机视角的虚拟社区即时/持续网络口碑传播研究［J］. 情报科学，2017，35（11）：126-131.
246. 张敏，等．基于二阶信息生态链的用户社交健康信息分享意愿的形成机理分析［J］. 现代情报，2019（2）：96-106.
247. 张敏，刘雪瑞，张艳．在线健康信息求助行为实证研究的系统综述：知识体系，影响因素与前沿分析［J］. 图书情报工作，62（15）：122-131.
248. 张敏，薛云霄，夏宇，张艳．“利己—利众”分析框架下社交学习社区用户知识贡献行为的形成路径［J/OL］．［2019-10-20］. 情报理论与实践．http：//kns. cnki. net/kcms/detail/11. 1762. g3. 20190412. 1316. 004. html.
249. 唐旭丽，等．在线健康社区用户的信息采纳意愿研究［J］. 信息资源管理学报，2018（3）：102-112.
250. 邓胜利，付少雄，陈晓宇．信息传播媒介对用户健康信息搜寻的影响研究——基于健康素养和信息检索能力的双重视角［J］. 情报科学，2017，35（4）：126-132.
251. 邓胜利，等．社交媒体附加信息对用户信任与分享健康类谣言的影响分析［J］. 情报科学，2018（3）：51-57.
252. 邓胜利，付少雄．定性比较分析（QCA）在图书情报学中的应用［J］. 情报理论与实践，2017（12）：23-28.
253. 邓胜利，陈晓宇，付少雄．社会化问答社区用户信息需求对信息搜寻的影响研究——基于问答社区卷入度的中介作用分

析 [J]. 情报科学, 2017 (7): 5-10, 17.
254. 邓胜利, 赵海平. 用户个性特征对网络信息搜寻过程中选择性信息接触模式的影响研究 [J]. 情报科学, 2019, 37 (3): 152-157.
255. 邓胜利, 付少雄. 网络谣言特征分析与预测模型设计: 基于用户信任视角 [J]. 情报科学, 2017, 35 (11): 8-12.
256. 邓胜利, 赵海平. 国外网络健康信息质量评价: 指标、工具及结果研究综述 [J]. 情报资料工作, 2017 (1): 69-76.
257. 邓胜利, 付少雄. 公众健康信息素养促进中的图书馆参与: 驱动因素、国外实践及思考 [J]. 图书情报知识, 2018 (2): 5-13.
258. 邓胜利, 付少雄. 健康信息服务的供给侧结构性改革研究 [J]. 情报科学, 2019, 37 (4): 144-149.
259. 李月琳, 蔡文娟. 国外健康信息搜寻行为研究综述 [J]. 图书情报工作, 2012 (19): 128-132.
260. 商丽丽, 王涛. 基于用户信息行为的微信健康信息关注度研究 [J]. 情报科学, 2019, 37 (8): 132-138.
261. 金晓玲, 等. 微信朋友圈中健康信息传播行为研究 [J]. 管理科学, 2017 (1): 73-82.
262. 金晓玲, 等. 用户为什么在问答社区中持续贡献知识? 积分等级的调节作用 [J]. 管理评论, 2013 (12): 138-146.
263. 曾宇颖, 等. 基于信任视角的在线健康社区患者择医行为研究 [J]. 情报理论与实践, 2018 (9): 96-101.
264. 石静, 等. 国内外健康问答社区用户信息需求对比研究 [J]. 数据分析与知识发现, 2019 (5): 1-10.
265. 彭昱欣, 邓朝华, 吴江. 基于社会资本与动机理论的在线健康社区医学专业用户知识共享行为分析 [J]. 数据分析与知识发现, 2019, 28 (4): 63-70.
266. 陈则谦. 内容开放式知识传播平台中知识贡献行为的动力要素分析 [J]. 图书情报知识, 2013 (4): 76-84.
267. 万莉, 等. 基于自我决定理论的虚拟知识社区用户持续知识贡献行为动机研究［J］. 情报科学，2016（10）：15-19.
268. 万莉，等. 虚拟知识社区用户知识贡献行为影响因素研究［J］. 情报理论与实践，2015（12）：93-97.
269. 侯德林，赵丽平，张星，等. 网络视频服务用户内容传播行为意愿实证研究［J］. 管理评论，2015，27（11）：86-95.
270. 盛东方，等. 国外虚拟社区环境下知识分享行为影响因素研究综述［J］. 情报科学，2016（9）：166-172.
271. 翟羽佳，等. 在线健康社区中的用户参与行为［J］. 图书情报工作，2017（7）：75-82.
272. 李亚琴，等. 用户在线贡献内容动因研究进展［J］. 现代情报，2017（3）：163-166，173.
273. 李永明，郑德俊，周海晨. 用户知识贡献的心理动机识别［J］. 情报理论与实践，2018，41（12）：126-132.
274. 张星，吴忧，夏火松，等. 基于SOR模型的在线健康社区知识共享行为影响因素研究［J］. 现代情报，2018（8）：18-26.
275. 沈校亮，等. 虚拟品牌社区知识贡献意愿研究［J］. 管理评论，2018（10）：82-94.
276. 樊彩锋，等. 互动问答平台用户贡献意愿影响因素实证研究［J］. 信息资源管理学报，2013（3）：29-39.
277. 黄令贺，朱庆华，沈超. 基于多智能体的网络百科用户贡献行为的动态特性［J］. 情报学报，2014，33（1）：97-112.
278. 顾美玲，等. 移动环境下开放式创新社区知识协同的影响因素识别与分析［J］. 图书情报工作，2017（13）：99-107.
279. 杜智涛. 网络知识社区中用户“知识化”行为影响因素［J］. 图书情报知识，2017（2）：105-119.
280. 张大勇，孙晓晨. 社交网络用户信息贡献行为影响因素分析［J］. 情报科学，2018，36（2）：95-100.
281. 张宝生，张庆普. 基于扎根理论的社会化问答社区用户知识贡献行为意向影响因素研究［J］. 情报学报，2018，37（10）：1034-1045.
282. 韩刚，等. 信息生态链：理论框架［J］. 情报理论与实践，

2007（1）：18-20.
283. 胡立耘．信息组织者主体性的失落与重构［J］. 图书馆杂志，2005，24（9）：9-12.
284. 刘月学．图书馆信息服务生态链构成要素与形成机理研究［J］. 图书馆，2017（6）：53-59.
285. 范昊，王贺，付少雄，何建平．国内外社交媒体个人信息保护政策研究及启示［J］. 现代情报，2019，39（10）：136-144.
286. 付少雄，赵安琪．健康 APP 用户隐私保护政策调查分析——以《信息安全技术 个人信息安全规范》为框架［J］. 图书馆论坛，2019，39（12）：109-118.
287. 付少雄，林艳青．手机使用对用户健康的负面影响研究——以大学生为调查对象［J］. 图书情报知识，2019（2）：122-131.
288. 付少雄，邓胜利，陈晓宇．国外健康信息素养研究现状与发展动态述评［J］. 信息资源管理学报，2016（3）：5-14.
289. 钱明辉，徐志轩，王珊．基于用户参与的在线健康平台信息服务质量研究［J］. 情报学报，2019，38（2）：132-142.
290. 冉从敬，宋凯，何梦婷，赵倩蓉．知识产权生态链下的高校知识产权信息服务平台构建［J/OL］.［2019-11-09］. 图书馆论坛. http：//kns. cnki. net/kcms/detail/44. 1306. G2. 20191022. 1607. 002. html.
291. 马海群，冯畅．基于 S-CAD 方法的国家信息政策评估研究［J］. 情报学报，2018，37（10）：1060-1076.
292. 朱侯，张明鑫，路永和．社交媒体用户隐私政策阅读意愿实证研究［J］. 情报学报，2018（4）：362-371.
293. 周文泓．社交网络平台个人信息管理政策与功能分析——基于网络服务提供商的视角［J］. 情报杂志，2017，36（11）：118-123，171.
294. 代涛，胡红濮，郭珉江．卫生政策知识服务平台信息过滤理论与实践［J］. 图书情报工作，2011，55（18）：88-91.
295. 陈璐，吴洁，盛永祥，刘鹏，施琴芬．专利创新生态系统中多主体竞合关系研究［J］. 情报杂志，2017，36（12）：86-93.

296. Jansen B J，吴丹，李凯，黄崑，姜婷婷，张鹏翼，赵宇翔，张晓飞，刘畅，李月琳．技术视野人文情怀——国内首届“交互与信息行为研究学术研讨会”纪要［J］. 图书情报知识，2019（4）：122-129.

297. 李仪．大数据技术下个人信息共享的治理机制研究——以实现共享的知识服务功能为视角［J/OL］.［2019-11-04］. 情报杂志．http：//kns. cnki. net/kcms/detail/61. 1167. g3. 20191023. 1425. 018. html.

298. 靳健，张黎雪，刘馨儿，耿骞．面向用户需求分析的产品评论用例提取研究［J/OL］.［2019-11-01］. 情报理论与实践．http：//kns. cnki. net/kcms/detail/11. 1762. G3. 20190916. 1739. 004. html.

299. 邹晓玫，杜静．大数据环境下个人信息利用之授权模式研究——重要性基础上的风险评估路径探索［J/OL］.［2019-11-10］. 情报理论与实践．http：//kns. cnki. net/kcms/detail/11. 1762. G3. 20191016. 0847. 002. html.

300. 中共中央网络安全和信息化委员办公室、国家互联网信息办公室．把区块链作为核心技术自主创新重要突破口［J/OL］.［2019-11-11］. http：//www. cac. gov. cn/2019-10/26/c_1573627685044200. htm.

301. 王忠，殷建立．大数据环境下个人数据隐私泄露溯源机制设计［J］. 中国流通经济，2014，28（8）：17-121.

302. 姜盼盼．大数据时代个人信息保护研究综述［J］. 图书情报工作，2019，63（15）：140-148.

303. 曹树金，王志红，古婷骅．智慧城市环境下个人信息安全保护问题分析及立法建议［J］. 图书情报知识，2015（3）：35-45.

304. 占南．国内外个人信息保护政策体系研究［J］. 图书情报知识，2019（5）：120-129.

305. 王刚，郭雪梅．社交网络环境下基于用户行为分析的个性化推荐服务研究［J］. 情报理论与实践，2018，41（8）：106-111.

306. 张继东，李鹏程．基于移动融合的社交网络用户个性化信息服务研究［J］. 情报理论与实践, 2017, 40（9）: 37-40, 58.
307. 陈氢，冯进杰. 多维情境融合的移动情境感知服务系统构建研究［J］. 情报理论与实践, 2018, 41（8）: 115-119.
308. 邓胜利. 党的十九大专栏·健康中国战略与图书情报服务创新［J］. 图书情报知识, 2018（2）: 4.
309. 娄策群, 余杰, 聂瑛. 网络信息生态链结构优化方略［J］. 图书情报工作, 2015, 59（22）: 6-11.
310. 王雨心，闵庆飞，宋亚楠. 基于感知互动性探究社交媒体用户生成内容的影响因素［J］. 情报科学, 2018, 36（2）: 101-106.
311. 徐海玲, 张海涛, 魏明珠, 尹慧子. 社交媒体用户画像的构建及资源聚合模型研究［J］. 图书情报工作, 2019, 63（9）: 109-115.
312. 张秀, 李月琳. 年龄梯度视角下网络用户健康信息甄别能力研究［J］. 情报学报, 2019, 38（8）: 838-848.
313. 张海涛，李题印，徐海玲，孙鸿飞. 商务网络信息生态链价值流动的 GERT 网络模型研究［J］. 情报理论与实践, 2019, 42（9）: 35-40, 51.
314. 方福前. 寻找供给侧结构性改革的理论源头［J］. 中国社会科学, 2017（7）: 49-69.
315. 张鑫. 在线健康社区用户参与行为的类型及偏好研究［J］. 情报资料工作, 2019, 40（5）: 84-91.
316. 马捷，等. 微博信息生态链构成要素与形成机理［J］. 图书情报工作, 2012（18）: 73-77.

317. 贾君枝. 面向数据网络的信息组织演变发展［J］. 中国图书馆学报, 2019, 45（5）: 51-60.
318. 付少雄, 陈晓宇. 知识网红内容表现力的影响因素分析：以知乎为例［J］. 情报资料工作, 2019, 40（6）: 81-89.
319. 刘宇薇，任慧玲，林鑫. 基于健康信息生态系统的医学图书馆公众健康信息服务策略［J］. 中华医学图书情报杂志, 2018, 27（6）: 42-48.

320. 崔金栋，等．信息生态视角下微博信息传播机理研究 [J]. 情报理论与实践，2018 (8)：69-75.
321. 王战平，等．虚拟学术社区科研合作建立阶段的影响因素 [J/OL]. [2020-01-13]. 图书馆论坛．http：//iras. lib. whu. edu. cn： 8080/rwt/401/http/NNYHGLUDN3WXTLUPMW4A/KCMS/detail/44. 1306. G2. 20190816. 1344. 002. html.
322. 桂平，胡雪芬．健康在线社区成员知识共享意愿影响因素研究 [J]. 教育现代化，2017 (27)：242-244，247.
323. 刘丽群，宋咏梅．虚拟社区中知识交流的行为动机及影响因素研究 [J]. 新闻与传播研究，2007 (1)：43-51，95.
324. 张颂．基于虚拟社区的用户创新网络构建 [J]. 管理学刊，2012，25 (2)：88-91.
325. 张桦，岳泉，袁勤俭．集体行动理论及其在信息系统研究中的应用与展望 [J]. 情报理论与实践，2019，42 (11)：87-93.
326. 赵宇翔，刘周颖，宋士杰．行动者网络理论视角下公众科学项目运作机制的实证探索 [J]. 中国图书馆学报，2018，44 (6)：59-74.
327. 杨陈，唐明凤．竞争氛围感知对员工知识隐藏行为的影响机制 [J]. 科技进步与对策，2018，35 (17)：131-138.
328. 高天茹，贺爱忠．职场排斥对知识隐藏的影响机理研究：一个被调节的链式中介模型 [J]. 南开管理评论，2019，22 (3)：15-27.
329. 王晓慧，等．基于利益相关者理论的产业协作参与者竞争情报协作研究 [J]. 图书馆学研究，2018 (5)：14-19.
330. 李鹏．Web 2.0 环境中用户生成内容的自组织 [J]. 图书情报工作，2012，56 (16)：119-126.
331. 聂世军．领导班子成员内部竞争的类型，影响与调控策略 [J]. 领导科学，2012 (10)：26-29.
332. 常涛，等．团队中成员间人际竞争维度解构 [J]. 管理工程学报，2018，32 (4)：28-36.
333. 张鑫，王丹．用户的在线健康信息搜寻任务研究 [J]. 情报资料工作，2017（6）：74-83.

334. 王红丽，吕迪伟．受控动机理论视角下的员工感知信任及其影响研究［J］．管理学报，2018，15（3）：351-357，409.

335. 李春玲，张西英，仇勇，陈琴．不同激励偏好下创新奖励对研发人员创新行为的影响——自我决定与特质激活理论整合视角［J］．科技进步与对策，2019，36（24）：153-160.

336. 韩爽，刁云梅，张思雨．高校图书馆微信公众平台功能生态位指标研究［J］．情报科学，2019，37（7）：36-40.

337. 周昕，等．网络平台信息功能生态位重叠测度模型构建研究［J］．情报理论与实践，2015，38（12）：82-87.

338. 耿瑞利，等．社交网络群组用户知识共享行为动机研究［J］．情报学报，2018（10）：1022-1033.

339. 付少雄，等．国内高被引论文对学术和实践推动的影响分析［J］．数字图书馆论坛，2016（6）：49-57.

340. 廖敏秀．利用 ARCS 动机模型提升信息素养学习动机的策略研究［J］．图书情报工作，2016，60（20）：46-51.

341. 陈烨，陈天雨，董庆兴．多视角数据驱动的社会化问答平台用户画像构建模型研究［J］．图书情报知识，2019（5）：64-72.

342. 殷猛，李琪．基于羊群效应和动机理论的微博话题参与意愿研究［J］．情报科学，2017，35（4）：150-155.

343. 王晰巍，张长亮，韩雪雯，刘佳．信息生态视角下网络社群信息互动效果评价研究［J］．情报理论与实践，2018，41（11）：83-88，62.

344. 陆敬筠，仲伟俊，梅姝娥．电子公共服务公众参与度的实证分析［J］．情报科学，2008，26（2）：224-228.

345. 张杨燚，彭子健，刘齐凯．问答平台用户付费围观持续参与意愿的影响因素［J］．图书 馆论坛，2018（6）：86-94.

346. 许博．网络百科全书管理机制与公众参与行为研究［J］．图书情报知识，2011，29（3）：10-15.

347. 吕元智．基于用户参与准则的数字图书馆服务绩效评价制度安排研究［J］．图书情报工作，2014（s1）：1-6.

348. 娄冬，娄策群．基于解释结构方程的老年人信息需求影响因素分析［J］. 图书情报工作，2018，62（7）：88-95.

349. 徐孝婷，赵宇翔，朱庆华．在线健康社区老年用户健康信息需求实证研究［J］. 图书情报工作，2019，63（10）：87-96.

350. 宋士杰，赵宇翔，朱庆华．健康信息获取渠道对健康素养培育的影响——基于城乡异质性视角［J］. 图书与情报，2018，183（5）：42-49.

351. 李法运．网络用户信息检索行为研究［J］. 中国图书馆学报，2003（2）：64-67.

352. 周剑．本科生信息检索能力实证分析［J］. 中国图书馆学报，2013（2）：121-129.

353. 吴智兰，王文韬，张帅，等．大学生在线健康信息检索行为特征及模式［J］. 图书馆论坛，2019（8）：74-82.

354. 莫祖英，马费成．网络环境下信息资源质量控制的博弈分析［J］. 情报理论与实践，2012，35（8）：26-30.

355. 李月琳，张秀．大学生社交媒体健康信息甄别能力研究［J］. 图书情报知识，2018，181（1）：66-77，43.

356. 彭立伟．大数据时代信息素养教育拓展研究［J］. 图书馆理论与实践，2018，227（9）：85-90.

357. 李信，李旭晖．面向电子健康素养的大学生网络健康信息搜寻行为现状调查及对策建议［J］. 图书馆理论与实践，2017（4）：44-50.

358. 张敏，聂瑞，罗梅芬．健康素养对用户健康信息在线搜索行为的影响分析［J］. 图书情报工作，2016（7）：103-109，138.

359. 孙丽，曹锦丹．任务执行者特征对网络信息搜寻行为的影响［J］. 图书情报工作，2016，60（9）：83-90.

360. 赵蕊菡，陈一．基于扎根理论的网络健康信息多维度风险感知理论模型研究．情报理论与实践［J/OL］.［2019-11-17］. http：//kns. cnki. net/kcms/detail/11. 1762. G3. 20190831. 1317. 002. html.

361. 李骁天，车利，纪元，郭世豪，王凯珍．体育锻炼活动、医疗消费与健康满意度——基于京津冀城市居民体育参与的调查研究［J］. 武汉体育学院学报，2019，53（7）：34-42.

362. 张红霞．公务员群体健康状况及生活习惯的影响因素研究［J］. 广州体育学院学报，2019（4）：40-45.

363. 范卉颖，唐炎，张加林，胡月英．我国青少年运动意愿及影响因素研究［J］. 中国体育科技，2019，55（6）：35-45，58.

364. 马德浩，季浏．我国中小学生体质健康中存在的问题、致因及其对策［J］. 西安体育学院学报，2017（2）：59-65，113.

365. 邓胜利，付少雄．素养教育的新拓展：从信息素养到多元素养［J］. 图书馆杂志，2018，37（5）：29-38.

366. 王锦，杨蓉，等．沈阳某校中学生健康素养和视频时间与抑郁症状的关联［J］. 卫生研究，2019，48（5）：765-771.

367. 闫克艰，闫丽杰．体育活动对社会交往能力的培养［J］. 长春理工大学学报（社会科学版），2006（6）：120-122.

368. 邱芬，崔德刚，刘同员，杨剑．女大学生的印象管理与锻炼行为和心理健康的关系［J］. 武汉体育学院学报，2014，48（2）：87-92.

369. 熊明生，郭煦澄，周宗奎．锻炼行为、经历、意愿对大学生心理健康的影响［J］. 武汉体育学院学报，2010，45（3）：48-51.

370. 孙景权，上官若男，郭辉，谢敏豪．体力活动与多种类型癌症发生风险相关性及其可能机制研究进展［J］. 体育科学，2017，37（9）：74-86.

371. 杜发强，王佃娥．基于 logistic 回归分析的我国国民健康满意度致因探究［J］. 体育与科学，2013，34（1）：80-85.

372. 刘冰，张文珏．基于用户视角的网络健康信息服务质量评价体系构建研究［J］. 情报科学，2019，37（12）：40-46.

373. 蒋翠清，宋凯伦，丁勇，刘尧．基于用户生成内容的潜在客户识别方法［J］. 数据分析与知识发现，2018，2（3）：1-8.

374. 聂卉．结合词向量和词图算法的用户兴趣建模研究［J］. 数据分析与知识发现，2019，12（36）：30-40.

375. 叶佳鑫，熊回香，蒋武轩．一种融合患者咨询文本与决策机理的医生推荐算法．数据分析与知识发现［J/OL］．［2020-02-21］． http：//kns. cnki. net/kcms/detail/10. 1478. G2. 20190909. 1515. 016. html.

376. 邓胜利，付少雄．计算科学与信息科学融合下的图书情报学科建设——基于德雷塞尔大学计算与信息学院实践［J］. 情报资料工作，2019，40（3）：80-87.

377. 赵安琪，付少雄，冯亚飞．国外健康科学数据管理实践及启示［J］. 图书情报知识，2020（1）：105-114.

378. 张丽宏，张俊莉，曹运华，齐金玲．大学生人格特质与参与微博公共事件的相关研究［J］. 中国学校卫生，2017，38（12）：1900-1902.

379. 徐鹏，张聃．网络问答社区知识分享动机探究——社会交换论的视角［J］. 图书情报知识，2018（2）：105-112.